Die

vier Factoren der Geburt.

Die

vier Factoren der Geburt.

Grundzüge einer Physik der Geburt.

Von

Dr. Wilh. L. Küneke,
Director der Entbindungs- und Hebeammenlehranstalt
zu Celle.

Berlin.
Druck und Verlag von Georg Reimer.
1869.

Dem Andenken meines Lehrers

Eduard Casp. Jac. von Siebold.

Vorrede.

Die wissenschaftlichen Bestrebungen der Gegenwart, welche darauf gerichtet sind die Physiologie in eine organische Physik zu verfeineren, haben die tokologische Physiologie noch nicht berührt. Die vorliegende Schrift versucht dieses Postulat zu realisiren.

Die „Grundzüge einer Physik der Geburt“ mussten demgemäss einen vorwiegend theoretischen Charakter annehmen. Denn auch in der naturwissenschaftlichen Methode bedingt die Theorie, sofern sie auf der Beobachtung physischer Thatsachen fusst, den eigentlichen Fortschritt der Wissenschaft, und der Hauptwerth der von den Naturforschern mühsam gesammelten Einzelkenntnisse liegt in den allgemeinen Resultaten, welche mit umfassendem Geiste aus denselben gezogen werden, nicht minder in der logischen Systematisirung, welche aus der historisch-kritischen Beherrschung des Stoffes erwächst.

Zur Gewinnung von allgemeinen Principien und paradigmatischen Gesetzen für die Tokologie, sowie zur Aufstellung neuer Fragen und Hinweisung auf die nächsten Probleme der Forschung schien mir die Beschränkung auf die „Grundzüge" ausreichend und zweckmässig. Streifen dieselben gleichwohl selbst fremde Gebiete, so durfte doch die Praxis nur in der Perspective hervortreten. Nichtsdestoweniger werden die Ergebnisse meiner Arbeit genügen um zugleich den conservativen Standpunkt in der Geburtshülfe zu rechtfertigen, welchen ich stets vertreten habe.

Göttingen, den 28. Juli 1868.

W. Küneke.

Inhaltsverzeichniss.

Erster Factor.

Die mechanischen Geburtsvorgänge.

Zweiter Factor.

Die organischen Geburtsvorgänge.

Dritter Factor.

Die dynamischen Geburtsvorgänge.

Vierter Factor.

Die plastischen Geburtsvorgänge.

Erster Factor.

Die mechanischen Geburtsvorgänge.

I. Topologie[1]) und Phoronomie des Fötus.

Das topologische Verhalten des Fötus ist zweifacher Art, entweder ein absolutes, d. h. es betrifft die gegenseitigen räumlichen Beziehungen der einzelnen Kindestheile; oder ein relatives, d. h. es beruht auf den räumlichen Beziehungen der Frucht und ihrer Theile zu den mütterlichen Gebärorganen. Es ergeben sich demnach drei verschiedene topologische Verhältnisse des Fötus, nämlich die Haltung, die Lage und die Stellung, Begriffe, welche noch vielfach unter einander verwechselt werden, deren stricte Distinction jedoch nicht allein in der Sache selbst gelegen, sondern auch für das Verständniss und die Darstellung des Geburtsmechanismus von Bedeutung ist, und deren möglichst exacte Definition ich versuchen will.

1. Haltung des Fötus.

A. Topologie der Haltung.

Unter Haltung des Fötus, Habitus foetus, Attitude, ist das topologische Verhalten von Kopf, Rumpf und Extremitäten zu einander zu verstehen. Bei der normalen allgemein flectirten Ruhehaltung sind Kopf und Glieder gegen den leicht auf die Bauchfläche gekrümmten Rumpf gebeugt, derart, dass das Kinn gegen den Thorax geneigt ist, die oberen Extremitäten in den Ellenbogen flectirt und pronirt sind und die Hände den Daumen in der Faust auf der Vorderfläche des Brustkorbes sich befinden; dass die unteren Extremitäten im Hüftgelenk gebeugt lateral gegen den Bauch angezogen, die Unterschenkel in den Knieen flectirt sind, die Fersen an den Hinterbacken oder in

[1]) Siehe J. B. Listing. Vorstudien zur Topologie. Göttinger Studien. 1847. S. 811.

den Leisten ruhen, der Fuss, das einzige extendirte Glied, mit seinem Rücken halb lateral gegen den äusseren Malleolus des Unterschenkels gelehnt ist. Die leicht flectirte Haltung des Kopfes beruht auf dem Uebergewichte des Vorderhauptes über das Hinterhaupt, welches dadurch entsteht, dass die Articulation der Wirbelsäule mit dem Kopfe dem Hinterhaupte um einen halben Centimeter näher liegt und nach Massgabe des allseitig gleichmässigen Widerstandes des Uterus gegen das Schädelgewölbe. Ohne solchen Widerstand müsste jener Articulationsort am suspendirten Schädel die umgekehrte Wirkung haben und eine Extension desselben veranlassen, indem dies Gelenk der Drehpunkt für die in Wirksamkeit tretende Schwerkraft des Kopfes würde. Bei nach oben gerichtetem Hebel bewirkt denn auch die Schwerkraft thatsächlich die Flexion des Kopfes. Von einer Muskelkraft auf Seiten des Fötus kann hierbei doch wohl keine Rede sein. In dieser Haltung ruht der Kopf mit seinem Scheitel auf der Basis des unteren Uterinsegments und die Schädellänge befindet sich im queren Durchmesser des letzteren.

B. Phoronomie der Haltung. Habituswechsel.

Gemäss der beschriebenen normalen Ruhehaltung des Fruchtkörpers wird die anatomische Gliederung desselben so zu sagen latent, so dass man ihn gewissermassen als ein ungegliedertes Ganze auffassen kann, dessen in unbedeutender Weise restirende Einbuchtungen durch Fruchtwasser ausgefüllt sind. So ergiebt sich, vorzüglich während der Uteruscontraction, eine vollkommene, gleichsam compacte Eiform, welche normalerweise keine partielle Beweglichkeit besitzt. Es kann mithin unter obigen Voraussetzungen eine Phoronomie der Haltung, ein Habituswechsel, wie ihn Lage- und Stellungsbewegungen bedingen können, vorerst noch nicht in Frage kommen.

Die Ursache der bezeichneten bestimmten Haltung beruht auf der gegebenen anatomischen Gliederung des Fötus einerseits und seines Accommodationsverhältnisses zur Uterushöhle andererseits, dessen Mechanik nicht genauer nachgewiesen werden kann.

2. Lage des Fötus.

A. Topologie der Lage.

Lage des Fötus, Situs foetus, Situation, ist das topologische Verhalten des Fruchtkörpers zum Uterus; genauer ausgedrückt die räumliche Beziehung der Längsaxe des Fötus zur Längsaxe der Gebärmutter. Sie ist eine zweifache, indem die Verticale der Frucht mit der Verticalen des Uterus sich entweder in Coincidenz befindet oder nicht. Im ersteren Falle besteht Längslage, im anderen Querlage.

a. Längslage.

Längslage, Situs rectus, ist diejenige Lage, bei der die Verticalaxe des Fötus mit der Verticalaxe des Uterus im Wesentlichen coincidirt. Dieses ist jedoch nicht im strengsten Sinne zu fassen, indem der Regel nach ein solches mathematisches Verhalten gar nicht besteht, sondern damit lediglich die Hauptrichtung der beiden Axen zu einander, und ein bestimmter Gegensatz bezeichnet werden soll. Vielmehr weicht die Längsaxe der Frucht gewöhnlich, und namentlich bei Mehrgebärenden, von der Verticalaxe in transversaler wie sagittaler Richtung in geringerem oder stärkerem Grade ab. In ersterem Sinne nämlich kann die Längsaxe eine so bedeutende Abweichung erleiden, dass die Längsaxen sich bis zur Grösse eines halben Rechten schneiden und der Fötus, dessen Kopf respective Steiss vorliegender Theil bleibt, somit gewissermassen in diagonale Richtung zum Uterus kommt. Die Häufigkeit dieses Verhaltens hat einige deutsche Forscher veranlasst der Genauigkeit zu Liebe statt Längslage geradezu die Bezeichnung „Diagonallage“ zu wählen, eine Aenderung, welche meines Erachtens unstatthaft und auch unzweckmässig ist. Die Analogie bei der Querlage wird zu einer Motivirung dieses Urtheils Veranlassung geben. Uebrigens ist die Richtung der Fötuslängsaxe zu der des Uterus nicht mit dem Verhalten des Gebärmutterverticalen zur Längsaxe der Bauchhöhle zu verwechseln, worauf ich noch zurückkommen werde. In Betreff der sagittalen Richtung zeigt die Beziehung der fötalen Längsaxe zur uterinen normalerweise ein ungemein constantes Verhalten. Und zwar hat der Fötus die nämliche Neigung wie die normale Anteversion des hochschwangeren Uterus. Die Axe des Uterus trifft nämlich den Horizont unter einem Winkel von durchschnittlich 30°. Es steht demnach der Uterus nicht aufrecht in der Bauchhöhle, sondern liegt in der bezeichneten Weise schräg nach vorn, eine Neigung, welcher die Längsaxe des Fötus entspricht. Abnormitäten dieser Neigungsart nach vorn können die höchsten Grade erreichen (Hängebauch). — Die Frequenz der Längslage beträgt 99,3 pCt.

b. Querlage.

Querlage, Situs transversus, ist diejenige Lage, bei der die Längsaxe des Fötus die Längsaxe des Uterus über einen halben Rechten hinaus schneidet, sich dem Transversalen des Uterus mehr oder weniger nähert, ja mit demselben coincident wird. Da bei dieser Lage der letztere Fall verhältnissmässig selten eintritt, d. h. der Fötus in der Regel nicht quer im Uterus im mathematischen Sinne liegt, sondern in medialer Abweichung von der Queraxe des Uterus schräg oder schief im Uterus gerichtet ist, ohne dass jedoch der Kopf respective Steiss zum Vorliegen käme, so hat man in neuerer Zeit die Ausdrücke „Schräglage“ oder „Schieflage“ der älteren Bezeichnung „Querlage“ mehrfach vorgezogen. Man sieht aber leicht, dass man auch für diese Lage mit mindestens demselben Rechte sogar den Ausdruck Diagonallage wählen könnte, wie man ihn bei der Längslage einzuführen versuchte, von der fast verticalen Richtung des Rumpfes, wie sie bei langer Geburtsdauer nach abgeflossenem Fruchtwasser in Folge von starker Gegeneinanderbeugung von Kopf und Brust zu Stande kommt, ganz zu geschweigen, und dass somit schliesslich kein Ausdruck für den Unterschied der beiden Lagenarten mehr übrig bliebe. Da es nun aber bei der scharfen Bezeichnung des Begriffes ausschliesslich auf den Gegensatz ankommt und alles Uebrige der Definition des Begriffes vorbehalten bleiben muss, so erscheint es zweckmässig die neueren Bezeichnungen nicht zu adoptiren, sondern auf die alte prägnante Ausdrucksweise zurückzugreifen. In sagittaler Richtung folgt auch bei der Querlage der Fötus der Vorwärtsneigung des Uterus. — Die Frequenz der Querlage beträgt 0,7 pCt.

c. Weitere Eintheilung der Lage.

Das Eintheilungsprincip der Lagen gründet sich auf zwei Momente, erstens auf die Richtung des Kopfes, und zweitens auf die Richtung des Rückens. Es ergeben sich demnach für die Längslagen, je nachdem der Kopf nach unten gerichtet ist oder nicht, erstens die Kopflängslage und zweitens die Steisslängslage; und je nachdem der Rücken nach links oder rechts der Mutter sich kehrt, eine erste und eine zweite Längslage, und da diese letztere Richtung stattfinden kann bei der Lage sowohl des einen wie des anderen kindlichen Poles nach unten, so entsteht eine erste und zweite Kopflängslage und eine erste und zweite Steisslängslage. Bei dem Eintheilungsmomente nach der Richtung des Rückens kommt es übrigens ebenfalls lediglich auf die Hauptrichtung desselben nach der Seite an und nicht etwa auf die Nebenrichtung nach vorn oder hinten, deren Frequenz beiläufig von Schröder meines Erachtens sehr überschätzt wird. — Obige Procentzahl der Längslage von 99,3 vertheilt sich nach dem ersten Eintheilungsprincipe auf die Kopflängslage mit 97—98 pCt., der Rest auf die Steisslängslage; nach dem zweiten Eintheilungsprincipe verhält sich, soweit es sich ganz im Allgemeinen schätzen lässt, die erste Längslage zur zweiten wie 5 : 2, eine Proportion, welche auch für die erste und zweite Kopf- und Steisslängslage approximative Gültigkeit hat. Diese numerischen Verhältnisse stimmen nach Kehrer mit denjenigen solcher Säugethiere, welche ebenfalls ein bis zwei Junge gebären, überein.

Die nämlichen Momente lassen sich consequenterweise als Eintheilungsprincipien für die Querlage verwerthen, indem auch hier die Richtung des Kopfes eine zweifache ist, derselbe entweder in der linken oder rechten Mutterseite liegt, und ebenfalls zwei Hauptrichtungen des Rückens entweder nach vorn oder nach hinten stattfinden. Nichtsdestoweniger ist es bisher leider nicht gelungen analoge prägnante Bezeichnungen, wie bei der Längslage, auch für die Eintheilung der

Querlage aufzustellen, ein Desiderat, welches vielleicht dadurch seine Erledigung fände, dass man übereinküme, die Querlage mit nach links gerichtetem Kopfe als linke, die mit nach rechts gerichtetem Kopfe als rechte Querlage zu bezeichnen, während die Richtung des Rückens nach vorn als erste, diejenige nach hinten als zweite (linke oder rechte Querlage) benannt würde.

Endlich hat man bei der Längs- wie bei der Querlage noch die tiefe und die hohe Lage zu unterscheiden. Die tiefe Lage besteht da, wo der nach unten gerichtete Theil der Frucht das Bereich des kleinen Beckens berührt; hohe Lage dagegen, wo derselbe mehr oder weniger hoch über dem Bereiche des kleinen Beckens im grossen Becken liegt.

d. Ursache der Kopflängslage.

Ueber die Ursache der normalen Topologie der Fruchtlage, als welche dem Frequenzprincip zufolge nur die Kopflängslage gelten kann, hat man seit Hippokrates verschiedene Meinungen aufgestellt, ohne noch in's Reine gekommen zu sein. Unter denselben zählt die Aristotelische Gravitationstheorie bis heute Anhänger z. B. Kehrer[1]), die Accomodationstheorie erfreut sich grosser Verbreitung, weniger die Reflexbewegungstheorie Simpson's[2]). Scanzoni[3]) combinirt alle drei. Endlich hat Cohnstein[4]) die Circulationstheorie aufgestellt.

Der Plan meiner Arbeit gestattet mir keine nähere Darlegung der genannten Hypothesen und ich darf nur bemerken, dass meines Erachtens die Accommodation von wesentlicher, ja vielleicht alleiniger Bedeutung bei Entscheidung der Frage ist. Nur benöthigt sie nicht der Annahme von Uteruscon-

[1]) F. A. Kehrer. Beiträge zur vergleichenden und experimentellen Geburtskunde. II. Heft. S. 104. Giessen 1868.

[2]) Y. Simpson. The Attitude and Positions Natural and Preternatural of the Foetus in Utero, Acts of the Reflex or Excito-motory System. Monthly Journ. of Med. Science. Edinburgh 1849. January, April.

[3]) v. Scanzoni. Studien über die Häufigkeit der Kopflagen des menschlichen Fötus. Wiener med. Wochenschr. Nr. 1—6. 1866 u. Lehrb. d. Geburtshilfe. 4. Aufl. 1. Bd. S. 103. Wien 1867.

[4]) J. Cohnstein. Die Aetiologie der normalen Kindslage. Monatsschr. f. Geburtsk. Bd. 31. S. 141. 1868.

tractionen, wie Credé und Kristeller wollen, sondern die activen Bewegungen, die weder instinctive (A. Paraeus. P. Dubois), noch reflectorische (Simpson u. A.), sondern automatische sind, genügen, um die Kraft zu gewinnen, welche in Verbindung mit gegebenen Widerständen zur Bewegung der Frucht resultirt. Wenn nun eventuell in Folge dieser Bewegung die Kopflängslage so überwiegend häufig Stabilität erlangt, so hat man dabei immer nur die dem Steissende der Frucht comforne Räumlichkeit des Fundus uteri im Auge und vergisst, indem man stets die hohe Fötuslage voraussetzt, ganz und gar die Hauptsache. Diese scheint mir aber das kleine Becken zu sein, indem es seiner normalen Neigung, Capacität und Morphologie gemäss geeignet ist nicht allein den Kopf des Fötus, sondern zugleich das den letzteren umschliessende untere Uterinsegment mehr oder weniger vollständig in sich aufzunehmen, so die tiefe Lage zu gewähren und mehr oder weniger zu fixiren. Selbst die Richtung des Rückens nach der Seite der Mutter, die Kehrer (a. a. O. S. 115) auf die Räumlichkeitsverhältnisse des Uterus zurückführt, dürfte mit der accomodatorischen Bedeutung des kleinen Beckens in Zusammenhang stehen. Bei dieser Sachlage kommt es beiläufig gar nicht in Betracht, ob oder in welchem Grade der Cervicalkanal in die Uterushöhle aufgehe, eine Frage, die in dieser Beziehung kürzlich urgirt worden ist. — Die Bezeichnung Accomodation bleibt übrigens vor der Hand ein allgemeiner Ausdruck, ein Collectivbegriff für eine Reihe von mechanischen Vorgängen, von einfachen und combinirten Bewegungen, welche an sich wenig studirt in ihrer feineren Mechanik noch unbekannt sind.

Ueber die Ursache der ersten und zweiten Längslage, sowie auch über die der verschiedenen Querlagen, ist trotz mehrer Hypothesen noch nichts Sicheres bekannt.

B. Phoronomie der Lage. Situswechsel.

Die Phoronomie der Lage anlangend, so war man früher allgemein der Ansicht, dass eine solche nicht existire. Dagegen hat die Forschung der neuesten Zeit das interessante Resultat ergeben, dass, abgesehen von den früheren Schwangerschaftsmonaten, die Lage des Fötus in den letzten Monaten der

Schwangerschaft keineswegs immer eine unveränderliche, stabile, sondern dass dieselbe vielmehr ziemlich häufigen und verschiedenartigen Wandlungen unterworfen ist. Die Lehre vom Situswechsel[1]), in deren Entwickelung wir uns gegenwärtig noch befinden, ist, zwar in anderem Sinne, in abweichender Auffassung und Benennung, bereits seit den Zeiten des Alterthums bekannt. Unter den Namen: Stürzen, Purzelbaum der Frucht, Inversio foetus, Culbute[2]), verstand man den mehr oder weniger plötzlichen Uebergang aus der Steisslage in die Kopflage, und zwar um den siebenten Kalendermonat der Schwangerschaft, bis zu welcher Zeit man das Bestehen der Steisslage als die Regel annahm. Diese letztere sehr wenig gerechtfertigte Annahme, im Vergleich mit dem Umstande, dass späterhin, und namentlich bei der Geburt, der Kopf vorliegt, scheint zu der teleologischen Hypothese des Stürzens geführt zu haben, welche sich keineswegs auf Beobachtung gründete. Der alte Glaube an die Inversion nun war namentlich seit Baudelocque bereits ein historischer geworden, als Scanzoni[3]) von Neuem mit der Behauptung überraschte, dass doch etwas an der Sache sei. Auch er suchte seine Angabe vorzugsweise durch theoretische Gründe zu stützen, modificirte indess den älteren Begriff des Stürzens insofern, als er, den Uebergang der Steisslage in die Kopflage als einzige Art der Lageveränderung zwar festhaltend, einmal keinen bestimmten, constanten Zeitpunkt des Geschehens, sondern allgemein die letzten Schwangerschaftsmonate angab, und zweitens die Umdrehung nicht plötzlich, sondern allmälig zu Stande kommen liess. Diese veränderte Auffassung der alten Inversionstheorie bildet den Uebergang zur Lehre vom Situswechsel unserer Tage, welche nach Cohnstein bereits gegen Ende des 17. Jahrhunderts von Denys Fournier angedeutet, von Hecker 1861 angeregt und auf die exacte Forschungsmethode begründet wurde, indem er für alle Arten, deren vereinzelte

[1]) Van Almelo und Küneke. Die Lehre vom Situswechsel. Monatsschr. f. Geburtsk. Bd. 29. S. 214. 1867.

[2]) Feist. Ueber die Lehre von dem Stürzen des Kindes in den letzten Monaten der Schwangerschaft. Monatsschr. f. Geburtsk. Bd. 3. S. 172. 1854.

[3]) v. Scanzoni. Lehrbuch der Geburtshilfe. Bd. I. S. 104. Wien 1849.

Wahrnehmung ich übrigens bis in den Anfang unseres Jahrhunderts zurückverfolgt habe, durch Beobachtungsreihen das gesetzmässige Vorkommen dieser Erscheinung constatirte. Die Forschungen über diesen Gegenstand, welche wir Hecker[1]), Credé[2]), Valenta[3]), Schröder[4]), B. Schultze[5]) u. A. verdanken, haben bisher folgende Resultate ergeben.

a. Zeitpunkt und Frequenz des Situswechsels.

Die Lagenveränderung des Fötus in den letzten Monaten der Schwangerschaft findet bei nahezu der Hälfte aller Fälle statt, während nur etwas über die Hälfte derselben stabil bleibt. Nach Schröder und nach Schultze, welche im Gegensatz zu den übrigen Beobachtern nicht ein Mal, sondern mehre Male in der Schwangerschaft untersuchten, ist die Veränderlichkeit sogar noch bedeutend grösser. Die Labilität findet sich bis kurz vor, ja noch im Beginne der Geburt. Die Beweglichkeit kommt viel häufiger bei Mädchen als bei Knaben, öfter bei Mehrgebärenden als bei Erstgebärenden vor. Bis zum 25. Lebensjahre herrscht die Stabilität, nach demselben die Labilität vor; auch bei Erstschwangeren tritt die letztere um so häufiger auf je älter sie sind. Die Frequenz des Lagenwechsels wächst mit der Zahl der Schwangerschaften. Am seltensten von allen unterliegen die Kopflagen der Veränderung, und besonders die ersten Kopflagen. Aber auch die Kopflagen haben wie die übrigen eine grössere Beweglichkeit bei Mehrgebärenden, bei denen dieselben überhaupt minder häufig vorkommen. Die Lagenveränderungen in den letzten drei Monaten der Schwangerschaft sind um so häufiger je weiter vom normalen Schwangerschaftsende entfernt, jedoch bei Erstschwan-

[1]) C. Hecker. Klinik der Geburtskunde. Bd. I. S. 17. Leipzig 1861; Bd. II. S. 52. 1864.

[2]) Credé. Observationes de foetus situ inter graviditatem. Programmata etc. Lipsiae 1862 et 1864.

[3]) A. Valenta. Ueber den sogenannten Positionswechsel des Fötus. Monatsschr. f. Geburtsk. Bd. 25. S. 172. 1865.

[4]) K. Schröder. Schwangerschaft, Geburt und Wochenbett. Bonn 1867. S. 21.

[5]) B. S. Schultze. Untersuchungen über den Wechsel der Lage und Stellung des Kindes in den letzten Wochen der Schwangerschaft. Leipzig 1868.

geren am häufigsten im vorletzten, danach im drittletzten Monate, während die Frequenz bei Mehrgebärenden genau mit dem Vorrücken der Schwangerschaft abnimmt. Im achten Mondsmonate ist der Lagenwechsel weitaus am häufigsten.

b. Arten des Situswechsels.

Was die Verwandlung der einzelnen Lagen betrifft, so findet eine Drehung sowohl um die Queraxe, als auch um die Längsaxe des Fötus statt. Diese Drehung ist in der Regel eine einmalige, doch wird auch eine mehr oder weniger wiederholte Rotation, entweder einseitig um die nämliche fötale Axe in entgegengesetzten Richtungen, oder in successivem, oder alternirendem Sinne um beide Axen der Frucht beobachtet; hierbei ist die Tendenz zu Kopflagen und zu ersten Längslagen vorherrschend. Vorzüglich häufig zeigt sich die Verwandlung der Steisslage in die Kopflage, ein Umstand, welcher denn auch zu der Erkenntniss des fraglichen Phänomens überhaupt den ersten Anstoss gegeben hat. Der umgekehrte Vorgang dagegen, die Umwandlung der Kopflage in die Steisslage, ist verhältnissmässig sehr selten, viel häufiger der Uebergang der ersten und zweiten Längslagen in einander. — Bei dem Uebergange der Steisslängslage in die Kopflängslage, oder umgekehrt, muss natürlich die Längsaxe des Fötus durch die Queraxe des Uterus hindurchgehen. Es besteht demnach bei jedem derartigen Vorgange ein Moment, während dessen sich der Fötus in Querlage befindet. Wenn wir nun die bereits erwähnten relativen Frequenzverhältnisse der Längslage zur Querlage = 99,7 zu 0,3 in Erwägung ziehen, so werden wir die Querlage als Uebergangslage, welche äusserst selten stabil wird, und die Längslage als die einzig normale Lage bezeichnen müssen. Man hat denn auch den Uebergang der in den letzten Monaten der Schwangerschaft gefundenen Querlagen in die Längslage nahezu in allen Fällen thatsächlich beobachtet. Dieser Uebergang geschah wiederum in der allergrössten Mehrzahl der Fälle in die Kopflage, sehr selten in die Steisslage, und zwar überwiegend häufig in erste Kopflage. Die Querlagen, welche bedeutend frequenter bei Mehrschwangeren, als bei Erstgeschwängerten bestehen, wandelten sich nach Valenta's Beobachtungen bei letzteren alle, bei ersteren fast alle in die Längslage um. Unter der Geburt kann wohl die Querlage in die Längslage, nicht aber umgekehrt die Längslage in die Querlage übergehen. In letzterer Beziehung erleidet indess die Regel eine Ausnahme beim zweiten Zwillinge nach der Geburt des ersten.

Leider ist die Methode der Forschung über den Situswechsel bislang nicht ganz fehlerfrei und rein in Anwendung gekommen, indem man dabei die Begriffe von Lage und Stellung nicht streng genug von einander geschieden, Situs- und Positionswechsel confundirt und gemeinsam betrachtet hat. Auch werden sich wohl die Verhältnisszahlen mit der Häufigkeit der Beobachtungsmomente verändern und zwar zu Gunsten der Frequenz der Mutatio situs. Wir könnten demnach die bisher gewonnenen Forschungsresultate erst als richtig und gesetzmässig anerkennen, nachdem die Fehlerquellen eliminirt, in Zukunft vermieden und überhaupt durch Vervollkommnung der Methode und Beachtung aller Cautelen correcte Ergebnisse erzielt sein werden. In Erwägung dieser Umstände habe ich bestimmte Zahlenangaben vermieden und nur die allgemeinen Umrisse wiedergeben zu dürfen geglaubt.

c. Ursache des Situswechsels.

Die Forschungen über den Situswechsel sind bis jetzt im Wesentlichen nicht über das Constatiren der topologischen und phoronomischen Thatsachen hinausgegangen. Nur oberflächlich sind die mechanischen Vorgänge und die Erscheinungen berücksichtigt, welche jene begleiten, und noch weniger ist die Aetiologie des Situswechsels erforscht worden. In letzterer Beziehung dürften selbst die theoretischen Bestrebungen Scanzoni's (1866) unser Wissen über die Ursachen des Lagenwechsels kaum erweitert haben. Vor allem fehlt bei sämmtlichen Beobachtungen ein Moment, welches mir, wie dort bei der Topologie, so auch hier bei der Phoronomie der Lage von der allergrössten Wichtigkeit zu sein scheint, nämlich die sorgsame Beachtung und Berücksichtigung der Beckenverhältnisse. Ich wiederhole, dass ich die Dimensions-, Neigungs- und Formverhältnisse des Beckens für die Grundbedingung des Situswechsels halte. Nur durch Feststellung derselben mittels methodisch ausgeführter Messungen in jedem einzelnen Beobachtungsfalle, glaube ich, ist dieser Frage beizukommen. Ausserdem dürften die Lageverhältnisse des Uterus, sowie die Beschaffenheit seiner Resistenz und seiner Geräumigkeit (Verhältniss der Fruchtwassermenge zum Volumen der Frucht), endlich die hohe oder tiefe Lage des Fötus, die freilich so ziemlich auf die Beckenverhältnisse und die Frequenz der Schwangerschaft (Geräumigkeit der Bauchhöhle) hinausläuft, eine aufmerksamere Beachtung verdienen.

Die geschilderten mit dem Namen Situswechsel bezeichneten Erscheinungen beziehen sich nur auf die Lagenveränderung in der Schwangerschaft und zwar auf die spontane Veränderung, und man sollte die Versuche der Kunst in der Schwangerschaft eine Veränderung der Lage zu bewirken demnach als künstlichen Situswechsel benennen. Dagegen ist für die Lagenveränderung bei der Geburt, welche fast ausschliesslich durch die Kunst geschieht, der Ausdruck Wendung, und für die ausnahmsweisen spontanen Lagenveränderungen durch die Geburt der seit Denman eingebürgerte Ausdruck Selbswendung resp. Selbstentwickelung zu reserviren. Die letzteren Vorgänge beschränken sich übrigens auf den Uebergang der Querlage in die Längslage und bieten das höchst interessante und exceptionelle Phänomen so zu sagen eines wenigstens zeitweiligen Geburtsmechanismus der Lage, welcher freilich auch nur unter ausnahmsweisen Bedingungen, wie unreife, todte und macerirte Frucht, äusserst selten zur Beobachtung kommt und selbst dann meist noch in den Mechanismus der Stellung überführt, indem sich schliesslich doch noch die Längslage herstellt.

Während man also früher die Stabilität der Lage in der Schwangerschaft als normales topologisches Verhalten betrachtete, scheinen die Zahlen nunmehr dieses Recht eher für den Situswechsel in Anspruch zu nehmen.

Da die Tendenz der Mutatio situs offenbar in ganz vorwiegendem Verhältniss auf die Etablirung der Kopflängslage hinausgeht, so müssen wir das Phänomen im Wesentlichen als einen mechanischen Accomodationsvorgang und in diesem Sinne allgemein als Aetiologie der Kopflängslage betrachten.

3. Stellung des Fötus.

A. Topologie der Stellung.

Die Stellung, Positio foetus, Présentation, ist das topologische Verhältniss des vorliegenden Fötustheils zum kleinen Becken. Dieses Verhältniss des vorliegenden Theiles zum kleinen Becken interessirt ausschliesslich bei der Längslage insofern als nur bei dieser der vorangehende Theil mit dem kleinen Becken in gesetzmässige und constante phoronomische Beziehungen tritt, welche einen nothwendigen Factor der Geburt ausmachen, das Kind somit nur in der Längslage, niemals in der Querlage geboren werden kann. Nur bei der Längslage macht der vorliegende Theil einen Geburtsmechanismus, nicht bei der Querlage. Es hat demnach allein die Längslage Stellungen, die Querlage dagegen keine.

Eintheilung der Stellung.

Die Topologie der Stellung ist indess keine einfache, sondern vielmehr eine vielfältige. Es ist demnach eine Theilung derselben in Stellungen erforderlich und somit die Eintheilung der Stellungen zu überblicken. Diese gründet sich zunächst auf zwei Principien, auf ein topologisches und ein geometrisches, nämlich erstens auf die gröberen anatomischen Partieen des vorliegenden Theiles, welche sich mit dem kleinen Becken engagiren, und zweitens auf das Verhältniss der Durchmesser derselben zu denen des kleinen Beckens. Das erstere Princip findet aus anatomischen Gründen auf die Steisslage keine Anwendung; für die Kopflage dagegen ergiebt es, da der Kopf anatomisch aus Schädel und Gesicht besteht, erstens die Schädelstellung, zweitens die Gesichtsstellung. Nach dem zweiten Principe ergiebt sich die Unterscheidung in erste und in zweite Schädelstellung, Gesichtsstellung und Steissstellung, welche der ersten und zweiten Längslage jedesmal analog und entsprechend sind, in der

Weise, dass die erste Stellung die erste Längslage unbedingvoraussetzt, die zweite Stellung die zweite Lage.

Die Schädelstellungen allein sind es, welche wiederum die Untereintheilung nothwendig machen. Diese basirt auf den Beziehungen der Regionen des Schädels zur Axe des kleinen Beckens, genauer zur Axe des Beckeneinganges. Hierbei kommen in Betracht die Scheitelregion, die Seitenregion, die Vorderhaupt- und die Hinterhauptregion. So ergiebt sich folgendes Schema:

Längslage

Kopflängslage — Steisslängslage

Schädelstellung — Gesichtsstellung

Scheitelstellung — Schiefstellung
(Scheitelbeinstellung, Vorderhauptstellung, Stirnstellung, Hinterhauptstellung).

Unter den Regionen des Schädels, welche sich in die Axe des Beckeneingangs einstellen und durch dieselbe hindurch bewegen, ist es die Scheitelregion, die bei weitem am häufigsten betroffen wird. Unter Scheitel verstehen wir diejenige Region, welche in sagittaler Richtung durch die grosse und kleine Fontanelle und einschliesslich beider, in transversaler Richtung durch die Tubera parietalia begrenzt wird (Le sommet. The vertex. The crown).

Die Scheitelstellung, Positio verticis, Position du sommet, Vertex presentation, ist unter allen Stellungen so überwiegend häufig, dass man sie als einzige normale Stellung ansehen muss.

B. Phoronomie der Stellung.

Positionswechsel und Positionsmechanismus.

Die Phoronomie der Stellung ist eine doppelte. Erstens der Uebergang einer Stellung in eine andere, der Stellungswechsel oder Positionswechsel, Mutatio positionis, und zweitens die Bewegung einer bestimmten Stellung für sich, Stellungsmechanismus, Mechanismus positionis. Den letzteren hat man sich von jeher gewöhnt als Mechanismus der Geburt, als Geburtsmechanismus, Mechanismus partus, schlechthin zu bezeichnen. Dieser Geburtsmechanismus bildet demnach das Hauptthema des Ersten Factors, dessen Darlegung im Folgenden versucht werden soll. Ich erachte es für zweckmässig, den Positionsmechanismus zunächst abzuhandeln und erst dann auf den Positionswechsel zurückzukommen.

Ich bemerke noch, dass nach Massgabe des Planes meiner Arbeit ich mich im Nachfolgenden auf die Schilderung des Mechanismus der Scheitelstellung unter normalen Verhältnissen, namentlich unter normalen Beckenverhältnissen werde beschränken müssen und dabei die in Betracht kommenden gröberen normalen anatomischen, morphologischen und Dimensionsverhältnisse sowohl des Beckens als auch der Fötaltheile als bekannt voraussetze. Die Schädelverhältnisse werden übrigens weiter unten beim Vierten Factor eine sorgfältigere Würdigung erheischen.

II. Topologie und Phoronomie oder Mechanismus der Scheitelstellung.

Geschichtliches. Grenzen. Methode.

Die Geschichte des Mechanismus der Geburt ist, sofern wir sie nicht vor dem Verlassen des ausschliesslich willkürlichen Theoretisirens und Construirens und nicht vor der Anerkennung der objectiven Beobachtung beginnen, verhältnissmässig noch sehr jungen Datums, indem sie nur etwa 120 Jahre zurückreicht. Was man unter Geburtsmechanismus schlechthin versteht, begreift überdies nicht viel mehr als den Mechanismus der Scheitelstellung unter normalen Beckenverhältnissen. Aber auch dieser ist, obgleich die Kenntniss desselben als ein Fundament sowohl unseres geburtshülflichen Wissens, als auch unseres geburtshülflichen Handelns allgemein gewürdigt wird, noch immer sehr ungenügend bekannt. Und was wir davon zu wissen glauben, sind vorzugsweise dogmatische Schultheoreme, deren Gültigkeit nur zum kleineren Theile auf Beobachtung beruhend der Sanction unserer heutigen Forschungsmethode entbehrt. Wir müssen uns nothwendigerweise diese Thatsache aufrichtig und ausdrücklich gestehen, wollen wir uns nicht den Weg besserer Erkenntniss geflissentlich verlegen. Nur befreit vom Autoritätenglauben dürfen wir die freilich ungemein schwierige Aufgabe in Angriff nehmen, und nur unserer durch exacte Beobachtung bestätigten Theorie können wir die Dignität eines Naturgesetzes zuerkennen. Ich werde versuchen auf dem Boden der Ueberlieferung die Ergebnisse eigener Beobachtung und Forschung über die Bewegungslehre der Scheitelstellung darzulegen, indem ich mich dabei nicht, wie es bisher fast ausschliesslich geschehen ist, auf die Erscheinung und das Wesen des Mechanismus beschränke, sondern auch den physikalischen Ursachen, der Mechanik der einzelnen Bewegungen selbst näher zu treten mich bestrebe. Noch bekenne ich offen, dass, obwohl ich mich bemüht habe den so eben angedeuteten Weg objectiver Beobachtung nach Möglichkeit zu verfolgen, dennoch auch meine Anschauungen vom Mechanismus keineswegs völlig frei von aprioristischer Vorstellung sich haben halten können, und demnach ihrer gesetzmässigen Bestätigung gewärtig bleiben.

Grundgesetz des Geburtsmechanismus.

Aus den Erscheinungen, wie sie bei den mechanischen Geburtsvorgängen besonders deutlich wahrgenommen werden, hat man schon frühzeitig ein sogenanntes allgemeines Grundgesetz des Geburtsmechanismus herzuleiten sich bemüht, welches im Wesentlichen durch Schmitt[1]) aufgestellt worden ist. Ich will dies Gesetz genauer dahin formuliren: der längste Durchmesser desjenigen kindlichen Theiles, welcher den Geburtsmechanismus bedingt, bewegt sich nach Massgabe seiner Stellung successive in den längsten Durchmesser der Aperturen des kleinen Beckens. Die betreffenden kindlichen Theile sind die Schädellänge und die Schulterbreite; die bezüglichen Durchmesser der Becken-

[1]) W. J. Schmitt. Ueber das Mechanische der Geburt u. s. w. Geburtshülfliche Fragmente. Wien 1804. S. 58.

aperturen sind im Beckeneingange der Quere, in der Beckenhöhle der Schräge und im Beckenausgange der Sagittale.

Wiewohl einerseits bei der inductiven Methode, die wir befolgen, ein allgemeines Gesetz sich erst aus der Erörterung selbst ergeben sollte, und obgleich andererseits jenes aufgestellte Gesetz nur auf einer Bewegung basirt und wie wir finden werden einen höchst schematischen Charakter trägt, so glaube ich doch dasselbe hier dem Herkommen gemäss voranstellen zu sollen, weil es zur allgemeinen Orientirung vielleicht nicht ganz ohne Werth ist.

1. Erste Scheitelstellung.

Analog und entsprechend der ersten Kopflängslage, wobei der Rücken nach links gewandt, ist auch die erste Scheitelstellung, bei welcher der Schädel mit dem Hinterhaupte nach links gerichtet ist, die häufigere der Scheitelstellungen. Bei der Schilderung des Mechanismus dieser Stellung haben wir den Schädel zu betrachten: erstens im Beckeneingange, zweitens in der Beckenhöhle, drittens im Beckenausgange und viertens nach seinem Austritt aus dem Ausgange, d. h. den Mechanismus der Schultern.

A. Der Schädel im Beckeneingange.

a. Topologie des Schädels im Beckeneingange.

Eine sichere Erkenntniss über das Verhalten des Schädels im Beckeneingange ist wegen der entgegenstehenden ausserordentlichen Beobachtungshindernisse ungemein schwer zu erlangen. Denn bei Erstgebärenden steht der vom Uterus umschlossene Kopf im Beginn der Geburt der Regel nach bereits ganz in der Beckenhöhle, bisweilen wenigstens mehr oder minder weit unterhalb des Eingangs, niemals in oder über dem letzteren; bei Mehrgebärenden, namentlich Zweitgebärenden, steht der Kopf ebenfalls mehr oder minder unterhalb des Eingangs, seltener oberhalb desselben, und nur bei Vielgebärenden findet man wegen hoher Lage der Frucht den Kopf oft oberhalb des Eingangs und der Moment des Durchgangs durch letztere Apertur fällt nur äusserst selten in das Bereich unserer Wahrnehmung. Thatsachen, die auch von Schröder[1]) bezeugt werden. Zudem unterliegt die touchirende Untersuchung bei diesem Hochstande, wie auch Duncan, Leishmann u. A. gestehen, den namhaftesten Schwierigkeiten. Nur eine gründliche und gewissenhafte, methodisch ausgeführte Exploration, wozu fast immer zwei Finger erforderlich sind, vermag ein zuverlässiges Ergebniss zu gewähren. Diese Umstände gestatten kaum eine erfahrungsmässige Kenntniss und es leuchtet demnach ein, dass unsere Vorstellungen und Ansichten über die topologische Beziehung des Schädels zum Beckeneingange bis jetzt wohl kaum andere sein können als theoretische, die durch Rückschluss entweder von einem tieferen auf einen höheren Kopfstand, oder von der Lage des Fötus, von der Haltung seines vorliegenden Theiles und dem Neigungsgrade des Beckens, oder durch beides gewonnen worden sind. Unter diesem Gesichtspunkte habe ich zunächst die wichtigsten Ansichten zu würdigen und sodann diejenige Topologie aufzustellen und zu begründen, die ich für die richtige halte.

aa. Die drei Obliquitäten des Schädels.

Man hat angenommen, dass der Schädel bei seinem Eintritt in die obere Apertur in verschiedenem Sinne eine schräge oder schiefe Richtung gegen die Eingangsebene behaupte. Diese hypothetische Obliquität des Schädels im Beckeneingange ist eine dreifache und historisch-chronologisch folgende. Die erste Obliquität ist die von Röderer angegebene, wobei das Hinterhaupt dem Vorderhaupte vorangeht; die zweite die von Solayrès de Renhac und von Saxtorph aufgestellte, der gemäss die Schädellänge im schrägen Durchmesser und mit dem Hinterhaupt links vorne steht; und die dritte die Nägele'sche oder biparietale Obliquität, zufolge welcher der Transversale des querstehenden Schädels den Sagittalen des Beckens in der Art unter spitzem Winkel schneidet, dass das vorne liegende Scheitelbein tiefer steht als das hintere. Wir wollen diese drei Obliquitäten genauer in's Auge fassen.

[1]) Karl Schröder. Schwangerschaft, Geburt und Wochenbett. Bonn 1867. S. 44 u. 45.

α. Röderer'sche oder occipito-frontale Obliquität.

Die erste Obliquität des Schädels ist diejenige, bei der das Occiput tiefer steht als das Sinciput, in Folge welcher Flexionsdrehung um den Transversalen des Schädels die Haltung des Kopfes sich dahin verändert, dass das Kinn der Brust in abnorm starkem Grade genähert wird. Dies Verhalten wird zuerst von Röderer[1]) abgebildet und beschrieben mit den Worten: In utero foetus ita positus est, ut in thoracem mentum reflectatur, ad uteri fundum facies dirigatur et in superiorem pelvis aperturam solum occiput descendat conicum atque acutum etc. Diese von Baudelocque d. Aelt., Stein d. Aelt., van Solingen und anderen älteren Autoren vertretene Röderer'sche oder occipito-frontale Obliquität, welche unter den Schiefstellungen und bei gewissen Arten verengter Becken vorkommt, wird heute als normale Topologie der Scheitelstellung im Beckeneingange wohl von niemand mehr angenommen. Ich kann mich deshalb jeder Argumentation gegen dieselbe enthalten und will nur constatiren, dass die au-niveau-Stellung der grossen und kleinen Fontanelle, wie sie vom älteren Nägele richtig angegeben ist, als gesetzmässige Regel gilt.

β. Solayrès'sche oder laterale Obliquität.

Der Eintritt des Schädels mit seinem Sagittalen im Schrägen des Beckeneingangs (lateral obliquity — Leishman) als die Regel zu betrachten, wie es von Solayrès[2]) und Saxtorph[3]) zuerst geschehen ist, hat man, etwa mit Ausnahme von Ritchie[4]), Barnes[5]) und vielleicht noch anderer Engländer,

[1]) Röderer. Icones uteri humani observationibus illustratae. Gottingae 1759. Tab. V. p. 21.

[2]) Solayrès de Renhac. Commentatio de partu viribus maternis absoluto. Parisiis 1771. Edit. Ed. de Siebold. Berolini 1831. p. 73.

[3]) M. Saxtorph. Theoria de diverso partu ob diversam capitis ad pelvim relationem mutuam experientia fundata et figuris aeneis illustrata. Havniae et Lipsiae 1772. p. 18. — Auch dessen gesammelte Schriften u. s. w. von P. Scheel. Kopenhagen 1803.

[4]) Ritchie. On the Mechanism of Parturition in Cases of Presentation of the Cranium. The Medical Times and Gazette. London 1865. Vol. I. p. 381.

[5]) Robert Barnes. A Course of Lectures on obstetric Operations. Medical Times and Gazette. London 1868. Vol. I. p. 31.

gleichfalls fast ganz aufgegeben, und nimmt als solche beinahe allgemein den Eintritt im Queren an, wie ihn Ould 1742 und Smellie 1752 ursprünglich angegeben haben. Leishman (1864) neigt sich jedoch wieder der Annahme zu, dass der Schädel in den meisten Fällen in einer Stellung zwischen dem Queren und Schrägen eintrete, obwohl er selbst gesteht, dass ihm diese Abweichung vom Fundamentalgesetze des Geburtsmechanismus unverständlich bleibe. Den Grund dafür sucht er irrigerweise darin, dass die mit den vorspringenden Lendenwirbeln in Contact gerathenden Schultern, unterstützt vielleicht durch die active Bewegung der oberen Extremitäten, eine Drehung des Fötus um seine Längsaxe bewirken. Wenn ich indess die heute geltende Annahme, dass der Schädel mit seinem längsten Durchmesser in den längsten der oberen Apertur, den Queren, freilich nicht im mathematischen Sinne, sondern nur mehr oder weniger genau eintritt, als Regel für richtig ansehe, so kann auch ich dieses Gesetz gleichwohl nicht ohne Einschränkung gelten lassen, sondern muss zugeben, dass der Eintritt ausnahmsweise mehr oder weniger im Schrägen erfolgen kann.

Beide Obliquitäten des Beckeneingangs werden auch combinirt angegeben von Röderer, Stein d. Aelt., van Solingen[1]) und Barnes[2]) derart, dass der Verticale des Hinterhauptes im einen, der Transversale desselben im anderen Obliquen des Eingangs steht. Auch diese Annahme ist obsolet.

γ. Nägele'sche oder biparietale Obliquität.

Mehr als die beiden genannten muss die dritte, die biparietale Obliquität, unsere Aufmerksamkeit in Anspruch nehmen, weil sie noch als allgemein gültiges Gesetz besteht und als Basis der heutigen Vorstellung vom Geburtsmechanismus zu betrachten ist, ein überraschender und schlagender Beweis für den lähmenden Einfluss, welchen blinder Autoritätenglaube dem Fortschritte der Wissenschaft entgegenzusetzen vermag.

---

[1]) A. van Solingen. Das Mechanische der Geburt u. s. w. Aus dem Holländischen von Salomon. Hannover 1801.

[2]) R. Barnes. A Course of Lectures etc. Med Times and Gaz. 1868. Vol. I. p. 81.

Im Vereine mit Duncan[1]) und Leishman[2]) glaube ich an einem anderen Orte[3]) ausführlich dargethan zu haben, dass die Behauptung Nägele's, das nach vorn liegende Scheitelbein stehe tiefer im Beckeneingange als das hintere, falsch ist; dagegen bewiesen zu haben, dass der Schädel mit seiner Scheitelfläche parallel zur Eingangsebene in das Becken eintritt, was auch schon von Velpeau[4]), Cazeaux[5]), West[6]) und Paterson[7]) angedeutet worden ist. Als Nägele[8]) seine in gewissem Sinne richtige Entdeckung, dass das vordere Scheitelbein tiefer liege als das hintere, bekannt machte, war man noch allgemein in der irrthümlichen Vorstellung befangen, dass die Eingangsebene des Beckens sich ungefähr parallel zum Horizonte verhalte. Es war daher natürlich, dass Nägele die effectiv geneigte Scheitelfläche die horizontale Eingangsebene schneidend sich vorstellen musste und aus dieser abstracten Voraussetzung die abnorme Haltung des Kopfes, „die Lateralflexion“ desselben um seine Sagittale theoretisch dahin folgerte, dass das hintere Scheitelbein der gleichnamigen Schulter sehr genähert, das vordere hingegen von der gleichnamigen Schulter in entsprechendem Grade entfernt sei. Es wäre nun aber ebenso folgerichtig gewesen, wenn man, als Nägele[9]) sechs Jahre später die übrigens, wie ich hier in Erinnerung bringen muss, bereits 1816 von Bakker genau bestimmten Neigungsverhältnisse

---

1) J. Matthews Duncan. The Obliquity of the Foetal Head in the Mechanism of Parturition. Edinburgh Medical Journal. Vol. VII. p. 127. 245. 1861.

2) William Leishman. An Essay, Historical and Critical, on the Mechanism of Parturition. p. 66. London 1864.

3) Ueber die Nägele'sche Obliquität des Schädels. Monatsschr. f. Geburtsk. Bd. 27. S. 29. 1866.

4) Velpeau. Traité complet de l'Art des Accouchements. Bruxelles 1835. p. 250.

5) Cazeaux. Traité de l'Art des Accouchements. Paris 1841.

6) R. U. West. Glasgow Medical Journal. 1857. p. 304.

7) Paterson. Glasgow Medical Journal. 1862.

8) Fr. C. Nägele. Ueber den Mechanismus der Geburt. Meckel's Archiv f. d. Physiologie. Bd. V. Heft 4. 1819.

9) Fr. C. Nägele. Das weibliche Becken betrachtet in Beziehung auf seine Stellung und die Richtung seiner Höhle u. s. w. Carlsruhe 1825. 4.

des Beckens richtig erkannte, auch jenen Irrthum eingesehen hätte, einen Irrthum, welcher zu den naturwidrigsten Hypothesen geführt, die ganze Lehre vom Geburtsmechanismus in Verwirrung gebracht und ihre Entwickelung gehemmt hat. Wenn ich die Hauptsache meines früher ausgeführten Beweises gegen die Nägele'sche Obliquität wiederholen darf, so geht derselbe dahin, dass auf der exacten Unterscheidung zweier Umstände, nämlich der topologischen Beziehung des Schädels zum Horizonte einerseits und zum Becken andererseits, oder, wie wir uns kurz ausdrücken können, der absoluten und relativen topologischen Beziehungen des Schädels, das Verständniss der mechanischen Vorgänge bei der Geburt, in specie der Scheitelstellung im Beckeneingange wesentlich beruht. Es sind die zwei absoluten bekannten Factoren, erstens die Neigung des Beckeneinganges zum Horizonte und zweitens das Verhalten des Schädels zum Horizonte, aus denen sich uns das gesuchte relative Verhältniss des Schädels, nämlich das zum Beckeneingange, ergeben muss. Wir wissen nun, dass die Neigung des Beckeneinganges zum Horizonte 60° beträgt (Bakker. Nägele), wir wissen ferner, dass der Uterus mit seinem Inhalte nicht senkrecht zum Horizonte, sondern ebenfalls in einer Neigung zu demselben liegt, die etwa 30° beträgt (Wigand. Kilian. Michaelis), eine Neigung, welche den in normaler Haltung verharrenden Kindskopf in gleicher Weise betrifft. Da nun die Neigungsrichtung des Beckens und die Neigungsrichtung des Uterus in entgegengesetztem Sinne auf den Horizont treffen und die beiden daselbst projicirten Winkel von $60° + 30° = 90°$ einen Rechten bilden, so muss der dritte Winkel des Dreiecks, welcher da entsteht, wo die beiden Neigungsrichtungen sich in der Eingangsebene schneiden und so mit dem Horizonte ein Dreieck construiren, wie auch jeder an diesem Winkelpunkte liegende Neben- und Scheitelwinkel, geometrisch ein Rechter sein, der Verticale des Schädels also perpendiculär auf die Eingangsebene fallen. Diese Verhältnisse sind schon von Bakker[1]) in einer nicht unwichtigen Schrift,

[1]) G. **Bakker**. Descriptio iconis pelvis femininae et schematum capitis infantilis, iisque illustrata partus humani mechanismus. Groningae 1816. p. 4.—

die mit Unrecht der Vergessenheit anheimgefallen zu sein scheint, mit bewundernswerther Exactheit dargelegt worden. „Axis pelvis, qualem proposuit Levret, ad perpendiculum projecta per mediam partem conjugatae superioris, incidit in os coccygis, et in horizontem protracta angulum facit 30°, sive 60° cum linea perpendiculari. Notandum quod hacce linea coincidat fere axis uteri gravidi, seu linea mediana, in quam colliguntur vires expellentes ab omnibus uteri punctis demissae, quarum directio plurimum facit ad partus mechanismum constituendum.“ Hieraus ergiebt sich, was zu beweisen war, dass die Scheitelfläche parallel zur Eingangsebene sich verhält. Es muss demnach auch die Scheitelfläche und zwar in der nämlichen Weise, wie die Conjugata vera, um 60° gegen den Horizont geneigt sein. Daraus folgt erstens, der Schädel verhält sich absolut, d. h. in Bezug zum Horizonte, geneigt; zweitens, der Schädel befindet sich relativ, d. h. in Bezug zur Eingangsebene des Beckens, in Parallelismus. Und da endlich das absolute Verhältniss des Schädels hier gar nicht in Betracht kommen kann, sondern einzig und allein das relative, so folgt daraus, dass die Nägele'sche Obliquität des Schädels nicht existirt, dass dagegen der Schädel, wie die Engländer sich ausdrücken, direct in die obere Apertur sich einstellt. Dies Ergebniss führt gewissermaassen auf den Standpunkt der Zeit vor Nägele zurück, welche nur den Parallelismus zwischen Scheitelfläche und Eingangsebene kannte; einer Zeit, welche freilich in der irrthümlichen Voraussetzung des horizontalen Beckeneingangs und der verticalen Richtung des Uterus und seines Inhaltes auf diesen Horizont mehr oder weniger befangen war. Nach der Correctur dieser letzteren gewinnen wir nunmehr die richtigen topologischen Verhältnisse. — Das so gefundene Gesetz der Einstellung der Scheitelregion ist ein constantes und stimmt mit allen empirischen Erscheinungen überein, namentlich erfordert es keine Abweichung von der normalen Haltung des Kopfes.

Auch G. Bakker. Beschrijving der afbeelding van het profil eenes vrouwelijken bekkens en der beweegbare kinderhoofden, met de daaruit afgeleide verklaring van het werktuigelijke van 's menschen geboorte. Te Groningen 1816. 4.

Es würde von fundamentaler Wichtigkeit sein dies für die Scheitelstellung gefundene Gesetz bei der Erforschung des Mechanismus der übrigen Stellungen mit besonderer Sorgfalt zu berücksichtigen um die paradigmatische Bedeutung desselben festzustellen, d. h. um zu sehen, ob es einer Verallgemeinerung fähig sei, in Bezug sowohl auf die übrigen Regionen des Schädels und der anderen Fötaltheile, welche sich zur Geburt stellen, als auch in wieweit seine Gültigkeit auf die übrigen Aperturen des Beckens sich erstrecke. Unserem Plane gemäss können wir dies Gesetz hier nur an der Scheitelstellung in ihren Beziehungen zu den Aperturen prüfen.

bb. Normale Topologie des Schädels.

Ich will nunmehr das Gesagte in Kürze recapituliren und das normale topologische Verhalten des Schädels im Beckeneingange zu präcisiren suchen. Der Schädel tritt ohne jede Abweichung von der normalen Haltung des Kopfes mit seinem Sagittalen parallel dem längsten Durchmesser, dem Queren, des Beckeneingangs ein. Jedoch ist diese Richtung nur als Cardinalrichtung zu betrachten, indem die Schädellänge ausnahmsweise dem Obliquen sich mehr oder weniger nähern kann. Die Scheitelregion ferner stellt sich sowohl in sagittaler als auch in transversaler Richtung parallel zur Eingangsebene, d. h. in ersterer Beziehung die grosse und kleine Fontanelle stehen im gleichen Niveau, also auch Hinterhaupt und Vorderhaupt. In der nämlichen Weise befinden sich in der anderen Beziehung beide Scheitelbeine zur Eingangsebene in gleicher Höhe, und da sie demnach auch die nämliche Neigung wie diese Ebene zum Horizonte haben müssen, so halten sie zu letzterem eine dem Neigungsgrade des Beckeneinganges entsprechende ungleiche Höhe ein. Von diesem letzteren Gesichtspunkte aus steht also die Gegend des Schädels je weiter nach vorn, oder das rechte Scheitelbein, absolut um so tiefer, je weiter nach hinten, oder das linke Scheitelbein, absolut um so höher.

Man wird finden, dass ich mit dieser Beschreibung der topologischen Verhältnisse des Schädels zum Beckeneingange im Wesentlichen auf die unbefangenen Angaben Smellie's zurückgegangen bin, bezüglich dessen Leishman p. 24 mit Recht bemerkt: „Ein sorgsames Durchlesen des so ausgezeichneten Werkes von Smellie macht es zweifellos, dass er der Wahrheit weit näher war als viele nach ihm.“

α. Ursache der normalen Topologie der Scheitelstellung.

Nachdem ich somit sämmtliche Obliquitäten der Eingangstopologie habe fallen lassen, dagegen den allseitigen Parallelismus als normale Topologie der oberen Apertur aufgestellt habe, resultirt mit der grössten Einfachheit aus dieser nach meiner Meinung richtigen Topologie der Scheitelstellung der schon a priori am nächsten liegende Schluss, dass dieselbe mit der normalen Topologie der Lage und Haltung genau übereinstimmt, dass die Stellung überhaupt nichts anderes ist als die Topologie der Lage und Haltung, wie sie der Mechanismus nicht erst gestaltet, sondern von vornherein vorfindet und die nur erst an der Uebergangsgrenze zum Mechanismus die Bezeichnung Stellung erhält. Da mithin vor dem bezeichneten Zeitpunkte der Begriff der Stellung eigentlich fehlt, so ist auch der Ausdruck dafür in der Schwangerschaft nicht wohl statthaft und man würde sich vielmehr aus dem Befunde der Lagen- und Haltungstopologie etwa in der Weise äussern können, dass nach Massgabe derselben bei der zu erwartenden Geburt die und die Stellung stattfinden werde. Man wird also, wenn man will, auch sagen können, die Ursache, die Aetiologie der Stellung ist in der Lage und Haltung zu suchen. Es würden sich damit freilich überhaupt nur sogenannte primäre, keine secundären Stellungen ergeben. Und da die letzteren in der That einen phoronomischen Charakter haben, so müssen wir sie beim Stellungswechsel weiter verfolgen. In dem Schlusse nun, dass d i e U r s a c h e d e r S t e l l u n g d u r c h d i e L a g e u n d H a l t u n g b e d i n g t i s t, haben wir auf die einfachste und natürlichste Weise ein Gesetz gewonnen, dessen Auffindung den Geburtshelfern von jeher so grosse Schwierigkeiten dargeboten und dessen Unkenntniss in extravaganter Weise zu der Annahme der Obliquitäten geführt hat. Und doch ist es, wie mir scheint, principiell schon in den oben citirten Worten Röderer's ausgedrückt. Aber erst in allerneuester Zeit hat sich Otto Spiegelberg [1]) das Verdienst erworben das fragliche Gesetz, das auch Kehrer (a. a. O. S. 115) anzudeuten scheint, im Princip richtig formulirt und aufgestellt zu haben, worüber wir mit Schröder [2]) unsere Freude nicht verhehlen können. Wenn ich sage im Princip, so geschieht das vorzugsweise deshalb, weil Spiegelberg dies Gesetz nur einseitig und zwar lediglich in Betreff des Verhaltens der Schädellänge zum Queren, respective Schrägen des Eingangs zur Geltung bringt. In dieser Beziehung nimmt nach Massgabe der oben geschilderten normalen Lage und Haltung der Kopf allerdings seine Stellung im Eingange. Coincidiren nun der Transversale des unteren Uterinsegments und der Transversale des Beckeneinganges, so erfolgt gemäss diesem Gesetze die Stellung als Querstand, schneiden sich beide spitzwinklig, nach demselben Gesetze als Schrägstand. Ersterer ist die Regel, letzterer die Ausnahme. Lässt man die Ausnahme zu, so ist damit die Solayrès'sche Obliquität noch nicht rehabilitirt, da diese die Regel involvirt. Untersuchen wir nun aber die Bedingungen des ausnahmsweisen Schrägstandes, so sind auch diese auf die Lage zurückzuführen. Es kann nämlich der Uterus zunächst eine asymmetrische Lage zur Bauchhöhle in lateralem Sinne einnehmen, seine Verticalaxe von der Verticalaxe der Bauchhöhle seitlich abweichen und der Uterus mehr oder weniger eine Bauchseite einnehmen. Diese Obliquitas quoad situm, die erst hier bei der Stellung Bedeutung gewinnt, von der Heinrich van Deventer einstmals so viel Aufhebens machte, die nicht selten besonders bei Mehrgebärenden und fast immer, wie nach Kehrer auch bei den Wiederkäuern, rechtsseitig vorkommt, in neuerer Zeit vorzüglich von Dubois, Pajot, Martin, Spiegelberg und Schröder gewürdigt wird, die auch nach der Geburt des Kindes, ja nach der Ausstossung der Nachgeburt noch nachzuweisen, sogar im Wochenbett einige Zeit zu persistiren pflegt — diese Obliquität des Uterus,

[1]) O. Spiegelberg. Zur Lehre vom Mechanismus der Geburt. Monatsschr. f. Geburtsk. Bd. 29. S. 90. 1867.

[2]) K. Schröder. Schwangerschaft, Geburt u. Wochenbett. Bonn 1867. S. 43.

sage ich, hat jedoch an sich noch gar keinen Einfluss auf den Querstand der Stellung. Mit dieser lateralen Asymmetrie des Uterus ist nun aber weiterhin bisweilen eine Axendrehung nach derjenigen Seite, nach welcher die Neigung statt hat, verbunden, dergestalt, dass bei Rechtsneigung mit Rechtsdrehung des Uterus die linke Kante des letzteren mehr oder minder nach vorn links und die rechte entsprechend nach hinten rechts gewandt ist. Auf die mannigfachen Hypothesen, welche über die Ursache dieser Erscheinungen aufgestellt sind, hier einzugehen, würde zu weit führen. Die Thatsache derselben steht fest, doch ist die Frequenz der Axendrehung von Spiegelberg meines Erachtens viel zu hoch gegriffen. Auch das ist thatsächlich, dass dieselbe fast ausschliesslich eine Rechtsdrehung ist. Diese Axendrehung nun erst, welche freilich wie bemerkt die gegenseitigen topologischen Beziehungen zwischen Fötus und Uterus nicht wesentlich berührt, hat gerade deshalb den Effect den Transversalen des Uterus, respective des unteren Uterusabschnittes mit dem Schrägen des Beckens zu parallelisiren und weil endlich dieser Lagenveränderung der Gebärmutter ihr Contentum, der Fötus, folgt, ohne seine topologischen Beziehungen zu ihr zu ändern, so kann sich statt des Querstandes der Stellung, indem die Schädellänge mit dem Schrägen des Beckens entsprechend in Coincidenz geräth, mehr oder weniger ein Schrägstand herausbilden. Es ergiebt sich aber gleichzeitig, dass diese Ausnahme immerhin eine ziemliche Seltenheit bleibt, die vielleicht noch durch den Umstand vermehrt wird, dass Torsion sowohl wie laterale Inclination des Uterus, die vorzüglich im ruhenden Zustande des Organs hervortreten, durch seinen contrahirten und erigirten Zustand sich mehr und mehr verwischen.

Durch den Nachweis, dass das aufgestellte Gesetz auf das Verhalten des Querstandes der Stellung seine Anwendung findet, bleibt es indess, wie ich schon andeutete, immerhin einseitig. Eine erhöhte Bedeutung erlangt es erst durch die Verallgemeinerung, dass seine Geltung sich auf die Topologie der Stellung überhaupt ausdehnt, indem die normale Haltung des Kopfes die Scheitelfläche und nicht das Hinter- oder Vorderhaupt darbietet und dass, wie bereits bei der Nägele'schen

Obliquität erörtert ist, diese Scheitelfläche wegen der Neigung des Uterus mit dem Fötus nach vorn in Parallelismus mit der Neigung der Eingangsebene sich befindet. Die Lage und Haltung des Fötus wird durch die hohe oder tiefe Lage, mag letztere bis zum Beckenboden herabreichen, nicht beeinflusst.

Ausser dem aufgestellten Gesetze können andere Bedingungen, z. B. morphologische Verschiedenheiten des Beckeneinganges (Stein d. J. 1825. Kilian 1830), so lange sie sich innerhalb der Grenzen des Normalen halten, nicht in Frage kommen. Abnorme Lagen des Uterus dagegen, namentlich in sagittaler Richtung (Hängebauch), sowie Anomalieen der Form, der Dimensionen und der Neigung des Beckens können, um es beiläufig anzudeuten, abnorme Stellungen, namentlich jene Obliquitäten bedingen.

β. Terminologische Bezeichnung.

Es ist hier der Ort, die von mir gewählte Bezeichnung „Scheitelstellung" zu rechtfertigen. Für die Benennung der Stellungen hat man von jeher das Princip verfolgt sie von derjenigen Region herzunehmen, welche im Beckeneingange am tiefsten steht, d. h. in der Axe desselben sich befindet. Je mit dem Wechsel der theoretischen Vorstellung über dieses topologische Verhältniss änderte sich daher auch die terminologische Bezeichnung für dasselbe. So nannte man es, entsprechend den vorhin dargelegten Auffassungsweisen, schon ursprünglich „Scheitelgeburt", „Scheitellage", dann gemäss der Röderer'schen Obliquität „Hinterhauptslage", und nachdem endlich die Nägele'sche Obliquität adoptirt worden war, führte Ed. von Siebold [1]) consequenterweise den Namen „Scheitelbeinslage" ein, welcher bis jetzt wenigstens in Deutschland die allgemeinste Geltung hat. Indem auch ich, jenem Principe treu bleibend, die Eingangstopologie für die Nomenclatur der Stellungen massgebend sein lasse, muss ich mit der Beseitigung der Nägele'schen Obliquität auch die Consequenz der letzteren, den Namen „Scheitelbeinslage", fallen lassen und nothwendig den Ausdruck Scheitelstellung

---

[1]) Ed. von Siebold. Lehrbuch d. Geburtshülfe. Berlin 1841. S. 222.

als logisch richtige Bezeichnung wählen. Diese Scheitelstellung ist zugleich die einzige Parallelstellung des Schädels, alle übrigen Schädelstellungen dagegen beruhen auf Obliquitäten, wie es auch schon die allgemein gebräuchliche Benennung derselben als „Schiefstellungen" ganz richtig ausdrückt.

b. Phoronomie des Schädels im Beckeneingange.

aa) Allgemeines Gesetz der Bewegungsmechanik.

Indem wir nunmehr hier zuerst zu der Betrachtung der Bewegung des in der beschriebenen Stellung befindlichen Schädels, zu dem eigentlichen Mechanismus, sowohl seiner Erscheinung als der Theorie seiner Mechanik nach, gelangen, scheint es am Orte, einige allgemeine Gesichtspunkte anzudeuten, welche geeignet sein dürften die Orientirung zu erleichtern.

Soll ein Körper unter dem Einflusse der auf ihn wirkenden Kräfte in Ruhe bleiben, so müssen erstens die auf den Schwerpunkt oder den Mittelpunkt der Masse des Körpers verlegten Kräfte durch ihre Zusammensetzung nach der Regel des Parallelogramms die Resultante Null, und zweitens die aus der erwähnten Verlegung hervorgehenden statischen Momente der Kräfte ein resultirendes Moment gleich Null geben. Ist die Resultirende nicht gleich Null, so tritt eine fortschreitende Bewegung in ihrer Richtung ein. Ist daneben das resultirende Moment nicht gleich Null, so erfolgt eine Drehung im Sinne desselben. Die fortschreitende oder translatorische oder progressive und die drehende oder rotative Bewegung, auf welche sich alle Bewegungen zurückführen lassen, bilden also die Phoronomie der Tokophysik.

bb) Isolirte und solidarische Bewegung.

Erfolgt die Bewegung im Sinne der Flexion oder Extension des Kopfes, so betrifft sie nur diesen, verändert seine Haltung, während der Rumpf unbetheiligt bleibt. Ich bezeichne sie daher als isolirte Bewegung. Geschieht die Bewegung in jedem anderen Sinne, so pflanzt sie sich dagegen auf den ganzen Fötalkörper fort und beeinflusst die Haltung des Kopfes im Einzelnen nicht. In diesem Falle nenne ich sie solidarische Bewegung.

cc) Schematismus der Darstellung.

Wenn man bei der Schilderung der tokologischen Phoronomie es unternimmt, die Totalität derselben in die Betrachtung einzelner Abschnitte zu zerlegen, welche einerseits freilich nicht ohne allen Zwang, andererseits aber auch nicht ohne Zweckmässigkeit, hergebrachterweise durch die Eintheilung des Beckens in seine Aperturen gegeben sind, so geschieht es immerhin selbstverständlich unter der Voraussetzung des temperirenden Schematismus, welcher der Darstellung unseres Gegenstandes überhaupt zu Grunde liegt, sie nicht nur erleichtert, sondern zum Theil schlechterdings ermöglicht. Unter diesem Gesichtspunkte betrachten wir erstens den Mechanismus einer Apertur isolirt, während die Bewegung bereits in den Mechanismus der folgenden Apertur eingreift oder den der vorhergehenden noch nicht beendet hat. So trennen wir zweitens die einzelnen Bewegungen des Schädels, um sie nach einander zu schildern, während sie in Wirklichkeit in der Zeit sich mehr oder weniger vergesellschaftend, sich gegenseitig bedingend, in einander übergehend, sich ablösend und substituirend vor sich gehen. Gleichwohl ist die Ordnung und Reihenfolge der einzelnen Bewegungen nicht, wie Cazeaux u. A. anzunehmen scheinen, regellos und ihre Beschreibung willkürlich, sondern geschehen in mechanisch nothwendiger Aufeinanderfolge und genau so, wie ich sie im Folgenden an einander reihen werde. In Bezug auf die Combination des Mechanismus mehrerer Aperturen und mehrerer Bewegungen will ich noch vorweg bemerken, dass im Verlaufe des Gesammtmechanismus der Kopf gleichzeitig höchstens in zwei benachbarten Aperturen und in zwei Bewegungen engagirt sein kann.

dd) Orthophorische Progression.

α. Erscheinung und Wesen.

Die Bewegung des Schädels aus dem mit der Eingangsebene allseitig parallelen Topologismus durch die obere Apertur hindurch ist im Wesentlichen eine rein progressive. Einerseits sind die Congruenzverhältnisse zwischen Schädel und Becken hier derartige, dass das letztere dem ersteren an keiner Stelle einen Widerstand oder wenigstens keinen partiell überwiegenden Widerstand bietet. Denn die Dimensionen der Beckendurchmesser zu denen der betreffenden Schädeldurchmesser gewähren überall einen Ueberschuss, so dass also die Gesammträumlichkeit der Apertur das Volumen des Schädels übertrifft. Andererseits verhalten sich die Wandungen des Ringes parallel, so dass die Seelenaxe desselben eine Gerade und, wie wir aus den Neigungsverhältnissen des Uterus und der oberen Apertur bereits wissen, eine mit der Axe der Gebärmutter und daher, wie wir anticipiren dürfen, mit der Richtung der treibenden Kraft coincidente Bahn beschreibt. Diese zum Beckeneingange geradlinige Progression des Schädels bezeichne ich als orthophorische Bewegung des Schädels. Unter abnorm reducirten Dimensionsverhältnissen oder bei von einander abweichenden Axenrichtungen (z. B. Hängebauch, zu starker Beckenneigung, wofern beide sich nicht etwa compensiren) entstehen beiläufig partielle Widerstände, welche bereits im Eingange relative Bewegungen veranlassen und die verschiedensten obliquen Topologieen bewirken. Diese fast noch ganz unbekannten Verhältnisse berühren uns indess hier nicht weiter.

In orthophorischer Bewegung passiren also die einzelnen Querschnitte des Schädels den Beckeneingang. Die grössten derselben werden durch den biparietalen und bifrontalen, und durch den occipito-frontalen Durchmesser repräsentirt. Beide kreuzen sich rechtwinklig. Da aber der letztere gut zwei Centimeter über dem ersteren und der Schädelbasis bereits sehr nahe liegt, so gehen sie nicht zugleich, sondern nach einander durch den Eingang hindurch, ein Umstand, der bei mechanischen Missverhältnissen Bedeutung gewinnt. Die engste Stelle des Eingangs, die Conjugata vera, fällt etwa mit dem Bitemporalen des Schädels zusammen. Mit dem Durchgange des Sagittalen des Schädels ist der Mechanismus der oberen Apertur als vollendet zu betrachten.

β. Theorie der Mechanik.

Die Mechanik der orthophorischen Bewegung, welche sehr einfach ist und aus dem Vorhergehenden sich von selbst ergiebt, bedarf keiner besonderen Erörterung.

γ. Solidarischer Charakter.

Die orthophorische Bewegung ist als progressive eine solidarische, indem sie selbstverständlich den ganzen Fötus gleichmässig betrifft.

B. Der Schädel in der Beckenhöhle.

a. Initiale Topologie des Schädels in der Beckenhöhle.

Die Topologie der Höhle bleibt während eines Theils des Mechanismus dieser Apertur in Uebereinstimmung mit der Eingangstopologie, während des anderen erfährt sie Veränderungen. Ich will daher die aus dem Gesammtmechanismus der Höhle resultirende Topologie am Schlusse desselben beschreiben.

b. Phoronomie des Schädels in der Beckenhöhle.

Es ist wohl schwer zu sagen, wo der Mechanismus der Höhle beginnt. Das Ende des Eingangsmechanismus haben wir mit dem Durchgange der Schädelbasis durch die obere Apertur gesetzt. Da jedoch der grösste Theil des Schädels schon früher in der Höhle sich befindet, so haben wir offenbar bereits in den Mechanismus der Höhle stillschweigend vorgegriffen. Wir müssen also bei der Schilderung des letzteren ebensoweit zurückgehen und die etwa dadurch nöthig werdenden Correcturen des Eingangsmechanismus nachtragen. Immerhin bleibt die Grenze zwischen beiden Gebieten streitig und wenn wir dennoch eine solche abzustecken versuchen, so kann dazu wieder lediglich der Schematismus legitimiren.

Die Schwierigkeit dieser Abgrenzung aber ist wahrscheinlich der Grund, weshalb die meisten Autoren und auch neuerdings Leishman zu dem wohlfeilen Auskunftsmittel sich haben verleiten lassen den Mechanismus der Höhle ganz mit Stillschweigen zu übergehen. Und doch ist dieser, der bei keiner Geburt fehlen kann, unbedingt viel wichtiger als der Eingangsmechanismus, der in den meisten Geburtsfällen der Scheitelstellung gar nicht existirt und meines Erachtens keineswegs das Gewicht verdient, das man darauf zu legen pflegt.

Wenn wir die Phoronomie des Schädels in der Beckenhöhle analysiren, so finden wir, dass dieselbe aus drei verschiedenen Bewegungen zusammengesetzt ist, nämlich aus einer progressiven und zwei rotativen. Die erste bezeichne ich als kyrtophorische, die zweite als synklitische und die dritte als peristrophische Bewegung.

Ich will den Höhlenmechanismus in zwei Stadien eintheilen; das erste umfasst die progressive und synklitische, das zweite die peristrophische Bewegung.

aa) Erstes Stadium.

Die krummlinige oder kyrtophorische Progression resultirt aus der Combination der Progression mit einer Rotation, nämlich mit der synklitischen Bewegung, beschreibt also eine krummlinige Bahn, in welcher sich der ganze Kopf vorbewegt. Es wird demnach die kyrtophorische Bewegung erst durch die synklitische Bewegung verständlich werden, zu der wir daher zunächst übergehen wollen.

α. Synklitische Bewegung.

Bei der Betrachtung der synklitischen Bewegung gehen wir von der ursprünglichen Topologie der Scheitelstellung im Beckeneingange, namentlich vom regelmässigen Querstande aus. Denken wir uns so den Schädel in biparietalem Parallelismus in die Höhle getrieben und orthophorisch bis zur Ausgangsebene vorbewegt, so würde er überall und insbesondere an der vorderen und hinteren Beckenwand gleich grosse Wegstrecken durchlaufen. Es würde demnach z. B. der dem Scheitel des Schambogens am vorderen Scheitelbein entsprechende Punkt des hinteren Scheitelbeins in der Höhe der Mitte des zweiten Kreuzwirbels stehen und wenn der nämliche Punkt auf die Höhe der Mitte des dritten Wirbels herabgerückt wäre, so würde der entsprechende Punkt des vorderen Scheitelbeins bereits im Centrum der Ausgangsebene sich befinden; es würde der Scheitel also grösserentheils gegen die untere Partie der hinteren Beckenwand gerichtet sein; es würde mit einem Worte in der Beckenhöhle sich jene biparietale Obliquität des Schädels herausbilden, deren Analogon ich im Beckeneingange als Nägele'sche beschrieben und verworfen habe. Während nun, wie es scheint, die Meisten über dieses Verhältniss sich keine Rechenschaft geben, finden wir in der That diese biparietale Obliquität von demselben Duncan für die Beckenhöhle entdeckt, der die Unhaltbarkeit der Nägele'schen Obliquität nachzuweisen sich bemüht, durch den nämlichen Leishman anerkannt, der jene so schlagend widerlegt. Diese ihre ebenfalls irrige Annahme beruht aber nicht allein wie jene auf der Verwechselung des topologischen Verhaltens der Scheitelfläche zum Horizonte und zur Neigung der Höhlenebenen gegen den Horizont, welche letztere freilich gegen den Ausgang hin dem Parallelismus mit dem Horizonte sich immer mehr nähert, sondern ganz vorzugsweise auf dem Uebersehen der synklitischen Bewegung des Schädels.

αα. Phänomen und Wesen.

Das Phänomen und das Wesen der synklitischen Bewegung besteht nun darin, dass der Schädel oder genauer der Querschnitt des Schädels, welcher seine transversale Drehungsaxe repräsentirt, sich so gegen diejenige Querschnittsebene der Beckenhöhle neigt, synklitisch wird, in welche derselbe progressive hineingelangt, dass beide Ebenen in Parallelismus gerathen. Beckenhöhle ist bekanntlich derjenige Kanal des kleinen Beckens, welcher zwischen Beckeneingang und Beckenausgang liegt, wozu ich indess bemerken muss, dass ich den Beckenausgang nicht, wie es bislang gebräuchlich ist, in sagittaler Richtung durch Scheitel des Schambogens und Steissbeinspitze, sondern durch Scheitel des Schambogens und Kreuzbeinspitze begrenze, also in die s. g. Ritgen'sche Beckenenge verlege. Denken wir uns diesen gegen die Symphyse gekrümmten Beckenhöhlenkanal in beliebig viele Querschnittsebenen zerlegt, welche der Schädel nach und nach zu durchlaufen hat, so macht letzterer, da diese Ebenen sacralwärts divergiren, in jeder folgenden Ebene eine drehende Bewegung, wodurch er sich parallel zu der betreffenden Ebene stellt, so dass er endlich in der letzten Ebene, hart an der Ausgangsebene angelangt auch zu dieser parallel steht, also die nämliche Neigung wie diese zum Horizont einnimmt, die von den 60 Grad des Eingangs auf etwa 30 Grad herabgesunken ist.

Die ersten Andeutungen über das Phänomen der synklitischen Bewegung in der Beckenhöhle finde ich bei Wigand [1]), welcher angiebt, dass der Kopf, nachdem er zur Hälfte oder ganz durch die obere Apertur hindurchgegangen, sich allmälig und dergestalt um seine Queraxe drehe, dass die kleine Fontanelle dabei weiter hinter dem Schambein emporsteige, die grosse aber von hinten nach vorne der Centrallinie näher rücke. Sehen wir davon ab, dass Wigand hier auf dem Boden der Röderer'schen und der Solayrès'schen Obliquität steht, so ist freilich seine Auffassung des Wesens der Bewegung, die auch Eichstedt [2]) theilt, noch insofern ungenau, als er sie um eine diagonale Axe geschehen lässt, sie als die eines zweiarmigen Hebels ansieht, was er freilich weiter unten noch berichtigt. Der letzteren Anschauung Aehnliches glauben Murphy und Leishman [3]) gefunden zu haben. Auch Kehrer [4]) äussert eine dunkle Ahnung der synklitischen Bewegung. Scheint der letztere einer richtigeren Erkenntniss des Vorgangs schon etwas näher zu kommen, so hat doch Ritchie [5]), obwohl vom Standpunkte der lateralen Obliquität aus, das Phänomen und das Wesen der fraglichen Bewegung meines Wissens zuerst, wenigstens im Princip, mit klaren Worten ausgesprochen. Ritchie bezeichnet geradezu diese Bewegung als adjusting oder levelling movement.

ββ. Theorie der Mechanik.

Wiederum ist es Wigand, welcher den Kern der Sache gefunden und im Wesentlichen so treffend beschrieben hat,

---

[1]) Wigand. Die Geburt des Menschen. Berlin 1820. Bd. II. S. 366. 367 u. 383.

[2]) Eichstedt. Zeugung und Geburtsmechanismus. Greifswald 1859.

[3]) Leishman. On the Mechanism of Parturition. London 1864. p. 74—75.

[4]) Kehrer. Beiträge u. s. w. Heft 2. Giessen 1868. S. 140—141.

[5]) Ritchie. On the Mechanism of Parturition in Cases of Presentation of the Cranium. The Medical Times and Gazette. London 1865. Vol. I. p. 382.

dass ich mich nicht enthalten kann ihn wörtlich wiederzugeben (a. a. O. S. 383): „Zu Anfange oder in der ersten Hälfte der Geburt ist der Weg, den der vorankommende Theil des Kindes an der vorderen Wand des Beckens zurücklegt, eben so gross, als derjenige, den er an der hinteren Wand desselben macht; in der zweiten Hälfte der Geburt aber, oder vielmehr von dem Augenblicke an, wo der vorankommende Theil die Beckenhöhle einnimmt, sieht man seine fernere Bewegung oder sein ferneres Herabschreiten hinter dem Schaamknochen merklich abnehmen; der hierher gerichtete Theil des Kindes fixirt sich an dieser Stelle, und wird nun der Mittelpunkt oder das Hypomochlion, um welches sich dann endlich der gegen die hintere Wand des Beckens gestellte Theil des Kindes, in einer bogenförmigen Richtung mehr oder weniger schnell zuerst aus den Geburtstheilen herausdrehet.“ Ausser von Wigand wird meines Wissens nur noch von Ritchie (a. a. O.) die Symphyse als Stützpunkt für die synklitische Rotation des Schädels angegeben. Von Beiden ist also, wenn auch nicht ausdrücklich, ganz richtig die einarmige Hebelwirkung dabei vorausgesetzt.

Der Symphyse die Bedeutung eines Stützpunktes für den drehenden Hebel beizumessen ist meines Erachtens vollkommen begründet; allein damit ist die Mechanik der synklitischen Bewegung noch keineswegs genügend erklärt. Denn es erübrigt noch die Frage, wie denn in letzter Instanz die Symphyse einen Widerstand gegen die treibende Kraft zu leisten im Stande ist, eine Frage, die man noch nicht einmal aufgeworfen, geschweige denn beantwortet hat. Ich will versuchen eine Lösung dieser nicht so einfachen Mechanik anzubahnen.

Wir wissen, dass die treibende Kraft rechtwinklig auf die Eingangsebene fällt, dass ihre Axe den Sagittalen derselben halbirt und durch die Beckenhöhle verlaufend im Ausgange das Steissbein durchschneidet und unter einem Winkel von 30 Grad auf den Horizont trifft. Die Sache wäre nun sehr einfach, wenn sich nachweisen liesse, dass die Symphyse gegen jene unveränderliche Richtung der treibenden Kraft sich convergent verhielte. Zieht man zu dem Zwecke zu jener

Richtung eine Parallele an der Symphyse, so ergiebt sich indess längst keine Convergenz, nicht einmal Parallelismus, sondern im Gegentheil eine Divergenz von etwa 10 Grad der um 40 Grad geneigten Symphyse. Es kann mithin hier von einem Widerstande der Symphyse entfernt keine Rede sein, folglich auch von keiner synklitischen Bewegung. Vielmehr würden bei dieser einseitigen Betrachtung die Verhältnisse die Fortsetzung der orthophorischen Bewegung durch die Beckenhöhle hindurch sehr wohl gestatten und diejenigen rechtfertigen, welche der Theorie von der Obliquität des Schädels in der Beckenhöhle huldigen.

Da somit die Symphyse nicht ohne weiteres den erwarteten Widerstand leistet, so müssen wir uns nach einem ferneren Moment umsehen, welches geeignet wäre der Symphyse die postulirte Eigenschaft zu verleihen. Dieses Moment finde ich in der hinteren Beckenwand. Legen wir zur Richtung der treibenden Kraft eine Parallele an der hinteren Beckenwand vom Promontorium aus, so fällt dieselbe mit der Vorderfläche der oberen beiden Kreuzbeinwirbel zusammen, durchschneidet den dritten Wirbel diagonal und tritt dann hinter das Kreuzbein. Es ist also zwar von vornherein ein geringer Grad von Reibung zwischen dem progredirenden Kopfe und den beiden betreffenden Beckenwänden vorhanden, welcher den Schädel in der Richtung seines Transversalen comprimirt, allein doch noch kein einseitiger Widerstand, der eine Drehung bewirkte. Erheblich wird vielmehr die Reibung erst am dritten Kreuzwirbel und wächst von hier ab mehr und mehr an. Diese Reibung ist indess noch nicht im Stande einen eigentlichen Widerstand zu bedingen, der falls er der überwiegende wäre, zum Hypomochlion würde, sondern die geneigten Ebenen der gehöhlten Wirbel üben, indem der Schädel an ihnen vorbeigleitet, einen Druck gegen die Symphyse hin aus. Dieser Vorgang wird schon von Röderer[1]) mit den Worten ausgedrückt: Vis sane composita oritur, ex dolorum impetu, qui in directione axeos pelvis agit, et plani inclinati et mobilis (sc. posterioris vaginae parietis), cujus directio ad

[1]) Röderer. Icones uteri humani. Gottingae 1759. p. 21.

anteriora vergit, renixu. Hier nun würde selbst in dem Falle ein Widerstand entstehen, wenn die Symphyse eine der Kreuzbeinexcavation entsprechende Convexität bildete. Es muss dieser Widerstand aber um so mehr eintreten, als die Richtung der Symphyse, trotz ihrer Divergenz mit der Richtung der treibenden Kraft, eine nicht unbedeutende Convergenz mit der Richtung der unteren Kreuzbeinpartie gewährt, durch welche letztere, wie eben gezeigt ist, die Progressionsrichtung entsprechend nach vorne abgelenkt wird, und dieser Widerstand, welcher indess nicht so stark wird um die Progression zu hemmen, bildet das Hypomochlion, um welches unter von oben nach unten sich stets verringender Progression der betreffende Schädelquerschnitt als einarmiger Hebel rotirt und so in Parallelismus mit derjenigen Querschnittsebene des Beckens geräth, in welche er vermittelst der Progression successive hineingelangt. Dies ist die synklitische Bewegung.

Es ist indess noch eine ungelöste Frage übrig, nämlich ob denn die synklitische Bewegung, wie aus vorstehender Erörterung hervorgeht, nur in der unteren Hälfte der Beckenhöhle stattfinde, in der oberen dagegen Obliquität bestehe? Dieses Verhältniss scheint in der That von den bezüglichen Autoren angenommen zu werden, nach meiner Ansicht jedoch mit Unrecht, die vielmehr dahin geht, dass die synklitische Bewegung im ganzen Bereiche der Beckenhöhle, auch in ihrem oberen Theile, zu Stande kommt. Wenn wir freilich bei unserer Betrachtung nur den Medianschnitt der Symphyse zu Grunde legen, so wird diese in ihrem oberen Theile den nöthigen Widerstand nicht leisten. Wenn wir aber auch ihre Seitenflügel, also die ganze vordere Beckenwand, gebührend berücksichtigen, so finden wir, dass die gegen die Beckenhöhle gerichtete, wenn auch geringe seitliche Convergenz derselben die sagittalen Dimensionen verringert und den Widerstand der vorderen Beckenwand erhöht. Dieser Umstand gewinnt noch an Bedeutung, wenn wir bedenken, dass gerade diese Seitentheile der vorderen Beckenwand es sind, welche mit den hervorragendsten Punkten des convexen Schädels, Tuber perietale, Tuber frontale, hauptsächlich in Contact gerathen, während die Temporalgegend mit der Mitte der Symphyse nur mehr oder weniger in Berührung kommt und zum Theil lediglich nach Massgabe der Accommodation des Schädels.

Bei dem ausnahmsweisen initialen Schrägstande der Scheitelstellung in der Beckenhöhle ist wegen der grösseren Schädeldimensionen die synklitische Bewegung nur um so mehr nothwendig. Unter diesem Verhältnisse tritt sie auch wegen der Betheiligung der Orientirungspunkte am Schädel (Fontanellen) deutlicher in die Erscheinung und hat so wohl den ersten Anlass zu ihrer factischen Beobachtung gegeben.

β. Kyrtophorische Progression.

Fassen wir nunmehr beide, die synklitische Rotation und die progressive Bewegung zusammen, so finden wir, dass diese combinirte Bewegung an der vorderen Beckenwand ziemlich geradlinig und ein wenig von der orthophorischen Richtung nach vorne divergent verläuft und einen Weg zurückzulegen hat, dessen Länge gegen 4 Centimeter beträgt und der als centrale Progressionslinie zu bezeichnen ist. An der hinteren Beckenwand giebt die Bewegung genau die Curve der Kreuzbeinhöhlung wieder, deren Länge auf 11 Centimeter zu schätzen sein mag. Aus beiden zusammengesetzt stellt sich die Richtung der Mitte des Schädels in der Sagittalnaht dar, welche der krummen Führungslinie oder Beckenaxe entspricht und etwa 7,5 Centimeter lang ist. Nach Mass gabe der letzteren nenne ich die resultirende Bewegung kyrtophorisch und ihre Bahn mittlere Progressionscurve.

Die Bewegung des Schädels an der hinteren Beckenwand, seine peripherische Progressionscurve, ist also eine bedeutendere als seine centrale Progression an der vorderen Wand; zwischen beiden liegt die intermediäre in der Beckenaxe. Alle drei stehen in der arithmetischen Proportion wie 4 : 7,5 : 11, oder wie 1 : 1,82 : 2,75. Der Winkel der reinen synklitischen Bewegung würde etwa 30 Grad betragen.

Nach Massgabe der etwaigen Rückwirkung des beschriebenen Höhlenmechanismus auf die Phoronomie des Eingangs erleidet die letztere eine entsprechende Modification, die jedoch wegen ihrer Unerheblichkeit weiter keiner Erwähnung bedarf.

Das Gesetz des Parallelismus der Scheitelstellung hat also gemäss der synklitischen Bewegung auch für das erste Stadium des Höhlenmechanismus volle Geltung.

Solidarischer Charakter.

Bei der ungemein geringen Excursion, welcher die synklitische Bewegung unterworfen ist, dürfte es nicht ohne Schwierigkeit sein zu entscheiden, ob derselben der Charakter der isolirten oder der solidarischen Bewegung zukommt. Ich bin der Meinung, dass sie als solidarische zu betrachten sei, weil anatomisch keine Articulation für die Bewegung in transversalem Sinne existirt und die Summe der Elasticität der betreffenden Bänder sämmtlicher Halswirbel nur eine sehr geringe Nachgiebigkeit zeigt, und auch thatsächlich keine wirkliche Haltungsveränderung des Kopfes in dem fraglichen Sinne beobachtet wird. Die synklitische Bewegung vertheilt sich vielmehr solidarisch mit auf den Rumpf. —

Wenn der Mechanismus bei Tiefstand des Schädels seinen Anfang nimmt, so kommt, da hier die Progression fehlen kann, die synklitische Bewegung ohne Verbindung mit der progressiven also rein zur Erscheinung. In diesem Falle, wo also so zu sagen die durch die Lage und Haltung im Uterus bedingte biparietale Obliquität der Beckenhöhle nachträglich zu corrigiren ist, macht die synklitische Bewegung ihre Gesammtexcursion von etwa 30 Grad auf der Stelle, ein Vorgang, der dem Mechanismus grössere Schwierigkeit zu bieten und eine längere Zeitdauer in Anspruch zu nehmen scheint (Erstgebärende) als ihr successives Zustandekommen (Mehrgebärende).

bb) Zweites Stadium.

α. Peristrophische oder Turbinal-Bewegung.

Nachdem der Schädel unter den beiden vorhergehenden Bewegungen den Beckenboden erreicht hat, tritt mit Aufhören derselben eine neue Bewegung ein, welche das zweite Stadium der Phoronomie der Beckenhöhle ausmacht. Diese Bewegung ist eine radförmige Drehung um die Verticalaxe des Schädels. Um diese Spindel rotirt die Schädellänge parallel der unteren Beckenhöhlenebene. Ich benenne sie deshalb peristrophische Bewegung oder Turbinalbewegung (pivot movement — Ritchie). Sie ist nächst der Progressivbewegung des Schädels überhaupt die bekannteste (Ould. Smellie) und relativ noch am meisten gewürdigte, weshalb man sie auch als Rotation κατ' ἐξοχήν bezeichnet.

αα. Erscheinung und Wesen.

Die Erscheinung und das Wesen der peristrophischen Bewegung ist, dass aus dem Quer- respective Schrägstande des Schädels das Hinterhaupt aus der einen Seite des Beckens nach vorne, das Vorderhaupt aus der andern nach hinten sich dreht, die Schädellänge aus dem Queren, respective dem Schrägen der Höhle in den Sagittalen derselben übergeht. Man pflegt dies, indem man sich an den Hauptorientirungspunkt des Schädels hält, mit dem Ausdruck zu bezeichnen: die kleine Fontanelle dreht sich aus der Seite des Beckens nach vorne. Der Bogen, welcher dabei beschrieben wird, beträgt einen Quadranten, respective bei ursprünglichem Schrägstande einen halben Quadranten.

Das ursprüngliche, wenn auch exceptionelle Vorkommen des Schrägstandes in der Beckenhöhle, sowie der Umstand, dass der Schädel bei seiner peristrophischen Bewegung diesen Stand auf jeden Fall, wiewohl nur transitorisch, einmal einnehmen muss und daher vielleicht als markantestes Moment im Verlaufe der Turbinalbewegung für die gegensätzliche Bezeichnung der vier Scheitelstellungen angesehen wird, hat man von jeher diesen Schrägstand als charakteristisches Merkmal des Beckenhöhlenmechanismus, ja des Gesammtmechanismus aufgefasst. So berechtigt und zweckmässig diese Gewohnheit auch sein mag, so scheint sie mir doch kaum dafür zu sprechen den fraglichen phoronomischen Uebergangsstand des Schädels als Obliquität (lateral obliquity — Leishman) topologisch festzuhalten. Auch ist man, glaube ich, nicht berechtigt in dem Falle von einer lateralen Obliquität zu reden, wenn mit dem Ende der Turbinalbewegung die Sagittalnaht etwa sich nicht vollständig coincident mit der Beckenmediane zeigte, sondern ein geringer Rest lateraler Richtung annoch bestände, mit welchem der Höhlenmechanismus in die Phoronomie des Beckenausganges hinüber greift. — Die biparietale Obliquität, welche Leishman statuirt, obwohl er die Topologie des Schädels, sofern sie den fraglichen Punkt betrifft, durchaus naturgetreu abbildet, und die ohnehin doch lediglich eine occipito-frontale sein könnte, habe ich bereits berührt und das Irrthümliche dieser Annahme, soweit sie den in Rede stehenden Höhlenmechanismus betrifft, nachgewiesen.

ββ. Theorie der Mechanik.

Die Mechanik der Turbinalbewegung ist noch nicht bekannt. Man hat darüber nur verschiedene Hypothesen aufgestellt. Meines Erachtens kann dieselbe, indem ich nicht specialisirte Erklärungen (P. Dubois, Cazeaux u. A.) unberücksichtigt lasse, weder in einer partiellen, einseitigen Thätigkeit des Uterus (Smellie, Schmitt, Paulus, Kehrer), noch in einer Action der inneren Beckenmuskeln (Schweighäuser), noch in der Tendenz der Schulterbreite sich in den Transversalen des Eingangs einzustellen (Eichstedt, Jounia-Reymond u. A.), noch in einer Bewegung des Nackens auf dem Beckeneingange (Schatz), noch endlich in den unter- und ausserhalb des Beckenausgangs liegenden Weichtheilen des Beckenbodens (Hildebrandt u. A.) gegeben sein. Vielmehr dürften nur Diejenigen Recht haben, welche, wie für alle anderen rotativen Bewegungen, so auch für die in Rede stehende die betreffenden wirksamen Widerstände gegen den Schädel in den festen Wänden des Beckens selbst suchen. Doch scheint es den Bemühungen auch dieser Wenigen bislang nicht gelungen den osteologischen Ort im Becken zu ermitteln, welcher hier als Stützpunkt für den drehenden Hebel fungirt. Der Einzige, bei dem man allenfalls eine Andeutung des meines Dafürhaltens Richtigen finden darf, die aber unbeachtet geblieben zu sein scheint, ist Nägele d. Aelt.[1]) in dem die zweite Stellung supponirenden Satze: „Erst wenn der Kopf den Widerstand erfährt, den ihm der Boden der Beckenhöhle oder die schiefe Fläche, welche von dem unteren Theile des Kreuz-

[1]) Fr. C. Nägele. Ueber das Mechanische der Geburt. Meckel's Archiv f. d. Physiologie. Bd. V. 1819. S. 503.

beines, vom Steissbein, von den Sitzbeinbändern u. s. w. gebildet wird, entgegenstellt, wodurch er gezwungen wird sich von hinten nach vorn zu bewegen, dreht er sich allmählich mit dem grossen Durchmesser aus dem rechten schrägen in den linken schrägen Durchmesser der Beckenhöhle, d. h. die kleine Fontanelle wendet sich dem rechten eiförmigen Loche zu."

Ein neuer Widerstand und damit eine neue Bewegung können nicht plötzlich und durch ein Ueberspringen von Einem zum Andern entstehen, sondern lediglich durch allmälige Uebergänge. Wir müssen demnach, um den neuen Widerstand zu finden und die Mechanik der neuen Bewegung zu verstehen, beide aus ihren Vorgängern heraus entwickeln.

Im ersten Stadium ging die Richtung der treibenden Kraft zunächst gegen das Kreuzbein, wurde hier durch tangentialen Druck nach vorne hin abgelenkt und so in der vorderen Beckenwand die Stütze für die synklitische Bewegung gewonnen. Der tangentiale Druck der hinteren Beckenwand geht nun aber durch die Umbeugung des Kreuzbeinendes in einen mehr entgegengesetzt gegen die Triebkraft liegenden Widerstand über, der hier zum festen nicht ohne weiteres überwindbaren Stützpunkt wird. Es findet also der Schädel in der vorderen sowohl, wie hinteren Beckenwand Widerstände, die deshalb unüberwindlich sind, weil die Schädellänge auch in den Seitenwandungen solche Hemmnisse findet, dass weder hier das Hinterhaupt noch dort das Vorderhaupt nach unten ausweichen kann und weil eine antisynklitische Bewegung wegen des solidarischen Charakters derselben von der vorderen Beckenwand nicht gestattet wird. Die Gesammtheit dieser Widerstände hat zunächst den Effect, dass sowohl die gegen das Ende des vorigen Stadiums bereits verminderte, doch bisher continuirliche Progression, als auch die synklitische Bewegung sistirt werden, die Geburt in der bisherigen Topologie überhaupt unmöglich ist und zur Bewerkstelligung derselben eine neue Topologie hergestellt werden muss, die eben durch die peristrophische Bewegung erreicht wird. Es fragt sich nur, wo denn der überwiegende Widerstand liegt, der eine solche Bewegung zur Folge hat? Dieser tritt offenbar in dem Endtheile des Kreuzbeins auf, weil derselbe der Richtung der treibenden Kraft am schärfsten entgegengesetzt ist. Zwischen beiden Richtungen wird der fötale Körper, respective der Schädel comprimirt. Das Kreuzbein als Hypomochlion greift die Schädellänge median an. Letztere bildet demnach einen gleicharmigen Hebel. Es würde nun bei der Compression zwischen beiden Kräfterichtungen sein Bewenden haben und keine Bewegung entstehen, wenn die treibende Kraft den zweiarmigen Hebel der Schädellänge gleichfalls median angriffe. Letzteres ist aber nicht der Fall, sondern der Angriffspunkt der Triebkraft fällt seitwärts neben das Hypomochlion, indem das Schädelgelenk ein wenig occipitalwärts gelegen ist, mithin der occipitale Hebelarm stärker belastet wird, als der sincipitale. Hiermit ist zunächst die Möglichkeit einer Bewegung gegeben und zwar einer Senkung des occipitalen und eine Erhebung des sincipitalen Hebelarmes. Da jedoch erstere wegen des Widerstandes der betreffenden seitlichen Beckenwand, welche sich mit der anderen nach unten in Convergenz befindet, verhindert wird, so kann eine derartige Bewegung nicht zu Stande kommen und erfolgt auch vor der Hand nicht. Dagegen ist es die oberhalb des unterstützenden Theiles des Kreuzbeins gelegene Kreuzbeinhöhle, welche den geringsten Widerstand und damit relativ den meisten Raum gewährt. Dies ist denn auch die resultirende Richtung, in welcher der eine der beiden Hebelarme thatsächlich ausweicht, während der andere in der entsprechenden Richtung an der vorderen Beckenwand einem unüberwindbaren Widerstande nicht begegnet. Hiermit scheint mir das Princip der Mechanik der peristrophischen Bewegung gegeben.

Die turbinale Drehung kann nun aber in zweierlei Sinne erfolgen, entweder als Rechtsdrehung oder als Linksdrehung, oder wie man es mit einem geläufigeren Ausdruck zu bezeichnen pflegt, die kleine Fontanelle kann sich nach vorne oder nach hinten drehen.

Die Rotation der kleinen Fontanelle aus dem Querstande, den wir voraussetzen, nach hinten, die von Nägele, K. Braun u. A. angenommen wird, kommt meiner Meinung nach nicht vor. Ich schliesse sie daher von der Betrachtung aus. Es erübrigt demnach die Rechtsdrehung d. h. die Drehung des Hinterhauptes nach vorne, deren Mechanik zu erklären uns obliegt.

Der meines Wissens einzige Erklärungsversuch dieses Punktes, welcher vorliegt, rührt von Dubois[1]) her. Dieser nimmt an, dass die Neigung der unteren Beckenebenen der schwereren hinteren Schädelhälfte ein Uebergewicht nach vorne gewähre. Abgesehen indess davon, dass wegen des anatomischen Ortes des Schädelgelenkes bekanntlich stets das Vorderhaupt das Uebergewicht hat, und abgesehen ferner davon, dass das Gravitationsgesetz beim Mechanismus überall keine Anwendung findet, existirt hier für die Druckrichtung, wie wir von der synklytischen Bewegung her wissen, gar keine geneigte Querschnittsebene des Beckens, sondern jene Richtung verhält sich rechtwinklig zu den Ebenen.

Meines Erachtens beruht vielmehr die Ursache dieses constanten Vorganges der Rechtsdrehung auf der morphologischen Construction des Schädelgewölbes und zwar auf der Prominenz des Tuber parietale, welches hier, wie sich Wigand ausdrücken würde, die Bedeutung eines „Abweisers" annimmt. Da diese Prominenz dem occipitalen Hebelarm angehört, so bietet sie dem zwar median aber insofern partiell und unsymmetrisch, als nur an der nach hinten belegenen linken Schädelseite angreifenden Widerstande der hinteren unteren Beckenwand eine geneigte Fläche dar, an welcher das Tuber abzugleiten strebt und so das Hinterhaupt um so mehr vom Hypomochlion abgeleitet werden muss, als der stärkere Druck auf dieser occipitalen Schädelhälfte ruht. — Ist nun auf diese Weise die peristrophische Bewegung erst einmal eingeleitet und hat demzufolge der Hebel eine schräge Richtung angenommen, oder tritt die Schädellänge mit einer solchen ursprünglich in diese Bewegung ein, so steigert sich die turbinale Tendenz mit der graduellen Zunahme derselben, weil dem entsprechend das Hypomochlion mehr und mehr dem Vorderhaupte zurückt, somit der sincipitale Hebelarm

---

[1]) M. P. Dubois. Journal des Connaissances medico-chirurgicales.

sich verkürzt, der occipitale sich verlängert, wodurch der Druck der treibenden Kraft auf letzteren entsprechend anwächst und gegen die Vollendung der turbinalen Drehung hin eine solche Höhe erreicht, dass er in eine neue Bewegung hinüberführt. Während sich das Hinterhaupt an der vorderen Beckenwand nach vorne bewegt, gleitet das Vorderhaupt auf dem Ligamentum spinoso-sacrum nach hinten.

γγ. Solidarischer Charakter.

Die peristrophische Bewegung ist eine durchaus solidarische, weil der Continuitätsgrad, welcher bereits durch die normale leicht flectirte Haltung des Kopfes der Scheitelstellung bedingt wird, eine nennenswerthe Excursion in der Articulation zwischen Atlas und Epistropheus keineswegs zulässt.

δδ. Kyklotische Qualität.

Man bezeichnet die Turbinalbewegung entweder als eine spiralförmige (Carus) oder als eine schraubenförmige (Boer), oder wellen- und schneckenförmige (Paulus), oder man könnte sie von dem Gesichtspunkte aus, welcher der hergebrachten Anschauung zu Grunde liegt, vielleicht am besten als einfach schneckenförmige auffassen (Sacombe). Abgesehen aber zunächst davon, dass genau genommen die Spiraltour in gleicher Ebene liegt und sich nur durch zunehmende Verminderung ihres Halbmessers charakterisirt, also hier auch lediglich das Erstere zuträfe, das Zweite dagegen nicht; so sind obige Vorstellungsweisen schon aus dem Grunde nicht richtig als sie auf der Annahme der Combination der peristrophischen mit der Progressivbewegung beruhen. Die erstere aber schliesst die letztere, wie wir gesehen haben, unbedingt aus, ist eine reine Bewegung. Sie liegt also wohl wie die Uhrfederspirale in unveränderlicher Ebene, hat dagegen auch einen unveränderlichen Radius. Man muss demnach die peristrophische Bewegung einfach als kreisförmige, kyklotische, bezeichnen und höchstens der geringe Rest derselben, welcher etwa in die Phoronomie des Beckenausgangs hinüberspielt, würde helikoidal ausfallen.

c. Consecutive Topologie des Schädels in der Beckenhöhle.

Die Topologie, welche der Schädel nach Vollendung der Höhlenphoronomie erreicht hat, ist folgende: die Scheitelfläche verhält sich parallel zu der betreffenden Beckenebene, sodass beide Fontanellen zu letzterer in gleicher Höhe stehen. Der Sagittale des Schädels befindet sich beinahe im Sagittalen des Beckens, derart dass die Sutura sagittalis strenggenommen nicht völlig in Coincidenz mit demselben verläuft, doch aber ihrer Hauptrichtung nach. Ihr occipitales Ende mit dem Hinterhaupte behält noch eine Neigung nach der linken Seite, aus welcher die Rotation nach vorne vor sich ging, bei, sodass die der kleinen Fontanelle nächst liegende Partie des rechten Schenkels der Hinterhauptsnaht nahe und parallel der unteren Hälfte des Ramus descendens ossis pubis der linken Seite, welche mit der der anderen Seite den Arcus pubis bildet, verläuft. Somit steht nicht die Spitze des Hinterhauptes, sondern das hintere obere Segment des rechten Scheitelbeins hinter dem Schambogen und vermöge seiner Wölbung tiefer als der Scheitel desselben und dem entsprechend ruht die grosse Fontanelle und das vordere obere Segment des rechten Scheitelbeins auf dem Steissbein, die Spitze des linken Stirnbeins auf der Spitze des Kreuzbeins. Das frontale Ende der Pfeilnaht verläuft in der Richtung zu und bis in die Nähe der Insertion des Ligamentum tuberoso-sacrum rechterseits an das Sacrum. Wenn wir den Sagittalen des Ausganges auf den in dieser Stellung befindlichen Schädel verzeichnen, so würde sein Verlauf, ausgehend vom Scheitel des Schambogens etwa zwei Centimeter weit von der sagittalen Spitze der kleinen Fontanelle entfernt, auf dem rechten Schenkel der Hinterhauptsnaht beginnen, in Convergenz mit der Pfeilnaht nach dem Vorderhaupte ziehend diese Naht bei ihrer Einmündung in die grosse Fontanelle schneiden, über die letztere hinweg auf die Spitze des linken Stirnbeins übergehen, zum Tuber desselben führen und weiterhin etwas lateral in die linke Orbita einmünden. — Die Basis des Kopfes befindet sich etwa in der Ebene des Beckeneingangs. Indem der Vordertheil des Kopfes, die Stirn und die Gesichtsfläche vermöge ihrer Einfügung in die Kreuzbeinhöhlung sich mit letzterer in Congruenz befinden, wird die Räumlichkeit der Beckenhöhle in dieser Richtung völlig ausgenutzt, was für die Erleichterung der Geburt in dieser Stellung von Bedeutung ist.

C. Der Schädel im Beckenausgange.

a. Phoronomie des Schädels im Beckenausgange.

Bei der Analyse des Ausgangsmechanismus ergeben sich wiederum drei verschiedene Bewegungen des Schädels, nämlich zwei rotative und eine progressive. Die ersten beiden bezeichne ich als enklitische und proklitische, die dritte wieder als kyrtophorische.

Auch der Ausgangsmechanismus zerfällt in zwei Stadien, das erste oder Einstellungstadium mit der enklitischen, und das zweite oder Durchgangsstadium mit der proklitischen und kyrtophorischen Bewegung.

aa) Erstes oder Einstellungs-Stadium.

α. Enklitische Bewegung. Flexion.

Während bei dem bisherigen topologischen Verhalten die Congruenzverhältnisse zwischen Schädelvolumen und Beckencapacität derartige waren, dass die beiderseitigen Widerstände eine Bewegung des Schädels im Beckenraume zuliessen, die sich je nach Massgabe des überwiegenden Widerstandes gestaltete, werden jene gegenseitigen Verhältnisse im Beckenausgange incongruent, indem die bisherigen Schädelquerschnitte die Dimensionen des letzteren bereits an der Grenze beider Aperturen, in der s. g. Beckenenge, so weit übertreffen, dass selbst die accommodativen Vorgänge am Schädel in keinem Falle ausreichen um einen Fortschritt und damit die Geburt überhaupt zu gestatten. Es sind vielmehr, um zu dem Ende für die geringere Räumlichkeit des Ausgangs die Conformität des Schädels mit diesem herzustellen, so bedeutend kleinere Querschnitte des Schädels als die bisherigen erforderlich, dass diese nur noch vermittelst einer Haltungsänderung des Kopfes erreicht werden können. Diese letztere ist eben durch diejenige Topologie ermöglicht, welche mit der Vollendung der Turbinalbewegung eingetreten ist und wodurch der zuletzt allseitig gleichmässige Widerstand des Beckens auch im Ausgange wieder zu einem partiell überwiegenden und damit überwindbaren wird.

αα. Erscheinung und Wesen.

Die nunmehr eintretende neue Phoronomie besteht ihrem Wesen und ihrer Erscheinung nach darin, dass das Hinterhaupt sich in den Beckenausgang herab- und hineinsenkt, der Schädel eine enklitische Bewegung macht, indem er sich um seine Queraxe drehend eine Flexionsbewegung ausführt, in Folge deren auch das Vorderhaupt nicht allein zurückbleibt, sondern in entsprechendem Grade in der Beckenhöhle emporsteigt, wobei die Spitze des Kreuzbeins, welche anfangs auf der grossen Fontanelle ruhte, occipitalwärts und bis ungefähr zwei Centimeter weit auf der Pfeilnaht vorrückt. Mit Herabsinken des Hinterhauptes verändert sich nun auch der Punkt des Scheitels, durch welchen die Führungslinie verläuft in der Weise mehr und mehr, dass derselbe ebenfalls der kleinen Fontanelle näher und näher rückt. So wird es allmälig der hintere Theil des Scheitels und endlich sogar die Spitze des Hinterhauptes, welche nach einander in die Führungslinie gelangen. Diese enklitische Bewegung ist zugleich eine antisynklitische und hat demnach in Bezug zu den Beckenebenen den umgekehrten Effect als die synklitische. Indem somit die in den Beckenausgang hineingelangenden schiefen Schädelquerschnitte immer kleiner werden und der längste Durchmesser, welcher ebenfalls durch lauter schiefe hindurchgeht um schliesslich in den Verticalen des Hinterhauptes vom Foramen magnum zum Scheitel verlaufend überzugehen, in den längsten Durchmesser des Ausgangs, den Sagittalen, sich einstellt, kann trotzdem, und der gleichzeitigen Schädelaccommodation ungeachtet, der Eintritt des Schädels in den Ausgang wegen mangelnder Räumlichkeit noch immer nicht ohne weiteres erfolgen.

Bei dem bisherigen Mechanismus betraf die Bewegung ausschliesslich das Geburtsobject, während das Becken als starrer Kanal unnachgiebig blieb. Nunmehr aber tritt der einzige Theil des Beckens, welcher eine Beweglichkeit besitzt, das Steissbein, in die Handlung ein, indem es in seinen intercoccygealen Verbindungen und vorzüglich in seiner sacro-coccygealen Articulation dem Drucke des Schädels nachgebend Reciprocität gewährt und einer sich öffnenden Klappe vergleichbar den Beckenausgang freier macht, so zunächst den Sagittalen dieser Apertur um ungefähr drei Centimeter, bei den Thieren noch beträchtlicher, verlängert und damit der letzteren überhaupt eine grössere Geräumigkeit verleiht. Es resultirt also, dass das Becken von seinem bisherigen absoluten Widerstande zurücktritt, und dass, indem es seinerseits in gewisserweise nachgiebt, andererseits der Schädel phoronomisch und accommodativ das Seine thut, so zu sagen zwischen beiden Parteien ein mechanischer Compromiss zu Stande kommt, welcher dem Schädel die Einstellung in den Beckenausgang gestattet und ermöglicht.

Das Zurückweichen des beweglichen Steissbeins hat zur Folge, dass der bisher auch bei der Geburt als ringförmig aufgefasste Beckenausgang sich gleich der Beckenhöhle als einen Kanal darstellt, dessen Wandungen vorn durch den untersten Theil der Symphyse, seitlich durch die Schambogenpfeiler der Scham- und Sitzbeine und die Tubera ischii, und hinten durch die ganze Länge des Steissbeins gebildet werden.

Durch den nämlichen Umstand ist die Führungslinie des Ausgangskanals nicht einfach die Fortsetzung der Curve der Höhle, sondern sie verlegt sich ein wenig mehr rückwärts derart, dass ihre starke nach vorn gerichtete Krümmung eine hauptächlich der Verbindungsstelle von Kreuz- und Steissbein entsprechende Brechung mit Excursion nach hinten erleidet. Je stärker diese Excursion ausfällt, desto mehr bewegt sich die kleine Fontanelle nach hinten, desto tiefer sinkt die Hinterhauptsspitze zwischen die Schenkel des Schambogens in der Richtung nach den Tubera ischii hinab, so dass die Ansatzstelle der Nackenweichtheile unter dem Schambogen erscheint.

Das Phänomen der enklitischen Bewegung ist allgemein bekannt, ihr Wesen aber, sowie der Zeitpunkt ihres Geschehens, scheinen nicht immer richtig aufgefasst und gedeutet, jedenfalls nicht streng genug von anderen Bewegungen geschieden worden zu sein. Denn nach der einen Seite hat man sie mit der peristrophischen Bewegung vereinigt, nach der anderen mit der Progression des folgenden Stadiums, ja mit beiden zugleich. Nach der Trivialanschauung scheint man sie sogar für eine reine Progression zu halten. Die Mechanik der fraglichen Bewegung wird zeigen, dass sie weder das Eine noch das Andere, sondern eben nur die reine enklitische Bewegung sein kann.

ββ. Theorie der Mechanik.

Die Mechanik der enklitischen Bewegung, so äusserst einfach und so ungemein leicht verständlich sie auch ist, erfreut sich nichtsdestoweniger keiner genügenden Beachtung, noch weniger einer befriedigenden Darstellung. Cazeaux[1]) beschreibt sie sonst im Wesentlichen richtig, nur verlegt er den Stützpunkt des drehenden Hebels statt in die Spitze des Kreuzbeins, wie es schon von Solayrès pag. 70 richtig angegeben ist, leider in den Cervix uteri und begeht damit wie viele Andere den groben Fundamentalirrthum den Mechanismus des Schädels innerhalb der Gebärmutter vor sich gehen zu lassen. Merkwürdig erscheint es beiläufig, dass die Monographie Leishman's in dem Kapitel „The head at the outlet" eines Ausgangsmechanismus eigentlich überhaupt keine Erwähnung thut.

Die Mechanik der enklitischen Bewegung knüpft sich ohne weiteres an die der Turbinalbewegung an. Jene ist lediglich die Fortsetzung von dieser, mit dem Unterschiede, dass bei der enklitischen Bewegung der Widerstand der vorderen und seitlichen Beckenwandungen zurücktritt. Nachdem durch die peristrophische Rotation die beschriebene Topologie in der Beckenhöhle erlangt worden ist, befindet sich das Hypomochlion des zweiarmigen Hebels, die Kreuzbeinspitze, am Vorderhaupt. Wie ich bereits andeuten durfte, ist dadurch der sincipitale Hebelarm möglichst verkürzt, der

---

[1]) Cazeaux-Tarnier. Traité des Accouchements. Paris 1867. Septième Edition. p. 303.

occipitale dagegen entsprechend verlängert. Da nun letzterer ohnehin die stärkere Belastung trägt, so wird der geringere Widerstand der vorderen Beckenwand in Folge der Summirung beider Kraftmomente überwunden, das Hinterhaupt sinkt in die Oeffnung des Ausgangs herab, das Vorderhaupt steigt gegen die Lichtung des Eingangs empor. Dabei wird das nachgiebige Steissbein durch den Druck des Scheitels nach hinten hin ausgebogen, die Weichtheile des Beckenbodens, seine treppenförmigen queren Muskelzüge verstreichen und spannen sich, sodass der Damm nach und nach bis zur hinteren Commissur der Schamspalte sich dem Hinterhaupte fest anschmiegt. Die Bedeutung der vorderen Beckenwand ist für den Einstellungsmechanismus insofern nicht unwesentlich verändert, als in Folge des kleineren Halbmessers, welchen die zugespitzte Rundung des Hinterhauptes derselben darbietet, weniger als bisher die convergirenden Seitentheile, als vielmehr ihre mittlere Partie, die eigentliche Symphyse in Frage kommt; und auch diese nur für den Anfang der enklitischen Bewegung. Denn mit dem unteren Rande derselben beginnt der mediale Theil der vorderen Beckenwand überhaupt wegzufallen und zwar um so mehr, als auch die Schenkel des Schambogens nach vorn und aussen sich umlegen, damit also der Widerstand der vorderen Beckenwand, wenn nicht ganz aufhört, so doch beträchtlich verringert wird. Dies Moment in Verbindung mit dem Zurückweichen des Steissbeins gewährt also ein Ueberwiegen der sagittalen Dimension über die anderen Durchmesser des Ausgangs.

Die sämmtlichen bisher berücksichtigten mechanischen Vorgänge des Einstellungsmechanismus sind indess noch immer nicht genügend, um die Einstellung ohne weiteres zuzulassen, indem die Schädelquerschnitte für den Ausgang fortwährend zu gross bleiben. Um die nöthige Conformität zwischen beiden zu vollenden kommt daher endlich noch ein viertes Moment bei der Flexionsbewegung hinzu. Der Ort des Angriffs der stützenden Kreuzbeinspitze ist nämlich ein veränderlicher, indem die letztere mit zunehmender Flexion, wie ich bereits andeutete, occipitalwärts auf dem Scheitel vorrückt. Durch diesen Vorgang wird freilich das belastete occipitale Hebelextrem der Schädellänge wiederum verkürzt und damit die Wirksamkeit der treibenden Kraft geschwächt, allein dafür der kleinste Querschnitt des Hinterhauptes erreicht, welcher nunmehr die erwähnte Conformität definitiv ermöglicht. — Zugleich charakterisirt dieser letztere Vorgang die Flexionsbewegung besonders deutlich als reine enklitische, indem er jede Progression ausschliesst.

$\gamma\gamma$. Isolirter Charakter.

Die Flexionsbewegung des Kopfes in diesem Einstellungsstadium ist eine durchaus isolirte. Denn es leuchtet anatomisch von selbst ein, dass die Beugebewegung in der Gelenkverbindung zwischen Schädel und Atlas den höchsten Grad erreichen kann ohne etwelche Rückwirkung auf den Rumpf auszuüben.

b. Consecutive Topologie des Einstellungsstadiums.

Nach Beendigung der Flexionsphoronomie hat der Schädel eine bestimmte Topologie erlangt, welche genauer zu präcisiren ist.

Man ist gegenwärtig ziemlich allgemein der Ansicht, dass die Schädellänge, oder richtiger der derselben gemäss der bestehenden Flexionshaltung des Kopfes entsprechende Verticale des Hinterhauptes, nicht im Sagittalen des Ausgangs sich befinde, sondern eine laterale Abweichung von der Mediane einhalte. Kentisch, die beiden Nägele, Kilian, Hohl, neuerdings Duncan, Tyler Smith und Leishman urgiren diese Topologie ohne Frage in zu extremer Weise, namentlich der letztere, indem er sie als ausnahmslose Regel betrachtet. Dagegen halten Andere (West[1]) auch die alte vornägelesche Ansicht fest, wornach die sagittale Schädelmediane mit dem Sagittalen des Ausgangs wirklich coincidirt. Und dies ist auch der Regel nach der richtige Sachverhalt. Ich bin geneigt zu glauben, dass die irrthümliche Annahme jener Autoren, welche die Stadien des Mechanismus nicht genugsam unterscheiden, das Ausgangsstadium, um das es sich hier

[1]) R. U. West. Glasgow Medical Journal. 1856 od. 1857.

handelt, mit einem früheren, mit dem zweiten Stadium des Höhlenmechanismus, confundirt haben. Dass, wie bereits angedeutet, ausnahmsweise die Vollendung der Turbinalbewegung erst während der Flexionsphoronomie sich vollzieht und durch Combination beider Bewegungen ein leichtes Segment einer Helikoidaltour entsteht, will ich damit keineswegs geläugnet haben; mit dem Ende der enklitischen Bewegung jedoch ist auch jene laterale Obliquität fast immer geschwunden.

Von einer biparietalen Obliquität, welche Leishman in dieser Apertur ausdrücklich zu constatiren sich ebenfalls bemüht, kann, um es nicht ganz mit Stillschweigen zu übergehen, selbstverständlich noch weniger die Rede sein, wie bereits bei der Topologie der Beckenhöhle erwähnt worden ist.

Dagegen hat die starke Beugehaltung, in welcher sich der Kopf befindet, eine wirkliche occipito-frontale Obliquität zur Folge. Wenn wir die laterale Obliquität der Höhle gelten lassen, so ist jene also die zweite Obliquität, welche wir im bisherigen Verlaufe des Mechanismus zu constatiren im Stande sind. Der occipito-frontale Schädeldurchmesser verhält sich ungefähr coincident mit der Diagonalconjugata und perpendiculär zum Horizonte. Er schneidet demnach sämmtliche Beckenebenen unter verschiedenen, aber den bestimmten Winkeln, welche das geometrische Verhältniss des betreffenden Neigungsgrades zu demselben bewirkt. Das Kinn liegt dem Sternum fest auf, die Gesichtsfläche in der Eingangsebene. Das convexconvexe Schädelgewölbe in Conformität mit der concavconcaven Kreuzbeinhöhlung füllt die letztere aus. Der Hinterscheitel wird von der unteren Partie des Kreuzbeins gefasst und bis in die Nähe der kleinen Fontanelle greift, der Schnippe einer verkehrt aufgesetzten Wittwenhaube vergleichbar, das ausgebogene Steissbein an. — Der vorderen Beckenwand liegt der Schädel nur in ihrer unteren Partie unmittelbar an. In der oberen, nämlich in der ganzen Höhe der Symphyse, befindet sich der Hals des Fötus zwischen letzterer und der Schädelbasis. Indem der Ansatz der Nackenweichtheile am Scheitel des Schambogens liegt und hier die Symphyse in den Nackenausschnitt tief eingreift, ruht der ganze Nacken, dessen in Folge der Flexion hervorgetretene

Länge ungefähr dem Höhengrade der Symphyse entspricht, der letzteren fest auf, derart, dass die Schulterbreite schon unmittelbar über dem Beckeneingange und im Queren ihres vorderen Abschnittes steht. Es sind also die Querschnitte der grösseren sincipitalen Schädelhälfte, welche sich in der Beckenhöhle befindet, nicht allein durch das Gesicht, sondern auch durch das Volumen des Halses vergrössert. Indem diese starke Flexion, die erste Haltungsveränderung des Kopfes, welche im bisherigen Verlaufe des Mechanismus auftritt, durch die Umgebung des Beckenringes fixirt ist, wird die natürliche Gliederung zwischen Kopf und Rumpf vorübergehend aufgehoben, so dass beide Theile gewissermassen, wie sich Eichstädt ausdrückt, ein Continuum [1]) bilden. — In der unteren Partie der vorderen Beckenwand, welche, median vacant, nur von den Schenkeln des Schambogens gebildet wird und lediglich dem Ausgangskanale angehört, kommt die Schuppe des Hinterhauptsbeines mit diesen Schenkeln in Berührung. Das betreffende Hinterhauptssegment des Schädels, dessen relativ und absolut am tiefsten stehender Theil die Hinterhauptsspitze ist, befindet sich in der Lichtung des Ausgangskanals gegen die Weichtheile des Beckenbodens andrängend.

Mit dem erlangten höchsten Flexionsgrade befindet sich nunmehr der Schädel im Beckenausgange, ist der Einstellungsmechanismus vollendet. Die erreichte Topologie des Schädels bietet dem weiteren, dem Durchgangsmechanismus die günstigsten Verhältnisse dar, indem die möglich kleinsten Schädeldimensionen dabei zur Verwendung kommen und zwar nicht bloss für diese Scheitelstellung, sondern auch, um es hier bezüglich sämmtlicher Kopfstellungen anzudeuten, überhaupt die erreichbar kleinsten Querschnitte des Kopfes. — Auch bei gewissen Verengerungsarten des Eingangs finden wir, worauf bereits oben hingewiesen ist, eine dem Ausgange analoge Topologie und Phoronomie des Schädels, die occipito-

---

[1]) Der Ausdruck „Continuum" ist zwar, wie man fühlen wird, kein den Begriff gut bezeichnender, weil er eigentlich zu viel sagt, allein in Ermangelung eines besseren werde ich mich doch desselben gelegentlich bedienen müssen.

frontale Obliquität des hohen Querstandes, die Hinterhauptsstellung, als normalen Mechanismus der oberen Apertur.

bb) Zweites oder Durchgangs-Stadium.

α. Proklitische Bewegung. Extension.

Mit der Vollendung des vorigen Stadiums hat einerseits die untere Apertur ihre grösstmögliche Erweiterung erfahren und sind andererseits in diese möglichste Erweiterung des Ausgangs in Folge der Vollendung der Flexionshaltung die kleinsten Querschnitte dieser Scheitelstellung und somit, um es hier beiläufig bezüglich sämmtlicher übrigen Kopfstellungen anzudeuten, überhaupt die erreichbar kleinsten Querschnitte des Kopfes eingestellt worden. Es bedarf nunmehr lediglich einer geringen Progressivbewegung des Schädels um ihn aus jenem ersten, dem Einstellungs- oder Flexionsstadium, in das zweite, das Durchgangs- oder Extensionsstadium dieser Apertur überzuleiten.

Wie im vorhergehenden Stadium die Flexionsbewegung, so ist in diesem unter den hier stattfindenden zwei Bewegungen, der progressiven und rotativen Bewegung, die letztere weitaus als Hauptbewegung anzusehen. Diese Rotationsbewegung geschieht wiederum um den Transversalen des Schädels, jedoch in entgegengesetztem Sinne, nämlich als Extensionsbewegung, wodurch der Kopf mehr und mehr in Extensionshaltung geräth und so sich nach vorne erhebt. Ich bezeichne diese Drehung demnach als proklitische Bewegung.

αα. Röderer'sche Theorie der Mechanik.

Die Erscheinung dieses Vorganges, auf die ich zurückkomme, ist bekannt genug, da sie mehr als die bisher geschilderten Vorgänge unserer Wahrnehmung zugänglich ist. Nichtsdestoweniger ist eine exacte physikalische Erklärung dieses rein mechanischen Vorganges meines Dafürhaltens erst in neuester Zeit gefunden. Unter den mehrfachen Begründungsversuchen, die bis dahin gemacht worden sind, ist einer, der ziemlich allgemein zu gelten scheint. Dieser ist so geläufig, dass man ihn als ausgemachte Sache betrachtet und gar nicht einmal daran denkt, dass er auch unrichtig sein könnte.

Dennoch ist diese Erklärung nach meiner Ansicht keineswegs unbestreitbar. Sie theilt eben das Schicksal z. B. der Nägele'schen Obliquität ein unerwiesenes Dogma zu sein. Selbst die Lehre vom Geburtsmechanismus, welche manche als Koryphäen unserer Wissenschaft geltende Männer als „durch Nägele abgeschlossen" betrachten, erweist sich vielmehr als incunable Lehre, die warnend die Worte Lichtenberg's illustrirt: „Gerade die Dinge, über welche alle Welt einig zu sein glaubt, bedürfen der gründlichsten Untersuchung." Giebt es denn eine abgeschlossene Wissenschaft? Und wer möchte ihr Jünger sein! Man findet nämlich überall die Angabe, dass das unter dem Schambogen hervortretende Hinterhaupt mit seiner Basis sich gegen denselben anstemme und an diesem den Drehpunkt finde, um den sich der übrige Kopf aus dem Becken heraus hebele, eine Theorie, welche wie es scheint zuerst von Röderer[1]) in den Worten aufgestellt ist: „posterior ossis occipitis pars fornici arcus, velut hypomochlio cuidam, innititur." Für die Hebelbewegung des vorigen Flexionsstadiums glaube ich eine physikalisch correcte Erklärung gegeben zu haben, indem dort das Hypomochlion des Hebels auf das frontale Schädelgewölbe und die treibende Kraft auf die occipitale Schädelbasis wirkte. Soll nun nach der gewöhnlichen Vorstellung das Hypomochlion vermittelst des Schambogens an der occipitalen Schädelbasis liegen, so könnte doch nur eine von unten nach oben auf das occipitale Extrem des Schädelgewölbes wirkende Druckkraft oder eine am frontalen Hebelarme wirkende Zugkraft das Hinterhaupt zum Aufsteigen und das Vorderhaupt zum Herabtreten bewegen. Irgend eine so gerichtete Kraft existirt aber nicht, sondern die vorhandenen Kräfte wirken gerade in umgekehrter Richtung.

Die gangbare Vorstellung verstösst demnach ferner darin gegen die Regeln der Mechanik, dass sie einem Hypomochlion die Leistung eines Widerstandes gerade in entgegengesetzter Richtung von derjenigen beilegt, nach welcher es in

---

[1]) Röderer. Icones uteri humani observationibus illustratae. Gottingae 1759. Tab. V. p. 21.

diesem Falle einen solchen zu leisten im Stande ist. **Es kann folglich der Schambogen auch nicht als Hypomochlion gelten.** Die treibenden Kräfte wirken vielmehr in anderen Richtungen und zwar dergestalt, dass, wenn der Schambogen wirklich einen Widerstand gegen die Hinterhauptsbasis leistete, sie eine Extensionsrotation nicht nur **nicht** bewirken könnten, sondern im Gegentheil die bestehende Flexionshaltung wo möglich noch **steigern** müssten. Diese Widerlegung der herrschenden Vorstellungsweise ist sehr einfach und wie mir scheint evident. Viel schwieriger aber glaube ich ist die richtige Mechanik des Extensionsvorganges ausfindig zu machen. Dies Problem ist wie mir scheint nach seinen Hauptumrissen in genialer Weise von Ritchie[1]) gelöst, auch theilweise von Schatz[2]) obenhin angedeutet worden.

ββ. Neue Theorie der Mechanik.

Von den die Bewegung des **zweiarmigen** Hebels, als welchen wir die Schädellänge wieder auffassen müssen, bedingenden Factoren, der Kraft und dem Widerstande, ist der erstere derselben, die Richtung der treibenden Kraft, bekannt. Dies ist zunächst und wesentlich der in der Richtung der fötalen Längsaxe von oben nach unten wirkende Druck des Dynamismus, welcher also den Hebel in der Occipitaljunctur angreift. Wenn nun diese Druckkraft eine Rotationsbewegung hervorbringen soll, so müsste entweder der Drehpunkt nach den Gesetzen der Mechanik unterhalb des Hebels, also am Schädelgewölbe liegen und einen Widerstand von unten nach oben leisten, wie es auch bei der Flexionsbewegung des vorigen Stadiums wirklich der Fall war, und da die Richtung der Kraft wesentlich die nämliche geblieben ist, wie dort, so brauchte nur statt wie dort am frontalen Ende, so hier am occipitalen Extrem ein Hypomochlion angebracht zu sein um die Extensionsbewegung zu Stande zu bringen. Allein ein solches fehlt und es ist somit diese Al-

---

[1]) **Ritchie.** On the Mechanism of Parturition in Cases of Presentation of the Cranium. The Medical Times and Gazette. London 1865. Vol. I. p. 382.

[2]) **F. Schatz.** Der Mechanismus der Kopfendlagen. Leipzig 1868. S. 68.

ternative zum Behuf der Erklärung unstatthaft. Oder aber statt des darunter liegenden Hypomochlions kann der Waagebalken an einem festen Punkte suspendirt sein. Die Verwendbarkeit dieses Verhältnisses zur Begründung der Mechanik der Extensionsrotation des Kopfes scheint mir in der That nicht nur die einzige Erklärungsmöglichkeit zu bieten, sondern auch nahe zu liegen. Diesen festen Punkt gewährt nämlich die innere Wand der Symphyse gegen den Nacken der Frucht, an welchem der Kopf im Occipitalgelenke suspendirt ist. Wenn wir eingedenk der Neigungsart des Beckens uns die Richtung der Symphyse von vorn und oben nach hinten und unten einerseits und die Richtung der Ausgangsaxe von hinten und oben nach vorn und unten andererseits vergegenwärtigen, so finden wir, dass beide Richtungen ungefähr rechtwinklig auf einander treffen. Es ist somit schon klar, dass die Innenfläche der Symphyse von unten nach oben gerichtet ist gegen eine Kraft, welche von oben nach unten wirkt in der Richtung der Ausgangsaxe[1]). Es ist nun zwar die Contactstelle zwischen der inneren oder oberen Fläche der Symphyse und dem Nacken des Fötus vielleicht kein absolut fester Punkt, indem der letztere auf der ersteren eine zwar ginggradige Progressivbewegung gestattet; da aber diese Bewegung in der Richtung der Symphyse gegen die hintere untere Beckenwand vor sich geht und nach Erreichung des höchsten Flexionsgrades im vorigen Stadium ein Freiwerden des Hinterhauptes und damit auch eine Beweglichkeit des Angriffspunktes einer Kraft am Vorderhaupte gegeben ist, so wird diese Kraft disponibel, d. h. so beginnt die durch die oben erwähnte Ausbeugung des Steissbeins hervorgerufene elastische Wirkung mit einer nach vorn und unten gerichteten Kraft in Thätigkeit zu treten, wie

[1]) Dass ein nicht unerheblicher Druck zwischen Nacken und vorderer Beckenwand stattfinde, bestätigen auch Nägele und Veit (Monatschr. f. Geburtsk. Bd. 19. S. 298. 1862), indem sie annehmen, dass bei Umschlingungen der Nabelschnur um den Hals in der Austreibungsperiode leicht Asphyxie entstehen könne und zwar vorzüglich bei der Erstgeburt, bei der freilich gerade die proklitische Bewegung relativ eine lange Zeitdauer in Anspruch zu nehmen pflegt.

sich das schon bei Kilian [1]) angedeutet findet. Wenn wir uns die Richtung dieser Kraft, wie es physikalisch gestattet ist, z. B. in zwei Componenten zerlegt und jene durch diese ersetzt denken, so ist die eine Componente nach vorn gegen die Symphyse und die andere nach unten gegen die Lichtung des Beckenausgangs gerichtet. Die treibenden Kräfte erfahren also durch ihren Druck auf das Steissbein eine Ablenkung nach vorn, indem die nach unten und hinten ausgeübte Druckkraft durch den elastischen Widerstand eine Einfügung der Symphyse in den Nackeneinschnitt, die nach unten gerichtete Seitenkraft der elastischen Wirkung des Steissbeins aber eine Hebelwirkung auf das frontale Ende der Schädellänge ausführt, die hierbei also ihr Hypomochlion an der Symphyse findet, während das occipitale Ende mehr und mehr frei werdend dem Hebel eine Rotation gestattet, die in einer Extensionsbewegung des Kopfes besteht und in die Seelenaxe des Beckenausgangs fällt.

γγ. Erscheinung und Wesen.

Unter dem Vorgange der Extensionsbewegung nun weicht zunächst die Hinterhauptsspitze unter dem Schambogen in und durch die Schamspalte hin proklitisch aus. In entsprechendem Grade tritt das Vorderhaupt an der hinteren Beckenwand herab, zieht sich das Steissbein auf der Stirne gegen das Gesicht hin zurück, so durch die Verrückung seines Angriffspunktes die Beweglichkeit des Hebels vermehrend. Mit der Zunahme der Extensionshaltung hebt sich auch die occipito-frontale Obliquität des Schädels mehr und mehr auf, strebt die Scheitelregion dem Parallelismus mit den Ausgangsebenen zu und verlegt sich die Ausgangsaxe wieder durch die Scheitelregion hindurch. Es bildet demnach die proklitische Bewegung ein Analogon zu jener Rotation in der Beckenhöhle, welche den Parallelismus zwischen Scheitelfläche und Beckenebenen vermittelte; nur dass die synklitische auf der einarmigen, die proklitische sowohl wie die enklitische Bewegung hingegen auf der zweiarmigen Hebelwirkung beruhen.

[1]) H. F. Kilian. Die Geburt des Kindskopfes u. s. w. Bonn 1830. S. 115.

Sobald die genannten Verhältnisse erreicht sind ist der Schädel aus der unteren Apertur ausgetreten und dieses Stadium des Mechanismus als vollendet zu betrachten.

Bevor ich jedoch die Darstellung dieses Stadiums verlasse, habe ich noch das Folgende zu bemerken.

δδ. Isolirter Charakter.

Schon mit dem Beginn des Extensionsstadiums wird die Eichstedt'sche Continuität, welche durch die Vollendung des Flexionsstadiums ihren Höhepunkt erreicht hat, wieder rückgängig und es stellt sich mit der Zunahme der Extensionshaltung die zeitweilig verloren gegangene natürliche Gliederung und Beweglichkeit zwischen Kopf und Rumpf mehr und mehr her. Dies wird eben durch den Umstand ermöglicht, dass die Symphyse, indem sie in den Nackeneinschnitt greift, ein Hypomochlion bildet, welches oberhalb des Schädelgelenkes liegt und zugleich das Hinterhaupt vom Becken degagirt ist, wodurch eine isolirte Beweglichkeit des Kopfes entsteht. Dies Verhalten erscheint deshalb für den Mechanismus der ersten und zweiten Scheitelstellung von besonderer Bedeutung, weil es unter sämmtlichen übrigen Stellungen der Kopflängslage nur noch bei der Gesichtsstellung in analoger Weise vorkommt, bei welcher die Symphyse sich in den Halseinschnitt zwischen Kinn und Thorax einlegt. Aehnlich auch gestaltet sich der Mechanismus beim nachfolgenden Kopfe der Steisslängslage. Bei den übrigen Stellungen dagegen bleibt die Beweglichkeit des vorliegenden Theiles eine solidarische.

εε. Passive Oscillation.

Der zweite Punkt betrifft ein Phänomen, welches ich an diesem Orte nachholend hervorhebe. Sämmtliche Bewegungen, welche der Schädel bei seinem Mechanismus im Becken ausführt, gehen niemals in der Art continuirlich vor sich, dass der folgende Impuls unmittelbar an den weitesten Fortschritt der Bewegungen des vorhergehenden Impulses anknüpft, sondern die Bewegungen werden mit dem Aufhören der austreibenden Kraft und in der Pause zwischen zwei Momenten derselben in der Weise regressiv, dass der Schädel einen kleineren oder grösseren Theil des zurückgelegten Weges zunächst wiederum zurücksinkt, um erst bei der folgenden Vorbewegung rascher den letzten Höhepunkt wieder zu erreichen und sodann langsamer über diesen hinauszugehen. Diese alternirende Progressiv- und Regressivbewegung will ich mit dem Namen Oscillationsbewegung bezeichnen. Die Qualität dieser Erscheinung anlangend, so ist dieselbe in beiden Phasen die nämliche. Wie die progressive Phase aus der separaten progressiven Bewegung, oder der separaten rotativen Bewegung oder den combinirten Bewegungen des bestimmten Stadiums des Mechanismus und je nach dem etwaigen Ueberwiegen der einen Bewegung über die andere in dem betreffenden Stadium sich bildet, so besteht auch die retograde Phase aus der gleichen Bewegung, respective denselben Bewegungen des nämlichen Stadiums. In Betreff der Quantität der Oscillationsbewegung ist die Grösse ihrer Excursionen sehr verschieden sowohl nach der Art der Stellung als auch der Stadien des Mechanismus, als endlich der Erst- oder Mehrgeburt. Sie kann dadurch einerseits so verschwindend klein werden, dass wir sie gar nicht mehr wahrzunehmen vermögen, andererseits ungemein ausgiebig sich gestalten. Unter den Stellungen gewähren die mit solidarischer Beweglichkeit die geringste, die mit isolirter Beweglichkeit die grösste Prädisposition für die Oscillation. Unter den Stadien bedingen die des Ausgangs die Oscillation am meisten. Endlich drittens ist für die Beobachtung des Oscillationsvorganges am günstigsten die erste Geburt, weniger wegen des grösseren Widerstandes des Beckenbodens an sich, als wegen der längeren Dauer derselben überhaupt, was freilich so ziemlich auf eins hinausläuft, da, wie wir unten finden werden, die langsamere Entfaltung der organischen Geburtsvorgänge, wie sie der Erstgeburt eigen, im Wesentlichen für die Geburtsdauer massgebend ist. Am eclatantesten tritt die Oscillation demnach bei dem in Rede stehenden Extensionsstadium unserer Scheitelstellung, bei der proklitischen Bewegung, zumal Erstgebärender, auch für unsere Wahrnehmung hervor. Hierbei dringt das Hinterhaupt vor- und aufwärts, erreicht eine höchste Höhe und geht bei

Nachlass der treibenden Kräfte in das Becken zurück. Die Oscillation kann hier so stark werden, dass der Kopf, wenn schon ein Drittel desselben und mehr in der Schamspalte der Mehrgebärenden sichtbar geworden ist, unserem Auge wieder völlig entschwindet und die Schamspalte sich schliesst.

Forschen wir nach einer Erklärung dieses Oscillationsphänomens, so stossen wir hier wiederum auf höchst complicirte physikalische Verhältnisse, aus deren Zusammenwirken es resultirt. Die Theorie, welche Schatz[1]) aufstellt, dahin gehend, dass die bei der Wehe von ihm supponirte Torsion des Uterus in den Scheidenwandungen in der Richtung der Turbinalbewegung beim Zurückschnellen dieser Gebilde in der Wehenpause auch den vorliegenden Kindstheil mit sich zurücknähme, ist nach meiner Meinung so wenig stichhaltig wie seine Schraubentheorie der peristrophischen Bewegung überhaupt und würde natürlich auch nur für die letztere massgebend sein können. Auch die Erklärung K. Braun's[2]), welcher die Ursache auf eine einseitige Action der Halsmuskeln zurückführt, scheint mir verfehlt. Als diejenigen Factoren, welche hierbei nach meiner Ansicht in Frage kommen, will ich hier nur andeuten die Widerstände des Beckens, die Elasticität der Beckenweichtheile, die Elasticität des vorliegenden Theiles, besonders des Schädels, und den Druck der atmosphärischen Luft. Der letztere Factor, welcher der wesentlichere sein dürfte, wird bei den plastischen Geburtsvorgängen eine genauere Erörterung finden.

Unter diesem Oscillationsvorgange nun rückt der Kopf, indem die Summe aller progressiven Momente die Summe aller regressiven übertrifft, im Ganzen immer mehr vorwärts, obwohl dabei je zuweilen eine schwächere Wehe intercurriren kann, durch welche der Kopf nicht über die letzte Akme hinausgefördert wird, ja diese gar nicht einmal erreicht. Wenn ich am Meeresstrande nach beendeter Ebbe bei anwachsender Meeresfluth die folgende Welle stets über die von ihrer Vorgängerin auf dem Sande gezogene Grenze hinausgreifen und

---

[1]) F. Schatz. Der Geburtsmechanismus der Kopfendlagen. Leipzig 1868. S. 54.

[2]) K. Braun. Lehrbuch der Geburtshülfe. Wien 1857. S. 170.

so die Fluth immer höher schwellen sah, so drängte sich mir dabei gerne die Analogie mit den oscillatorischen Erscheinungen des Geburtsmechanismus auf. Das Zustandekommen jenes Ueberschusses der progressiven über die retrograde Phase der Oscillation, wodurch der mechanische Fortschritt und die schliessliche Vollendung der Geburt überhaupt ermöglicht wird, beruht, wie ich weiter unten bei den plastischen Geburtsvorgängen zu begründen versuchen werde, zum kleineren Theile auf den letzteren, zum bei weitem grösseren auf der allmäligen dynamischen Verkleinerung der Capacität der Uterushöhle. Ich kann somit die Ansicht Kehrer's[1]) nicht billigen, welcher jene Thatsache aus dem successiven Eingreifen stenosirter Gegenden des weichen Genitalkanals, Gebärmutterhals und Scheideneingang (übrigens schon N. Paulus 1853), in die Einschnürungen erklärt, welche Kopf, Brust und Becken des rosenkranzförmigen Fötalkörpers von einander abgrenzen sollen. Während auf die beschriebene Weise der Schädel den Beckenausgang mehr und mehr verlässt, tritt endlich ein Zeitpunkt der Ruhe ein, „der Kopf bleibt stehen," d. h. er verharrt auf der zuletzt erreichten Akme derart, dass er hinfort keine rückgängige Bewegung in's Becken zurück weiter macht. Dies ist der Moment, wo die Stirne die hintere Beckenwand verlassen, wo die Spitze des Kreuzbeins sich über die Stirne nach dem Gesichte hin zurückgezogen hat und sich nun in der Gegend der Glabella gegen diese anstemmt. Diese Gegend, welche wegen des Mangels der Sinus frontales am Fötusschädel eine winklige Tiefe bildet, gewährt nämlich jener Spitze einen so genügenden Halt, dass sie, wie der Sperrkegel am Sperrade der Maschine, denjenigen Kräften, welche die Ursache der zurückweichenden Bewegung des Kopfes sind, einen ausreichenden Widerstand zu leisten vermag um das Oscilliren desselben zu sistiren. Hiermit ist der Mechanismus dieses Stadiums im Wesentlichen als vollendet zu betrachten, denn der eigentliche Schädel hat das Becken thatsächlich verlassen

[1]) F. A. Kehrer. Beiträge zur vergleichenden und experimentellen Geburtskunde. II. Heft. S. 138. Giessen 1868.

und ist nur noch insofern indirect betheiligt als der andere Theil des Kopfes, das Gesicht, noch eine kurze Zeit mit dem Becken engagirt bleibt und die Continuität zwischen Schädel und Gesicht die Solidarität der Bewegungen beider bedingt. Während dieser kurzen Zeit des Gesichtsmechanismus, dauert denn auch der Mechanismus dieses Stadiums mit Ausnahme seiner oscillatorischen Modification so lange an, bis mit dem letzten Theile des Gesichts, dem Kinn, auch dieses das Becken verlassen hat und somit der Kopf aus der unteren Apertur gänzlich ausgetreten ist.

ζζ. Active Oscillation.

Parenthetisch sei hier einer nicht selten zu beobachtenden Erscheinung in Kürze gedacht, die ich als eine andere Art von Oscillation bezeichnen will. Diese betrifft nur eine und zwar die peristrophische Bewegung. Sie liegt demnach parallel derjenigen Beckenebene, in welcher der Scheitel sich gerade befindet und ist somit kreisförmig. Ihre Excursionen sind nur gering, gehen aber nicht bloss nach einer Richtung, sondern nach beiden Richtungen um den Ruhepunkt oscillatorisch hin und wieder. Die Zahl der einzelnen Oscillationsmomente, die sich einige Male und in einem gewissen Tempo auf einander folgen, so wie die Periodicität eines Oscillationscomplexes sind sehr verschieden und regellos. Diese Erscheinung kommt nur dann vor, wenn der Kopf in der bestimmten Richtung gar keinen Zwang erleidet und sich frei bewegen kann, also wenn er sich ganz in der Beckenhöhle befindet uud bevor das Flexionsstadium des Ausgangsmechanismus begonnen hat, die Beckenhöhle überhaupt geräumig ist und keine Webencontraction, wirkt, mithin nur in der Wehenpause. Aus letzterem Grunde schon ist es unzweifelhaft, dass die Ursachen dieses Phänomens ausschliesslich im Fötus liegen; dass es lediglich als Reflex activer Bewegungen desselben aufzufassen ist, denn alle Bewegungen des Mechanismus finden in letzter Instanz ihr Incitament in der Wirkung des Dynamismus. Ferner kommt die fragliche Oscillation nicht bloss nach voller Eröffnung des Muttermundes vor, sondern auch bereits früher und in beiden Fällen vorzüglich bei noch stehender Fruchtblase. Nach allem hat diese Erscheinung zum Mechanismus genau genommen gar keine Beziehung. Endlich erinnere ich mich nicht sie bei irgend einer anderen Stellung als bei erster und zweiter Scheitelstellung beobachtet zu haben. —

Beide Arten der Oscillation sind wie es scheint zuerst von Niemeyer [1]) und unter diesem Namen angedeutet, jedoch so wenig wie von Kilian [2]) genügend von einander geschieden worden. Vielleicht kann man auch eine Stelle bei Nägele d. Aelt. [3]) als eine Ahnung von der Oscillationserscheinung ersterer Art, wenigstens in Betreff der Turbinalbewegung, auslegen.

Anhang des Durchgangsstadiums. Dammmechanismus.

Wenn man mit der bis hierher geführten Darstellung des Mechanismus, mit dem Beckenmechanismus, die Geburt des Kopfes als beendet ansehen will, so ist das jedoch nur für die Fälle richtig, in denen der Gesichtsmechanismus von kurzer Dauer ist und die Kinnspitze unmittelbar nachdem sie die hintere Beckenwand verlassen hat, auch über die hintere Commissur der Schamspalte hervortritt. Dieses nahe Zusammentreffen beider Momente findet sich aber der Regel nach nur bei Mehrgebärenden, selten bei Erstgebärenden. Die Ursachen dieser Erscheinung, welche auf dem verschiedenen Verhalten der Dammgebilde Erst- und Mehrgebärender beruhen, werden bei den organischen Geburtsvorgängen ihre Erörterung finden; hier haben wir nur die Thatsache zu würdigen. Der Vollständigkeit unseres Schematismus halber supponiren wir also eine Erstgebärende. Bei einer solchen ist die Nachgiebigkeit der Dammgebilde gewöhnlich so wenig entwickelt, dass dieselben, je nachdem man es eben auffassen will, entweder den Normalmechanismus modificiren oder bestimmen. Wie man die Vorgänge auch

---

[1]) W. H. Niemeyer. Das Gebärhaus der Universität Halle. Zeitschr. f. Geburtshülfe u. s. w. Bd. I. Stück 1 S. 136. Halle 1828.

[2]) H. F. Kilian. Die Geburt des Kindskopfes u. s. w. Bonn 1830. S. 92.

[3]) Fr. C. Nägele. Ueber den Mechanismus der Geburt. Meckel's Archiv f. d. Physiologie. Bd. V. 1819. S. 505.

nehmen mag, ich ziehe es vor die Art und Weise wie der Mechanismus durch den Damm beeinflusst wird nicht als besonderes, also drittes Stadium, etwa als Dammstadium, des Ausgangsmechanismus zu beschreiben, sondern nur anhangsweise mit dem zweiten Stadium der unteren Apertur, als Fortsetzung des Extensionsstadiums zu betrachten. Die Gründe dafür werden sich aus der folgenden Schilderung von selbst ergeben.

Bei der Beschreibung des Geburtsmechanismus sind irgend welche Weichtheile des Beckens bislang noch nicht in Frage gekommen. Sie konnten aus dem Grunde nicht in Betracht gezogen werden, weil nach meiner Meinung den weichen Geburtstheilen noch kein wesentlicher, activer Antheil am Mechanismus zufiel, welcher vielmehr ausschliesslich den harten Geburtstheilen angehört. Deshalb habe ich auch die bezüglichen Theorieen einiger Autoren (v. Ritgen. Kiwisch), namentlich die neue Theorie Hildebrandt's [1]) über den activen Einfluss des Musculus levator ani auf die Turbinalbewegung des Schädels ihres Ortes nicht erwähnen können. Alle diese Verhältnisse der Weichtheile, von denen ich weiter unten noch einiges werde andeuten müssen, können, wie bereits bemerkt, erst aus der Darlegung des zweiten Factors der Geburt, aus den organischen Geburtsvorgängen, verständlich werden. Es wird sich dort aber auch herausstellen, dass und warum die organische Erweichung derjenigen Weichtheile, welche den Beckenboden bilden, in der Regel weniger, und vorzugsweise nicht bei Erstgebärenden, in so genügender Weise zur Entwickelung kommt, als dass sie nicht noch einen Elasticitätsgrad zurückbehielten, dessen Spannungskräfte hier mechanisch zu überwinden und die somit ihrerseits von rückwirkendem Einfluss auf den Mechanismus des Kopfes sind. Ich habe bereits bei den Oscillationserscheinungen Gelegenheit gehabt auf diesen Umstand hinzudeuten; hier nun

---

[1]) H. Hildebrandt. De mechanismo partus capite praevio normali et enormi. Commentatio etc. Regimonti 1866. p. 4. — Die Bedeutung des Musculus levator ani für die Brauchbarkeit der Pessarien. Monatsschr. f. Geburtsk. Bd. 29. S. 300. 1867.

gewinnen diese Verhältnisse deshalb eine erhöhte Bedeutung, weil sie ihre active Betheiligung am Mechanismus neben den harten Gebilden geltend machen und dieser Antheil ist nunmehr zu beleuchten.

Nicht früher als mit Beginn des Ausgangsmechanismus gerathen Schädel und weicher Beckenboden in antagonistischen Contact. Dieser bleibt auch während des Einstellungsstadiums ein geringer, wie man aus seiner Betheiligung an der Regression bei der Oscillationsbewegung wahrnehmen kann. Mit dem Fortschreiten des Durchgangsstadiums jedoch wächst ungeachtet der inzwischen zunehmenden Dehnsamkeit des Beckenbodens mit der Ausweitung des letzteren auch seine Spannung. Beide erreichen bereits einen hohen Grad zu der Zeit, wo der Kopf stehen bleibt, also der Schädel vor das knöcherne Becken getreten ist. Denn der Beckenboden umschliesst nun diesen ganzen Umfang mit Ausnahme desjenigen Schädelsegmentes, welches von der Schamspalte freigelassen wird, indem das Frenulum labiorum etwa der kleinen Fontanelle anliegt. Der Beckenboden bildet demnach unter wesentlicher Betheiligung des Vorhofes und der kleinen und grossen Schamlippen eine aus dem Beckenausgange hervortretende schlauchförmige Tasche, die nach Kehrer bei den Säugethieren noch beträchtlicher ausfällt als beim Menschen. In dieser befindet sich so ziemlich der ganze Schädel. Diese kugelige Anschwellung hat sowohl in sagittaler Richtung von der Steissbeinspitze bis zur hinteren Commissur, wie auch in querer Richtung, eine convexe Flächenausdehnung von etwa 16—18 Centimeter. Wenn man erwägt, dass der Damm ausser der Geburtsthätigkeit in sagittaler Richtung 3—4 Centimeter lang ist, so wäre jene Verlängerung auf 17 Centimeter nicht verständlich, wenn man dabei nicht in erster Reihe die organischen Geburtsvorgänge in Rechnung zöge. Ferner aber habe ich nicht ohne Grund den Ausdruck Beckenboden anstatt Damm vorgezogen, weil in der That ein Theil der Verlängerung auf die Afteröffnung, die dabei oft klafft und ektropirt, und sogar auf die Gebilde kommt, welche sich zwischen After- und Steissbeinspitze befinden und die auch wohl als Hinterdamm bezeichnet werden.

Bis zu dem Zeitpunkte, dass der Beckenboden durch den Geburtsmechanismus in Mitleidenschaft gezogen wurde, befanden sich Damm und Schamspalte in der Ebene des Beckenausganges, indem der grössere Antheil dabei der Schamspalte zufiel, die somit fast ganz nach unten gerichtet war. Jetzt nach dem Zustandekommen der beschriebenen Ausweitung und Taschenbildung dagegen, wird dieser Platz vom Damm eingenommen, welcher den Beckenausgang nach unten deckt, indem die hintere Commissur sich so weit nach vorne zieht, dass die früher horizontale Lage der Schamspalte dadurch beinahe in die verticale übergegangen ist.

Der Mechanismus nun, welchen der Kopf bis zu seinem völligen Austritt aus der Schamspalte noch macht, ist im Wesentlichen der nämliche, wie er im Extensionsstadium geschildert ist und nur als Fortsetzung jenes zu betrachten. Der Kopf schreitet aus den gleichen Ursachen wie bisher in seiner Extensionsbewegung fort, indem der Nacken an der Symphyse liegen bleibt und das Gesicht die Stelle und Function einnimmt, welche vorher das Vorderhaupt inne hatte. In dieser Weise rückt denn das Gesicht mehr und mehr an der hinteren Beckenwand herab bis zuletzt die Kinnspitze das Steissbein passirt hat. Hiermit ist die Geburt des Kopfes da, wo der Damm genügend relaxirt ist oder zum Theil oder ganz fehlt, wie ich oben sagte, geboren. Allein wo derselbe, wie wir supponiren, in seiner ganzen Integrität vorhanden, da ist die Geburt des Kopfes und sein Mechanismus noch nicht ohne weiteres beendet und der Rest der Bewegungen wird durch die Spannkräfte des Dammes mit beeinflusst und in gewisser Weise modificirt, im Wesentlichen jedoch als proklitische Bewegung fortgesetzt.

Während des Herabkommens des Gesichtes hat das vor dem Ausgange befindliche Volumen des Kopfes sich noch vermehrt. Dadurch ist die Tasche der Weichtheile noch vergrössert, in specie kann die sagittale Länge des Dammes u. s. w. gegen 20 Centimeter gewachsen sein. Aber diese Vergrösserung der Tasche bleibt doch hinter der Volumszunahme des Kopfes deshalb zurück, weil gleichzeitig die Schamspalte stärker erweitert wird, einen grösseren Querschnitt des Schädels aufnimmt und ein bedeutenderes Segment desselben frei wird.

Durch die geschilderte Ausweitung und Taschenbildung des Beckenbodens und der Schamlippen entsteht unterhalb des Beckenkanals ein zweiter, neuer Kanal, den ich Dammkanal nennen will. Diesen Dammkanal kann man sich als visirartige Fortsetzung des Beckenkanals vorstellen. Wenigstens in Betreff der hinteren Wand und der Seitentheile desselben, während als vordere Wand die Symphyse für beide, Becken- und Dammkanal, gemeinschaftlich ist. Da nun der Ausgang des Dammkanales, die Schamspalte, ungefähr in der Verticalebene der Symphyse liegt, so ergiebt sich, dass die Axe dieses Kanals im Ganzen einen kleineren Krümmungsradius besitzt, als selbst der Ausgang des Beckenkanals, ein Umstand, der für die fortgesetzte Steigerung der Extension des Kopfes bei der proklitischen Bewegung massgebend ist.

Die Spannkräfte nun der hinteren Wand des Dammkanals setzen gleichfalls die Function des Steissbeins, welche dem letzteren oben in Bezug auf die Extensionsbewegung des Kopfes zugeschrieben wurde, und in Gemeinschaft mit demselben fort, während der Nacken dauernd auf der Symphyse ruht. Unter Fortgang dieses Mechanismus gelangen immer grössere Querschnitte des Kopfes in die Schamspalte und passiren dieselbe allmälig, wobei die Tasche des Beckenbodens unter höchster Spannung sich mehr und mehr gegen die hintere Wand des Kanals zurückzieht, die Extension des Kopfes immer stärker unterstützend, bis das nunmehr am weitesten von der Brust entfernte Kinn über die hintere Commissur hervorgetreten und damit der im höchsten Grade proklinirte Kopf geboren ist. Diese expulsive Thätigkeit des Dammes, die man schon früher nicht übersehen hat (u. A. Kilian 1830. a. a. O. S. 114), tritt dann besonders hervor, wenn der Schädel mit dem grossen Querschnitt der Tubera parietalia die Schamspalte passirt hat. Es ist bereits angedeutet und wird sich noch ergeben, dass die organische Erweichung des Beckenbodens sich nicht so völlig vollendet, dass für denselben nicht noch ein bedeutender Elasticitätsgrad zurückbliebe. Vermöge des letzteren scheint so zu sagen eine active Retraction des

Dammes über die sincipitale Schädelhälfte stattzufinden, welche in dem betreffenden Momente das Durchschneiden des Schädels durch die Schamspalte ungemein fördert. Ja dieser Einfluss ist so bedeutend, dass er nicht nur den Effect der Wehe verstärkt, sondern auch ohne uterine Contraction nur in Gemeinschaft mit der Bauchpresse, sogar nicht selten auch ohne diese für sich ganz allein die Entwickelung des Kopfes zu beenden vermag, wie man das vorzüglich bei Zangenoperationen zu beobachten und daraus Vortheil zu ziehen Gelegenheit hat. Während dieses Vorganges nimmt der aus der Schamspalte austretende Kopf gemäss der Richtung der Axe des Dammkanals eine starke proklitische Erhebung gegen die äussere Fläche der Symphyse an. Während bei diesem Dammmechanismus in der Wehenpause zwar ein geringer Nachlass der Spannung im Beckenboden eintritt, so findet doch keine eigentliche Oscillationsbewegung mehr statt, weil von der Glabella an weiter über das Gesicht hin der knöchernen Hinterwand des Beckens überall vertiefte Stellen sich darbieten, wodurch der Kopf in einer etwa intendirten rückgängigen Bewegung arretirt wird.

β. Kyrtophorische Progression.

Die gegen die proklitische Bewegung in den Hintergrund tretende Progressivbewegung ist in Folge der Combination mit ersterer wiederum eine kyrtophorische. Die Curvenproportion ihrer centralen, medialen und peripherischen Bewegung genauer zu bestimmen unterlasse ich. —

Es ist endlich zu erinnern, dass der Kopf während der letzten Stadien, also während des Mechanismus im Ausgange, sowohl bei seiner Flexions- als Extensionsbewegung entsprechende immerhin geringfügige Modificationen seiner Haltung im flexiven und extensiven Sinne erleidet und dass diese die einzigen sind, welche während des gesammten Mechanismus dieser Scheitelstellung zu constatiren waren, denn eine der Beckenkrümmung entsprechende Curvatur des Rumpfes, wodurch dieser in seiner normalen Haltung eine Störung erführe, tritt erst nach der Geburt des Kopfes in nennenswerthem Grade hervor.

D. Der Schädel vor dem Beckenausgange oder der Mechanismus der Schultern.

a. Phoronomie des Schädels vor dem Beckenausgange.

aa) Kataklitische Bewegung.

Die Continuität zwischen Kopf und Rumpf, welche durch das Zustandekommen der Flexionshaltung des ersteren ihren höchsten Grad erreichte und schon in Folge der Extensionsbewegung des Kopfes sich wiederum mehr und mehr aufhob, ist mit dem Austritte des Kopfes aus den harten und weichen Geburtstheilen völlig geschwunden. In Folge davon werden diejenigen Bewegungen, welche in dem den Kopf und eine Partie des Rumpfes gleichzeitig und fest umgebenden Beckenkanale bereits isolirte waren, nach Austritt des Kopfes vollkommen unabhängige. Wir sehen deshalb den Kopf, vom Zwange der harten und weichen Geburtstheile befreit, sofort seine bisherige, der fortgesetzt gedachten Führungslinie entsprechende aufsteigende Richtung verlassen und allein seiner Schwere folgend momentan zwischen die Oberschenkel der Mutter hinabsinken, durch diese externe Flexionsbewegung die frühere Abweichung von der normalen Haltung, die starke Extensionshaltung, wiederum ausgleichend. Doch ist diese kataklitische Bewegung, wenn auch nicht die einzige Bewegung überhaupt, so doch die letzte isolirte und so zu sagen unabhängige Bewegung, die der Kopf noch ausführt. Denn die ferneren Bewegungen, sein weiteres Vorrücken sowohl wie seine turbinale Drehung, sind von dem Mechanismus der noch im Beckenkanale befindlichen Körpertheile abhängig. Nur die letztere, die Turbinalbewegung, ist für den Mechanismus von Wichtigkeit.

bb) Externe rückläufige Turbinalbewegung.

α. Erscheinung und Wesen.

Während das Hinabsinken des Kopfes von den Geburtskräften natürlich unabhängig ist und demnach ohne dieselben lediglich vermittelst der Gravitation vor sich geht, also genau genommen dem Mechanismus gar nicht angehört, so findet die externe Peristrophik erst bei einem erneuerten

Angriffe der vorbewegenden Geburtskräfte statt, welche in der Regel nach einer Pause ihre Thätigkeit fortsetzen. Beim Wiedereintritt ihrer Wirkung sehen wir die Schädellänge bisweilen mit, meist aber ohne gleichzeitige Vorbewegung des Kopfes eine rasche Drehung um ihren Verticalen in der Art ausführen, dass dieselbe den nämlichen Weg, welchen sie im Beckenkanale ganz allmälig zurücklegte, indem das Hinterhaupt von links nach links vorn und von da ganz nach vorn rotirte, wiederum im Quadranten zurückbeschreibt, so dass die Schädellänge, welche nach ihrem Austritte aus den Geburtswegen zunächst noch in der Richtung des Sagittalen sich befand, in die Richtung des Transversalen übergeht. Diese Bewegung vollendet sich entweder vermittelst einer Wehe in einer einzigen ununterbrochenen Drehung, oder, was häufiger der Fall, mittelst mehrer Wehen in der Weise getheilt, dass die Schädellänge zunächst den mittleren Stand, die Richtung des Schrägen eine kurze Zeit einnimmt, um sich erst dann in die Richtung des Queren hineinzubegeben. Auf jeden Fall gehen diese Bewegungen relativ ungemein rasch vor sich. Man pflegt diese Bewegung des Kopfes schlechthin so zu bezeichnen: das Gesicht dreht sich nach dem rechten Schenkel die Mutter, oder, was vorzuziehen, das Hinterhaupt dreht sich nach dem linken Schenkel der Mutter.

Diese der früheren Rotation des Schädels im Becken entgegengesetzte, also rückläufige externe Peristrophik (Movement of Restitution — R. Barnes) nun ist nichts anderes als ein sichtbares Zeichen und als die Folge der Drehungen der Schultern im Beckenkanale.

β. Theorie der Mechanik. Schultermechanismus.

Wir werden somit auf die Betrachtung des Mechanismus der Schultern geführt, welcher zuerst durch Solayrès de Renhac, White und Bang[1]) genauer gewürdigt worden ist. Die Bewegungen der Schultern im Beckenkanale entziehen sich zwar vollständig unserer directen Perception; dennoch erscheint aus mechanischen Gründen die aprioristische

---

[1]) Janus Bang. De mechanismo partus perfecti. Havn. 1774. p. 42.

Annahme gerechtfertigt, dass die Schultern die nämlichen Bewegungen in den einzelnen Beckenaperturen ausführen, welche wir als diejenigen des Schädels kennen gelernt haben. In analoger Weise ferner wie wir den Transversalen und Sagittalen des Schädels früher als zwei rechtwinklig über einander befindliche Waagebalken uns dachten, können wir die Schulterbreite, welche neben der Schädellänge als **zweiter wesentlicher Factor** des Geburtsmechanismus anzusehen ist, uns wiederum als einen Waagebalken vorstellen, welcher parallel dem Schädeltransversalen, aber rechtwinklig zum Schädelsagittalen in einer gewissen Höhe über dem letzteren gelegen ist und somit stets die entgegengesetzte Richtung zur Schädellänge behauptet, eine Vorstellungsweise, welche nach Leishman's [1]) Zeugniss schon vor hundert Jahren von White vertreten worden ist und die ich von Paulus [2]) besonders hervorgehoben finde.

b. Phoronomie der Schultern in der Beckenhöhle.

aa) Interne rückläufige Turbinalbewegung.

α. Erscheinung und Wesen.

Wenn wir die kyrtophorische Progression des sagittalen Schulterquerschnittes in der Beckenhöhle als unwesentlich ohne Schaden vernachlässigen können, so ist es die Turbinalbewegung allein, welche unser Interesse fesseln muss. Als der andere wesentliche Factor des Geburtsmechanismus wird nun auch die **Schulterbreite** vor allem unserem Fundamentalgesetze, wonach der längste Durchmesser des betreffenden fötalen Theiles den längsten Durchmesser der Aperturen aufsucht, unterworfen sein. Dieses ist auch wirklich im Allgemeinen der Fall, sobald die Schulterbreite allein und selbstständig ihren Mechanismus macht, d. h. nachdem der Kopf geboren ist. Denn so lange der letztere noch im geringsten beim activen Mechanismus engagirt ist, wird die in Rede stehende Bewegung der Schultern wegen des solidarischen Charakters der Turbinalbewegung ausschliesslich durch die-

[1]) L. c. p. 42.

[2]) Nathan Paulus. Beiträge zur Mechanik und Phoronomie des normalen Geburtsprocesses. Monatsschr. f. Geburtsk. 1. Bd. S. 288. 1853.

jenige des Schädels bestimmt, und nicht ist, wie bereits angedeutet wurde, umgekehrt auch die interne Turbinaldrehung des Schädels von der gleichen Bewegung des Rumpfes respective der Schultern abhängig, wie Eichstedt[1]) u. A. und neuerdings Jounia-Reymond[2]) meinen. Und nur als Curiosum sei die Theorie Baudelocque's erwähnt, wonach die externe rückläufige Peristrophik einfach die Umdrehung des Halses, welche durch die isolirte interne Turbinaldrehung des Schädels entstanden ist, aufhebt, eine Verdrehung, der sich Cazeaux-Tarnier[3]), Ritchie[4]) und Kehrer (a. a. O. S. 151) selbst heute noch nicht ganz zu entwinden vermögen, indem sie diese Erklärung wenigstens für die erste Hälfte des Quadranten, für die Rotation bis in die externe oblique Richtung, festhalten. Schon das Vorkommen der ausnahmsweisen entgegengesetzten Ueberdrehung, wie wir bald sehen werden, widerspricht dieser Anschauung auf das Evidenteste. Wir können also das Thatsächliche auch so ausdrücken: die interne Turbinaldrehung des Schädels ist primär und determinirt die der Schultern, welche mithin secundär ist; hingegen ist die externe Peristrophik des Schädels secundär, indem sie durch die primäre der Schultern bestimmt wird. Es ist bereits entwickelt worden, dass nach Vollendung des ersten Stadiums des Schädelmechanismus im Beckenausgange die Länge des Nackens der Höhe der vorderen Beckenwand dieser anliegend entspricht, und dass die Schulterbreite unmittelbar über dem Beckeneingange und im Queren seines vorderen Abschnittes steht. Diese Richtung des biakromialen Durchmessers, stimmt also mit dem grössten Durchmesser dieser Apertur, wie früher die Schädellänge. In der nämlichen Richtung geht denn auch die Schulterbreite durch den Beckeneingang und die Beckenhöhle hindurch bis

---

[1]) Eichstedt. Zeugung und Geburtsmechanismus. Greifswald 1859. S. 95.

[2]) Jounia-Reymond. Du mouvement de rotation de la tête dans l'accouchement. Gaz. des hôp. 60. 1864.

[3]) P. Cazeaux. Traité théorique et pratique de l'art des Accouchements. Septième édition par S. Tarnier. Paris 1867. p. 306 et 307.

[4]) Ritchie. On the Mechanism of Parturition etc. The Medical Times and Gazette. London 1865. Vol. I. p. 408.

gegen den Beckenboden und befindet sich zur Zeit als die letzten Theile des Kopfes die Geburtswege verlassen, bereits unmittelbar über dem Beckenausgange. Sobald der Kopf die harten und weichen Geburtstheile verlassen hat, wird die Schulterbreite auf den Beckenausgang gepresst. In diesem Moment beginnt die Turbinalbewegung der Schultern, indem die letzteren, bisher passiv, nunmehr den weiteren Mechanismus selbständig und activ übernehmen. Dieser Vorgang pflegt sich rasch und in der Regel, wenigstens bei Erstgebärenden, nach Verlauf einer etwas grösseren Wehenpause, seltener schon vermittelst ein und derselben Wehe zu vollziehen, während welcher der Kopf durchschnitt. Und zwar stellt sich die Schulterbreite, da der Rücken des Fötus in der Regel eine Neigung nach der linken Seite der Mutter, aus welcher er sich mit den Schultern nach vorne begab, beibehält, in den entgegengesetzten schrägen Durchmesser als durch welchen die Schädellänge ging, also in den zweiten oder linken Schrägen. Dieser Bewegung entspricht die erwähnte, nunmehr ihrerseits passive und von den Schultern determinirte externe Rotation der Schädellänge in die Richtung des rechten Schrägen, welchen sie intern passirt hat. Das Hinterhaupt wendet sich nach der linken Seite zurück, aus welcher es nach vorne rotirte. Da aber die bereits tiefstehenden Schultern unmittelbar darauf, oder gar gleichzeitig in den Ausgang treten, so setzt sich auch jene Rotation derselben nach momentaner Unterbrechung oder auch continuirlich bis in den Sagittalen dieser Apertur fort, indem die vorn befindliche Schulter von rechts her unter den Schambogen tritt. Hierdurch gelangt die externe rückläufige Turbinalbewegung der Schädellänge bis in die correspondirende quere Richtung. Ob diese Rotationsbewegung über den Queren hinaus noch weiter gehen könne derart, dass das Hinterhaupt nach links hinten, das Gesicht nach rechts vorne sich richten, mithin die Schulterbreite sich in den ersten Schrägen der Höhle oder des Ausgangs einstellt, wie Einige angeben, vermag ich nicht aus eigener Erfahrung zu bestätigen und halte es vielmehr a priori für unwahrscheinlich.

β. Theorie der Mechanik.

Die Mechanik der geschilderten internen rückläufigen Schulterperistrophik muss auf den nämlichen mechanischen Principien beruhen, welche bereits oben als die der Mechanik der internen rechtläufigen Schädelperistrophik entwickelt worden sind. Wie wir in specie dort die Ursache der Rechtsdrehung in dem Verhalten des linken Tuber parietale zur hinteren Beckenwand fanden, so wirft sich hier die Frage nach dem Grunde der Linksdrehung auf. Ohne inconsequent gegen oben ausgesprochene Folgerungen zu werden glaube ich wenigstens eine geringgradige laterale Obliquität der Schulterbreite zulassen zu können, welche als Residuum in Folge von nicht völliger Vollendung der passiven internen rechtläufigen Schulterperistrophik annoch besteht. Ist in unserem Falle die Neigung der Rückenfläche nach der linken Seite der Mutter, aus welcher sie nach vorne rotirte, dazu beträchtlich genug, so wird sich die nach hinten liegende linke Schulterhöhe auf dem Ligamentum sacrotuberosum und -spinosum fangen und gegen die Kreuzbeinhöhlung geleitet werden, ein Vorgang, welcher der Regel entspricht. In denjenigen nicht seltenen Fällen aber, in denen der postulirte laterale Rest nicht besteht, bleibt entweder die rückläufige Turbinalbewegung aus oder geht in rechtläufige Ueberdrehung über, wie weiter unten die Modificationen des Mechanismus ausweisen werden.

c. Phoronomie der Schultern im Beckenausgange.

Der Einstellungs- und Durchgangsmechanismns der Schulterbreite in und durch den Sagittalen des Beckenausganges und der Schamspalte geschieht vermöge der grösseren Accommodationsfähigkeit dieses Factors des Mechanismus, so wie in Folge der vorausgegangenen Wegbahnung durch den Schädel verhältnissmässig leicht und rasch, und in der Weise, dass wiederum die Symphyse das Hypomochlion abgiebt, um welches nicht allein die Schulterbreite, sondern auch alle successiven fötalen Querschnitte, als einarmige Hebel fungirend, sich synklitisch bewegen und so die Geburtstheile verlassen.

Es ist nur noch des Näheren zu betonen, dass der Regel nach wirklich beide Schultern gleichzeitig, also parallel den Ausgangsebenen, sowohl durch den Beckenausgang als auch durch die Commissuren der Vulva hindurch treten, dass also weder die hintere Schulter, wie meist angenommen zu werden scheint, noch die vordere (P. Dubois) früher hervortritt, mithin eine biakromiale Obliquität in keinem Sinne besteht. Nach Massgabe des nämlichen Gesetzes des Parallelismus zwischen den transversalen Querschnitten des Fötus und den betreffenden Beckenebenen muss der Rumpf als Ganzes eine skoliotische Krümmung mit der Concavität an seiner der Symphyse anliegenden rechten Seite einhalten, welche der Curvatur des Becken- und Dammkanals entspricht. Denn der letztere stellt sich während des Durchganges des Rumpfes noch einmal wieder her und die Spannung der Weichtheile ist wenigstens beim Durchschneiden der Schultern nicht minder beträchtlich als bei der Passage des Kopfes.

Sofern die Phoronomie der Schultern zur Zeit ihrer Peristrophik sich nicht auf die reine Turbinalbewegung beschränkt, sondern in Verbindung mit der Progression einhergeht, entsteht aus der Kreisform der ersteren die combinirte Form der Schraube, die sich je nach dem Grade der letzteren weniger oder mehr auf die ganze Länge des Fruchtkörpers erstreckt.

Die normale Haltung der Arme wird beim Durchgange nicht wesentlich alterirt; hingegen werden die Beine leicht aufwärts gestreift und gestreckt. — Der Austritt des Kindes erfolgt gewöhnlich schräg in der Richtung nach dem rechten Schenkel der Mutter hin, bei rascher Ausstossung auch wohl in gerader Richtung zwischen beide Schenkel derselben.

E. Modificationen des Mechanismus der ersten Scheitelstellung.

Ich habe versucht das schematische Bild des Mechanismus der ersten Scheitelstellung möglichst übersichtlich und einigermassen vollständig zu entwerfen. Es würde aber zu weit und von der Haupttendenz der vorliegenden Arbeit abführen, wollte ich alle Abweichungen, welche dasselbe darbieten kann, mit gleicher Vollständigkeit schildern. Ich muss mich demnach darauf beschränken die wichtigsten und häufigsten Modificationen in grösster Kürze aufzuführen.

a. Dysperistrophik des Schädels. Tiefer Querstand.

Nicht selten kommt es vor, dass der Schädel auf dem Beckenboden angekommen seine peristrophische Bewegung rechtzeitig entweder gar nicht beginnt oder nicht vollendet, sondern dass die Schädellänge im Querstande respective Schrägstande abnorm lange verharrt, bevor die turbinale Drehung sich vollzieht. Der hohe Querstand ist wie wir wissen normal, der tiefe Querstand (Nichtrotirter Kopfstand — Wiener Schule) hingegen abnorm.

Ueber die Ursache dieses Ausbleibens der rechtzeitigen Peristrophik hat man verschiedene Meinungen aufgestellt: querelliptische Beckenform (Kilian, Scanzoni, Hildebrandt), zu weites, flaches oder schrägverengtes Becken (K. Braun), mangelhafter Widerstand des weichen Beckenbodens (K. Braun. Hildebrandt), ungenügende Accommodation der Schulterbreite in den Sagittalen des Beckeneingangs (Hohl), An- und Vorliegen einer Hand neben dem Kopfe, Spannung einer zu kurzen Nabelschnur (K. Braun). Diese Hypothesen scheinen mir sämmtlich nicht stichhaltig. Wollen wir eine Einsicht in die richtigen Verhältnisse gewinnen, so müssen wir zunächst an die Theorie anknüpfen, welche ich oben von der Mechanik der Turbinalbewegung gegeben habe. Sie beruhte auf der qualitativen und quantitativen Verschiedenheit beider Widerstände, des der hinteren unteren und des der vorderen Beckenwand, gegen den in Parallelismus zur Beckenebene vordringenden Schädel. Der letztere Punkt glaube ich ist hier als massgebend zu betrachten. Fehlt der Parallelismus und damit der nöthige Widerstand der vorderen Beckenwand, so kann auch die turbinale Drehung nicht wohl bewerkstelligt werden. Für dieses Fehlen giebt es zwei Möglichkeiten. Entweder hat der Querstand den Widerstand der vorderen Beckenwand einseitig überwunden und sich vermittelst antisynklitischer Bewegung eine biparietale Obliquität herausgebildet. Eine solche haben wir als Resultat eines Mechanismus ein für alle Mal verworfen.

Es kann mithin diese Alternative auch hier nicht in Frage kommen. Oder aber der Widerstand der vorderen Beckenwand ist ursprünglich zum grösseren Theile gar nicht vorhanden gewesen. Dieser Mangel liegt aber nicht an dem Becken selbst, sondern an der ursprünglichen Topologie des Schädels, an seinem initialen Tiefstande, ein Causalmoment, welches ich bei K. Braun[1]) bereits hervorgehoben finde und welches auch mit der Seite 27 aufgestellten Theorie über die Ursache der initialen Topologie der Stellung genau übereinstimmt. Ich habe zudem schon oben nicht unerwähnt gelassen, dass der Schädel, sobald er von der Schwangerschaft her im Tiefstand mit dem Verstrichensein des Muttermundes dem Mechanismus anheimfällt, sich im Wesentlichen noch in biparietaler Obliquität befindet, und durch den Mechanismus der nachträglichen Synklitik zunächst parallelisirt wird, bevor die Peristrophik beginnt und dass schon dieser Vorgang eine längere Zeitdauer in Anspruch nimmt. Ist nun der Tiefstand mit seiner Obliquität ganz besonders hochgradig, so kann er leicht den tiefen Querstand bedingen, indem der Mechanismus gewöhnlich nur unter grossen Schwierigkeiten und beträchtlicher Zeitdauer im Stande ist die synklitische Bewegung nachträglich und erst dann die peristrophische zu bewerkstelligen. Und jener Tiefstand kann so bedeutend werden, dass das Tuber parietale der vorn befindlichen Schädelseite in der Lichtung des Schambogens erscheint, zwar nicht wirklich in dieselbe, aber doch so tief sinkt, dass die hintere untere Spitze des Scheitelbeins, ja die hintere Seitenfontanelle unterhalb des Scheitels vom Schambogen zu liegen kommt. Das Scheitelbein liegt vor. Die grosse und die kleine Fontanelle stehen rechts und links au niveau, aber nach hinten gewandt. Die Pfeilnaht verläuft im Queren und an der unteren Grenze der hinteren Beckenwand und der Ligamente.

Ein derartiger Tiefstand wie er für den tiefen Querstand erforderlich ist, kommt fast ausschliesslich bei Erstgebärenden vor. Ich weiss nicht, ob über die numerische Beziehung des tiefen Querstandes zur Erst- und Mehrgeburt Erhebungen vorliegen, doch scheint die Sache factisch dahin zu stimmen,

[1]) K. Braun. Lehrbuch der Geburtshülfe. Wien 1857. S. 172.

dass der tiefe Querstand relativ ungemein häufig bei Erstgebärenden angetroffen wird, namentlich nach vorzeitigem Wasserabfluss.

Der tiefe Querstand kann zwar den Gesammtverlauf des Mechanismus äusserst langwierig machen, ja besonders für das Leben der Frucht gefährlich werden, involvirt jedoch niemals ein absolutes Geburtshinderniss, sondern bleibt sich selbst überlassen unter allen Umständen fähig die Geburt spontan zu bewerkstelligen. Dies geschieht aber bei ausgetragenen Früchten, um die es sich hier immer handelt, niemals, wie Johnson, Smellie, Stein d. J., Kilian[1]), Braun, Kehrer u. A. es glauben, in dem beschriebenen Querstande selbst, was einer Schädelgeburt ohne allen Mechanismus gleich käme, selbst nicht unter den erheblichen configurativen Veränderungen des Schädels, welche Scanzoni zu diesem Zwecke in Anspruch nimmt, sondern stets durch Nachholen der synklitischen Drehung, worauf dann die peristrophische und successive die übrigen normalen Bewegungen folgen. Die Turbinalbewegung wird dabei ohne Ausnahme rechtläufig, niemals rückläufig, wie Baudelocque, Lachapelle, Scanzoni es gesehen haben wollen. Auch soll nach den Angaben dieser und anderer Autoren die Turbinalbewegung dann rasch, ja plötzlich vor sich gehen, ein Verlauf den ich ebenfalls nicht bestätigen kann, indem sich dieselbe in meinen Beobachtungen vielmehr sehr langsam und allmälig vollzog.

Der tiefe Schrägstand ist nur ein verzögerter Verlauf der bereits im Gange befindlichen Turbinalbewegung und in welchem der Schädel gleichfalls niemals geboren wird, sondern erst nach Beendigung derselben.

b. Aperistrophik der Schultern.

In vielen Fällen unterlassen die Schultern ihre gewöhnliche peristrophische Rotation. Die Schulterbreite geht im Querstande durch den Beckenausgang und die Vulva hindurch. Diesem Vorgange gemäss fehlen dann auch die consecutiven externen Turbinalbewegungen des Kopfes. Dieser

[1]) H. F. Kilian. Die Geburt des Kindskopfes u. s. w. Bonn 1830. S. 141.

bleibt vielmehr ebenfalls in derjenigen Richtung, in der er ausgetreten ist, das Hinterhaupt nach oben, das Gesicht nach unten zwischen die Schenkel der Mutter gewandt. Der Rumpf erleidet eine Habitusänderung in lordotischem Sinne.

Die Ursache dieser Modification scheint auf der in der Beckenhöhle mehr oder weniger vollständig erreichten Querstellung der Schulterbreite zu beruhen, wodurch bei der leichten Accommodationsfähigkeit derselben der nöthige Widerstand der Schultern nicht genügend hervortritt. Begünstigt wird dieser Verlauf noch durch rasches Zustandekommen des Durchgangsmechanismus des Schädels, wie ihn die Widerstandlosigkeit des weichen Beckenbodens bedingt. Es wird der aperistrophische Verlauf demnach auch ganz vorzugsweise bei Mehrgebärenden beobachtet, bei denen der Kopf rasch durchschneidet oder sogar der Rumpf dem Kopfe ohne Pause unmittelbar nachfolgt.

Auf die nämlichen Ursachen ist der bisweilen vorkommende schräge Durchtritt der Schultern zurückzuführen. —

Nach ausgebliebener Schulterperistrophik nimmt in sehr seltenen Fällen die Hüftbreite einen selbständigen Mechanismus auf, indem bei ihrer Ankunft auf dem Beckenboden dieselbe sich turbinal in den Sagittalen, respective Obliquen des Ausgangs dreht, um in dieser Richtung geboren zu werden.

c. Hyperperistrophik der Schultern.

Bisweilen ist der Mechanismus in der Art abweichend, dass die Schulterbreite nicht durch den entgegengesetzten Schrägen, als welchen die Schädellänge passirte, hindurchgeht, sondern durch den nämlichen, also nicht den zweiten, sondern ebenfalls den ersten Schrägen wählt. Wir erkennen diesen Vorgang wiederum an den secundären Drehungen des vor den Geschlechtstheilen befindlichen Kopfes. Statt mit dem Hinterhaupte eine rückläufige Bewegung nach derjenigen Seite zu machen, aus der es nach vorn rotirte, also nach der linken, führt jener eine Drehung im entgegengesetzten Sinne, mit dem Hinterhaupte nach der rechten Seite der Mutter aus. Dies will nichts anderes sagen, als dass die Schultern nach der Geburt des Kopfes und Uebernahme eines selbständigen

Mechanismus nicht wieder in die Richtung übergegangen sind, welche ihnen diejenige des Rückens der Frucht ursprünglich anwies, sondern dass sie ausnahmsweise in den anderen Schrägen getreten sind. Somit ist denn auch der Rücken von vorne nicht wieder nach links, sondern nach rechts hinübergetreten und es erfolgt nunmehr der Rumpfmechanismus der zweiten Kopflage. Anstatt der rechten Schulter von rechts her tritt die linke Schulter von links her hinter den Schambogen und unter demselben hervor u. s. w., und das Kind wird nach dem linken Schenkel der Mutter hin ausgestossen.

In seltenen Fällen habe ich eine so bedeutende Excursion der Ueberdrehung beobachtet, dass der Kopf nicht in die quere, sondern in diejenige schräge Richtung gelangte, welche dem ersten Schrägen des Beckens entspricht und zwar mit dem Hinterhaupte nach hinten rechts und dem Gesichte links vorn. Es hyperperistrophiren also, und zwar wieder ohne nachweisbare Ursache, die Schultern merkwürdigerweise durch die Medianebene des Beckens hindurch in denjenigen Schrägen, den zweiten Schrägen, welchen sie beim Normalmechanismus zu passiren haben, jedoch mit Umkehrung der Rücken- und Bauchfläche. Weiter habe ich die Schulterhyperperistrophik niemals gehen sehen. Die Schulterbreite trat vielmehr in den fraglichen Fällen durch den ersten Schrägen des Ausgangs hindurch.

Es erscheint meines Erachtens rathsam diesen phoronomischen Vorgang weder als Situs- noch als Positionswechsel, und in letzterer Beziehung als einen verspäteten, nachträglichen, so zu sagen fragmentarischen, rudimentären Positionswechsel sich vorzustellen, sondern denselben, was mir näher zu liegen deucht, als modificirten Positionsmechanismus aufzufassen.

Die Ursache dieser Modification anlangend, so kommt dieselbe nach der Annahme von Hohl[1]) vor bei ungünstiger Lage einer oberen Extremität neben der Brust oder neben dem Kopfe, wie Busch[2]) wohl zuerst hervorgehoben; nach

[1]) A. Hohl. Lehrbuch der Geburtshülfe. 2. Aufl. Leipzig 1862. S. 422.

[2]) D. W. H Busch. Lehrbuch der Geburtskunde. 5. Aufl. Marburg 1849. S. 352 ff. — Neue Zeitschr. f. Geburtsk. u. s. w. Bd. 28. S. 231. 1850.

Pernice[1]) jedoch nur bei Anliegen der Extremität an der vorderen Beckenwand. Hierbei nimmt noch Credé[2]) weniger eine unmittelbare Einwirkung auf die Schultern, als vielmehr einen indirecten Einfluss dahin an, dass die Extremität schon früher dem Kopfe oder doch bei seinem Durchschneiden die betreffende abweichende Richtung gäbe, welche dann die Schultern weiter verfolgen. Ferner findet sie sich nach Hohl bei übereiltem Durchgange des Kopfes und Rumpfes und besonders bei Umschlingung der Nabelschnur um die rechte Schulter oder auch derart um den Hals, dass die Schnur von der linken Schulter über den Nacken und die rechte Schulter wieder nach der Vorderfläche des Fötus verläuft und so dieser von der Placenta (?) angezogene Theil des Stranges die rückläufige Bewegung des Rückens in die linke Seite nicht gestattet, diejenige in die rechte Seite hingegen begünstigt. Dieses Causalmoment, welches u. A. neuerdings von Hildebrandt[3]) anerkannt wird, muss ich, obwohl ich das Zusammentreffen desselben mit der Hyperperistrophik selbst beobachtet habe, gleichwie sämmtliche übrigen Annahmen als Hypothesen betrachten, die auf schwachen Füssen stehen. Ich habe den Vorgang sogar bei Vorliegen eines Armes an der linken Seite des Kopfes erster Stellung, meistens jedoch bei Abwesenheit sämmtlicher angeblichen Ursachen beobachtet. Demnach sehe ich mich ausser Stande eine Theorie des fraglichen Mechanismus zu wagen und gestehe wie Scanzoni, dass ich noch keinen stichhaltigen Grund dafür beizubringen vermag. —

Ich erinnere noch daran, dass ich diese externe Schädelüberdrehung bereits oben als schlagenden Beweis gegen den isolirten Charakter, der Peristrophik, gegen die Bindfadentheorie Baudelocque's, angezogen habe, welche Seite 77 angedeutet wurde.

---

[1]) Hugo Pernice. Die Geburten mit Vorfall der Extremitäten neben dem Kopfe. Leipzig 1858.

[2]) Credé. Störungen des Mechanismus der Geburt bei Geradlagen der Frucht durch das Vorliegen von Extremitäten. Verhandlungen der Gesellschaft für Geburtshülfe in Berlin. 4. Jahrgang. Berlin 1851. S. 170 u. 176.

[3]) H. Hildebrandt. De mechanismo etc. Regimonti 1866.

d. Metaperistrophik der Schultern.

In äusserst seltenen Fällen endlich bemerkt man das schon von Schmitt[1]) gesehene interessante Phänomen, dass das Hinterhaupt in rascherem, oder gemessenerem Tempo der Totalbewegung erst dem einen Schenkel der Mutter und dann hinwieder dem anderen sich zuwendet, dass mithin die Schultern innerhalb des Beckens z. B. aus dem Queren erst in den rechten Schrägen und aus diesem zurück in den linken Schrägen, also auch hier über die Mediane hinaus, sich bewegen. Erst kürzlich noch beobachtete ich wieder eine Metaperistrophik bei einer 21 Jahr alten Erstgebärenden. Der Kopf des starken 3720 Gramm schweren Knaben erster Scheitelstellung wendete sich bei zögerndem Durchtritt der Schultern erst mit dem Hinterhaupte nach links bis in die Richtung des Queren, sodann nach kurzem Stehenbleiben zurück mit dem Hinterhaupte nach rechts bis wieder in den Queren und nun erst erfolgte der Durchtritt der Schulterbreite im Sagittalen.

2. Zweite Scheitelstellung.

Die zweite Scheitelstellung, welche die zweite Kopflängslage unbedingt voraussetzt, verhält sich sowohl in ihrer Topologie als auch in ihrer Phoronomie, sowie hinsichtlich der skizzirten Modificationen der ersten Scheitelstellung durchaus symmetrisch-analog. Da demnach eine Schilderung des Mechanismus der zweiten Scheitelstellung überflüssig erscheint, so verstatte ich mir dieselbe insoweit zu unterlassen, als ich mich darauf beschränke hier noch eine Modification des Mechanismus nachzutragen. Ich ziehe es aber aus zwei Gründen vor die fragliche Modification gerade an die zweite Scheitelstellung anzuknüpfen; nämlich erstens weil dieselbe bei der zweiten Stellung häufiger beobachtet wird als bei der ersten, zum anderen um diese Modification möglichst in die Nähe der dritten Scheitelstellung zu bringen, mit welcher dieselbe, wie wir finden werden, in der innigsten Beziehung steht.

---

[1]) W. J. Schmitt. Geburtshülfliche Fragmente. Wien 1804. S. 72.

A. Modification des Mechanismus der zweiten Scheitelstellung.

e. Euryperistrophik des Schädels.

aa) Modificirte Initialtopologie des Schädels.

Anknüpfend an die Seite 26 u. f. constatirte normale Eingangstopologie und deren Ursache füge ich kurz die in seltenen Fällen vorkommende Abweichung der ersteren an, welche dahin beobachtet wird, dass die Schädellänge statt im Queren der oberen Apertur im Schrägen derselben jedoch in der Art eintritt, dass das Hinterhaupt rechts hinten, das Vorderhaupt links vorne sich befindet, die Pfeilnaht mithin im ersten Schrägen des Beckeneingangs verläuft.

Ursache der modificirten Topologie des Schädels.

Man hat über die Ursache dieser modificirten initialen Topologie zahlreiche Meinungen geäussert, deren Zusammenstellung sich bei Kehrer [1]) findet. Unter denselben will ich nur eine von letzterem nicht berücksichtigte, bereits von Kiwisch [2]) aufgestellte und in neuester Zeit von Hecker [3]) warm vertretene, auch von Schröder und mehren Anderen gebilligte Erklärung deshalb hervorheben, weil dieselbe für uns eine allgemeine principielle Bedeutung geltend macht. Diese Kiwisch'sche Theorie geht dahin, dass die nach vorne gerichtete Schädelpartie gegen die nach hinten gewandte im Becken tiefer stehe, oder wie sich Kiwisch ausdrückt die Modification gehe aus dem tieferen Stande der grossen Fontanelle hervor. Es leuchtet nun aber leicht ein, dass die Annahme eines tieferen Standes der grossen Fontanelle auf nichts anderes hinläuft als auf die Nägele'sche Obliquität, indem die grosse Fontanelle lediglich dem vorn liegenden Scheitelbeine substituirt worden ist. Mit der Constatirung dieser Analogie wird, um kurz zu sein, unseren S. 22 u. f. ausgeführten Er-

---

[1]) F. A. Kehrer. Die Geburten in Schädel-Lagen mit rückwärts gerichtetem Hinterhaupte. Giessen 1860. S. 12.

[2]) F. A. Kiwisch v. Rotterau. Die Geburtskunde. Abth. I. S. 364. Erlangen 1851.

[3]) K. Hecker u. L. Buhl Klinik der Geburtsk. Leipzig 1861. S. 57.

örterungen über die Nägele'sche Obliquität zufolge, auch die fragliche Hypothese von Kiwisch und damit alle Consequenzen derselben selbstverständlich hinfällig und gegenstandlos. Der Schädel tritt bei der fraglichen modificirten Topologie gerade so direct in den Beckeneingang ein wie bei der Normaltopologie der Scheitelstellung. Uebrigens ist es selbstverständlich, dass man diesen parallelen nicht mit obliquen Topologismen verwechseln darf. So wirft z. B. Kehrer (a. a. O.) Vorderscheitel-, Vorderhaupt- und Stirnstellung zusammen, meint Schröder (a. a. O. S. 47) die Vorderscheitelstellung, während er doch jene Schiefstellung ganz richtig beschreibt, welche man als Vorderhauptstellung bezeichnen muss.

Ich bin vielmehr der Ueberzeugung, dass die Ursache der modificirten Eingangstopologie der Scheitelstellung, welche man als laterale oder als umgekehrte Solayrès'sche. Obliquität bezeichnen könnte, als Consequenz der Topologie der Lage und Haltung aufzufassen sei. Wenn wir diesen Gesichtspunkt für das Normale adoptirt haben, so müssen wir denselben logischer Weise auch bei dem Anomalen zur Geltung bringen. Es würde demnach nur die weiter gehende Frage entstehen, weshalb die Lage der Frucht, welcher gemäss die Schädellänge so gut wie constant im Queren des unteren Uterinabschnittes sich befindet, ausnahmsweise eine Abweichung zeigt, welche den entsprechenden Schrägstand der Schädellänge daselbst bedingt. Diese terminale Frage ist meines Erachtens bislang keineswegs befriedigend beantwortet worden. Denn selbst diejenigen beiden Causalmomente, welche wie mich dünkt allein Berücksichtigung verdienen, sind als solche immerhin längst nicht als ausgemacht zu betrachten: die Configuration des Beckeneingangs und die Torsion des Uterus.

Dass die abnorme Configuration des Beckeneingangs auf die Lage des Fötus von wesentlichem Einfluss sei, ist bekanntlich durch Michaelis zu einer wissenschaftlichen Thatsache erhoben worden. Diese Thatsache stimmt mit der Accomodationstheorie, welcher ich mich auf Seite 8 angeschlossen habe, auf das genaueste überein. Indess ist der berührte Einfluss in unserem Falle, wo es sich nicht um Beckenfehler, sondern höchstens um individuell verschieden configurirte Beckeneingänge innerhalb der Grenzen des Normalen handeln würde, keineswegs erwiesen, mithin auch nicht als massgebend zu erachten.

Nicht viel grössere Sicherheit gewährt uns das angedeutete zweite Causalmoment, die Torsion des Uterus. Den Seite 28 und 29 gegebenen Erörterungen zufolge ist indess die Möglichkeit nicht in Abrede zu stellen, dass dasselbe eben so gut wie die ausnahmsweise laterale Obliquität der ersten Stellung auch bei der zweiten Scheitelstellung die entsprechende situelle Topologie zur Folge haben könne, um deren positionelle Consequenz es sich hier handelt. Es ist nur noch daran zu erinnern, dass, wollen wir die Sache mit tadelloser Exactheit urgiren, es sich also in letzter Instanz vorzugsweise nicht einmal um den Situs foetus, sondern vielmehr um den Situs uteri handelt, indem mit der Alteration des letzteren der Fötus sein topologisches Verhalten zum Uterus wenig oder gar nicht ändert.

bb) Phoronomie des Schädels.

In der angegebenen initialen Topologie bewegt sich der Schädel orthophorisch durch den Beckeneingang und, indem sich sodann zu der translatorischen die synklitische Bewegung hinzugesellt, in kyrtophorischer Progression durch die Beckenhöhle hindurch. So gelangt die Scheitelfläche, in Parallelismus mit allen Beckenebenen, welche sie passirt und mit der Schädellänge im ersten Schrägen derselben, mit nach rechts hinten gerichteter kleinen und nach links vorn gewandter grossen Fontanelle bis auf den Beckenausgang. Bei der hierselbst nunmehr vor sich gehenden peristrophischen Bewegung dreht sich das Hinterhaupt mit der kleinen Fontanelle in rechtläufiger Rotation von rechts hinten durch die rechte Beckenhälfte hindurch nach vorne und das Vorderhaupt mit der grossen Fontanelle in entsprechender Bewegung durch die linke Beckenhälfte hindurch nach hinten. Während also bei dem nicht modificirten Mechanismus die Excursion der turbinalen Drehung aus dem Queren in den Sagittalen des Beckens einen Quadranten betrug, erreicht bei der fraglichen Modification das zu durchlaufende Areal derselben eine Breite von $1\frac{1}{2}$ Quadranten, d. h. die Bewegung wird euryperistrophisch. Diese Euryperistrophik besitzt die Eigenthümlichkeit,. dass sie in der Regel sehr rasch, ja oft mit fast momentaner Geschwindigkeit sich vollzieht, meist um unmittelbar in die ihr nachfolgende enklitische Bewegung überzugehen. Diese ungemeine Geschwindigkeit der euryperistrophischen Umdrehung ist wohl deshalb von besonderem Interesse, weil sie für den mehrfach betonten streng solidarischen Charakter der Turbinalbewegung zu argumentiren scheint, indem die Axe, um welche dieselbe rotirt, nicht der Verticale des Schädels allein, sondern der Verticale des ganzen Fötus vom Scheitel bis zum Steisse sein muss.

Theorie der Mechanik.

Die Mechanik der Euryperistrophik beruht auf den nämlichen Principien, wie die Peristrophik überhaupt, welche ich oben darzulegen versucht habe. Im Besonderen gewinnt hier für die Rechtläufigkeit der Euryperistrophik wiederum die geneigte Ebene des Tuber parietale deshalb eine noch grössere Bedeutung, weil dieselbe in Folge stärkerer Annäherung der Kuppe jenes Tuber an die hintere Beckenwand der letzteren eine vermehrte Steilheit darbietet. Dieser Umstand scheint mir es auch in der Hauptsache zu erklären, dass das Hinterhaupt, sobald die ausreichende Druckkraft eintritt, so plötzlich von der hinteren Beckenwand abgleitet und so die Bedingung der angedeuteten Raschheit gegeben ist, mit welcher die Euryperistrophik zu verlaufen pflegt.

Das zuletzt berührte Causalmoment dürfte indess nicht das einzige sein, welches die Geschwindigkeit und relative Häufigkeit der Euryperistrophik motivirte. Vielmehr ist hier noch ein weiteres Moment zu würdigen, welches die offenbar vorhandene Tendenz zu rechtläufiger Peristrophik zu prädisponiren scheint, ich meine die Congruenzverhältnisse zwischen Schädel und Beckenhöhle. Diese sind nämlich verschiedene je nachdem das Hinterhaupt mehr der vorderen oder mehr der hinteren Beckenwand genähert ist. Um dieselben in möglichster Schärfe hervortreten zu lassen, wollen wir diese Annäherung des Hinterhauptes an die respectiven Beckenwände uns weiter vorgeschritten denken als es in dem fraglichen Stadium des Mechanismus thatsächlich der Fall sein kann. Bei dem Stande des Hinterhauptes gegen die vordere Beckenwand legt sich die Convexität der Symphyse der Concavität des Nackenausschnittes an, während die Concavität des Kreuzbeins von der entsprechenden Convexität des Kopfes, welche Vorderhaupt und Gesicht gemeinschaftlich bilden, aufgenommen wird. Bei dieser Conformität zwischen Capacität und Inhalt der Beckenhöhle werden die Räumlichkeiten der letzteren möglichst ausgefüllt und so zu sagen ausgenutzt. Hierdurch wiederum erfährt der Schädel den möglich geringsten peripherischen Druck. Anders dagegen bei umgekehrter Richtung des Schädels mit dem Vorderhaupte gegen die vordere Beckenwand. Indem hier die Convexität des Vorderhauptes)(-förmig gegen die Convexität der Symphyse gerichtet ist, entstehen zwischen beiden nach oben wie nach unten offene unausgefüllte Räume, deren letzterer auch von Swayne[1]) angedeutet wird. In gleicher Weise ist bei der Flexionshaltung des Kopfes das Hinterhaupt nicht ausreichend, um die Kreuzbeinhöhlung völlig auszufüllen, indem die Concavität des Nackenauschnittes gegen den oberen Theil derselben gerichtet ist, so dass auch hier eine unausgefüllte, nach unten und oben geschlossene ( )-förmige Lücke entsteht. Bei dieser Incongruenz zwischen Form und Inhalt der Beckenhöhle wird die letzere offenbar nicht vollständig ausgefüllt, und während dadurch einerseits restirende Lücken sich bilden, wird andererseits ein stärkerer Druck auf die betreffende Schädelperipherie ausgeübt, dessen einseitiges Resultat jene accommodative Tendenz des Schädels bedingt, welche als rechtläufige Turbinalbewegung in die Erscheinung tritt und in Gemeinschaft mit der Wirkung des Tuber parietale sowohl die fragliche Euryperistrophik herbeiführt, als auch namentlich den angegebenen raschen Verlauf derselben mit zu erklären geeignet sein dürfte. —

Das Vorkommen der rückläufigen Turbinalbewegung aus

---

[1]) J. G. Swayne. On Varieties of Cranial Presentation. British Medical Journal, Feb. 4th, 1852. — Obstetric Aphorisms for the Use of Students commencing Midwifery Practice. Third Edition. London 1864. p. 44.

dem ursprünglichen Querstande in den Schrägstand in der Beckenhöhle, um erst dann in die rechtläufige Euryperistrophik überzugehen, welches Nägele, K. Braun u. A. annehmen, musste ich bereits Seite 46 in Abrede stellen. Ich habe dasselbe niemals beobachtet und es ist dieser Mechanismus auch mit meiner Theorie der Peristrophik schlechterdings nicht vereinbar.

Es ist endlich noch zu bemerken, dass Nägele als initialen Stand dieser zweiten Stellung den Schrägstand im Eingange mit dem Hinterhaupte nach rechts hinten, also im ersten Schrägen, als die Regel annimmt, der jedoch schon frühzeitig und noch hoch im Becken in den Querstand u. s. w. übergehen soll. Diese Annahme, welche, soweit man mindestens aus dem Umstande zu schliessen berechtigt ist, dass sie den Einfluss auf die Eintheilung der Scheitelstellungen entfernt nicht erlangt hat, den ihr Nägele beilegen musste, sich von allen Nägele'schen Hypothesen am wenigsten Eingang verschafft hat, wird immerhin von Einzelnen in Deutschland (K. Braun, Hecker) noch heute festgehalten. Jener Schrägstand ist aber thatsächlich nicht zu beobachten und seine frühzeitige peristrophische Bewegung, für die der erforderliche Widerstand annoch fehlt, wäre ja auch gar nicht erklärlich. Der Eintritt des Schädels in zweiter Stellung ist also von dem der ersten Stellung der Regel gemäss nicht verschieden, sondern dem letzteren durchaus analog. Uebrigens konnte mit demselben Rechte wie Nägele auch Halahan [1]) 1861 in der Dubliner geburtshülflichen Gesellschaft die Forderung stellen, dass auch die erste Stellung stets als vierte ihren Anfang nähme, kurz dass alle Scheitelstellungen in initialem Schrägstande mit nach hinten gerichtetem Hinterhaupte in den Beckeneingang einträten, wie er als „Resultat seiner sorgfältigen und ausdauernden Beobachtungen einiger Tausende von Fällen“ constatirt, eine Annahme, die auch schon Hohl [2]) freilich nur bedingungsweise aufstellt.

---

[1]) Halahan. On the Mechanism of Labour. Dublin Quarterly Journal 1862.

[2]) Hohl. Lehrbuch der Geburtshülfe. Leipzig 1855. S. 544.

3. Dritte Scheitelstellung.

Mit der Darstellung der vorstehenden Modification der zweiten Stellung ist bereits die Ursache der initialen Topologie nebst einem Theile des Mechanismus der dritten Stellung implicite gegeben worden. Die ursprüngliche Topologie des Schädels, sowie die Phoronomie bis zum zweiten Stadium des Mechanismus der Beckenhöhle ist nämlich der gleiche wie bei jener Modification. Im Besonderen sind Erscheinung, Wesen und Mechanik der synklitischen Bewegung in keiner Weise abweichend und die letztere beruht auf denselben mechanischen Principien und Gesetzen, welche weiter oben dargelegt worden sind.

B. Der Schädel in der Beckenhöhle.

a. Phoronomie.

aa) Zweites Stadium.

α. Rückläufige Peristrophik.

αα. Erscheinung und Wesen.

Zur Zeit als der Schädel mit seiner Anstemmung auf den harten Beckenboden die peristrophische Bewegung beginnt steht die Schädellänge derart im ersten Schrägen, dass das Hinterhaupt nach rechts und hinten, das Vorderhaupt nach links und vorne gerichtet ist. Die Linksdrehung, welche somit die rechtläufige Rotation wäre und bei der Modification der zweiten Stellung sich thatsächlich vollzog, findet nun in der dritten Stellung nicht statt, sondern im Gegentheil die Rechtsdrehung als rückläufige Turbinalbewegung. Das Hinterhaupt gelangt ganz nach hinten in die Kreuzbeinhöhlung, das Vorderhaupt nach vorne gegen die Symphyse.

ββ. Theorie der Mechanik.

Ueber die Ursache der in Rede stehenden internen rückläufigen Turbinalbewegung giebt es verschiedene Hypothesen, die meines Erachtens auf zu schwachen Füssen stehen, als dass sie zu berücksichtigen wären. Insbesondere gilt dies auch von der Annahme Credé's, welcher eine bestimmte Art des Anliegens einer oberen Extremität neben dem Kopfe für manche Fälle angiebt, obwohl er in anderen Fällen trotz dieses Hindernisses den umgekehrten Vorgang erfolgen sah. Verschiedene andere ätiologische Annahmen finden sich bei Hildebrandt (l. c. p. 33) aufgezählt. Nur eine Vermuthung verdient unsere ganze Aufmerksamkeit, obschon sie sich nur negativ formulirt. Und doch ist sie nicht minder genial als der viel bestaunte Triumph der astronomischen Wissenschaft, welche aus den Aberrationen eines Weltkörpers vermittelst des Gesetzes der indifferenten Massenanziehung nicht nur das Dasein eines unbekannten Weltkörpers berechnet, sondern sogar die Grösse, die Umlaufszeit und die Entfernung desselben bestimmt. Karl Hecker[2]) hat die Theorie von dem Fehlen des gewöhnlichen Hindernisses, welches die Rechtläufigkeit bewirkt, aufgestellt. In der Entdeckung der gesuchten unbekannten Grösse ist er freilich nicht glücklich gewesen. Doch scheint es mir nach den bei der Theorie der Turbinalbewegung gegebenen Prämissen nunmehr nicht schwierig den richtigen Schluss in positiver Weise zu ziehen.

Die rückläufige Turbinalbewegung beruht wesentlich auf denselben mechanischen Principien und Gesetzen, wie sie bereits dargelegt sind. Insbesondere bildet das entscheidende Moment wie für die Rechtläufigkeit so auch für die Rückläufigkeit das Tuber parietale. War dort die initiale Topologie derart, dass es mit seiner abschüssigen Ebene an der hinteren Beckenwand ab und nach vorne glitt, so greift hier die Kuppe des Tuber parietale bereits auf das Kreuzbein selbst auf und indem sie sich auf dasselbe aufstemmt, dreht sich der Schädel auf ihr ähnlich wie um eine Spindel (pivot movement — Ritchie), und zwar umsomehr als das Plus der treibenden Druckkraft, die der occipitalen Schädelhälfte verbleibt, medial von diesem Tuber auf der Sagittalnaht angreift. So gleitet das Vorderhaupt nach vorne, das Hinterhaupt in die Kreuzbeinhöhlung.

---

[1]) Credé. Störungen bei Geradlagen der Frucht durch das Vorliegen von Extremitäten. Verhandlungen der Gesellschaft für Geburtshülfe in Berlin. Vierter Jahrgang. Berlin 1851. S. 181 u. 182.

[2]) K. Hecker u. L. Buhl. Klinik der Geburtsk. Leipzig 1861. S. 58.

In Folge der für den rückläufigen Mechanismus entscheidenden Fixirung des Tuber tritt die früher bezeichnete aus den Congruenzverhältnissen erwachsende Tendenz zu rechtläufiger Bewegung in den Hintergrund und wird wirkungslos.

b. Consecutive Topologie.

Nachdem die Schädellänge ihre turbinale Rotation um den Verticalen in einem Octanten mehr oder weniger vollständig bewerkstelligt hat, befindet sie sich der Hauptrichtung nach unmittelbar über dem Sagittalen des Ausganges. Man kann das topologische Verhalten, welches der Schädel hier einnimmt, kurz so angeben: die Scheitelfläche verhält sich noch parallel zu der betreffenden Beckenebene, so dass beide Fontanellen zu letzterer in gleicher Höhe stehen. Der Sagittale des Schädels befindet sich beinahe im Sagittalen des Beckens derart, dass die Sutura sagittalis streng genommen nicht völlig in Coincidenz mit demselben zu verlaufen braucht, doch aber ihrer Hauptrichtung nach. Ihr frontales Ende mit dem Vorderhaupte kann noch eine geringe Neigung nach der linken Seite, aus welcher die Rotation nach vorne vor sich ging, beibehalten, so dass das sagittale Drittel des linken Schenkels der Kronnaht nahe und parallel der unteren Hälfte des Ramus descendens ossis pubis der linken Seite, welche mit der der anderen Seite den Arcus pubis bildet, verläuft. Somit steht das obere Segment des linken Stirnbeins hinter dem Schambogen, dem entsprechend die kleine Fontanelle ein wenig rechts neben und die hintere obere Spitze des rechten Scheitelbeins auf der Spitze des Kreuzbeins. Das occipitale Ende der Pfeilnaht verläuft in der Richtung zu und bis in die Nähe der Insertion des Ligamentum tuberoso-sacrum an dem Os sacrum. Wenn wir den Sagittalen des Ausganges auf den in dieser Topik befindlichen Schädel verzeichnen, so würde sein Verlauf, ausgehend vom Scheitel des Schambogens, an der hinteren oberen Spitze des linken Stirnbeins beginnen, über die grosse Fontanelle hinweg, auf die vordere, obere Spitze des rechten Scheitelbeins tretend, in schwacher Divergenz mit der Pfeilnaht über den Scheitel ziehen und in der Nähe der kleinen Fontanelle in den rechten Schenkel der Hinterhauptsnaht einmünden. Es ergiebt sich, dass die beschriebene Linie mit derjenigen, welche wir in dem nämlichen Stadium der ersten Stellung auf den Schädel zogen, zusammenfällt und nur der Verlauf ein umgekehrter und die Divergenz mit der Pfeilnaht eine geringere ist.

C. Der Schädel im Beckenausgange.

a. Phoronomie.

aa) Erstes oder Einstellungs-Stadium.

α. Enklitische Bewegung.

αα. Erscheinung und Wesen.

Unmittelbar aus dem angegebenen örtlichen Verhalten des Schädels in der Beckenhöhle erfolgt nun der Eintritt desselben in den Beckenausgang und sein Durchgang durch diese Apertur. Ein aus dem Mechanismus der Höhle etwa noch vorhandener Rest lateraler Obliquität schwindet dabei nnd beide Medianebenen, des Schädels und des Beckens, werden coincident. Da für die untere Apertur kleinere Schädelquerschnitte nothwendig werden als die beiden anderen Aperturen, den Parallelismus der Scheitelfläche mit ihren Ebenen gestattend, erheischten, so strebt der Schädel, gegen die einzige Stelle getrieben, die ihm ein Ausweichen erlaubt, den für seine Stellung möglich kleinsten Querschnitt zu gewinnen. Er könnte hierbei, wie die beiden ersten Scheitelstellungen, wiederum die Endigung der hinteren Beckenwand als Stützpunkt benutzen und so mittelst Extensionsbewegung Stirn und Gesicht an der vorderen Beckenwand herab und den Halsausschnitt gegen die Symphyse bringen. Allein dieser Weg, der zu einem förmlichen Positionswechsel führen würde, ist, abgesehen davon, dass so wohl kleinere, doch nicht die erreichbar kleinsten Querschnitte erlangt würden, aus von selbst einleuchtenden mechanischen Gründen, wie auch Ritchie[1]) betont, unmöglich und wird auch thatsächlich niemals eingeschlagen. Es behält im Gegentheil die Symphyse ihre bis-

[1]) Ritchie. On the Mechanism of Parturition etc. The Medical Times and Gazette. London 1865. Vol. I. p. 409.

herige Function, der Stützpunkt für die Hebelqualität des Schädels zu sein, nicht nur ununterbrochen bei, sondern gewinnt auch das Uebergewicht über den Widerstand des Kreuzbeins. Der dabei stattfindende gegenseitige Druck scheint in der That nicht unbedeutend zu sein. Wenigstens berichtet Nägele[1]) an der betreffenden Gegend des Vorderscheitels eine durch diesen Druck entstandene rothe Stelle wahrgenommen zu haben. Der Charakter des Hebels aber, welcher bei der synklitischen Bewegung der eines einarmigen war, gewinnt nunmehr den eines zweiarmigen, indem der Angriffspunkt des Hypomochlions von dem Ende des Wagebalkens, von der Stirne weg sich mehr und mehr nach dem Vorderscheitel zu verlegt. Nur mit dieser Mechanik stimmt die Thatsache, „ut frons pone pubem assurgat“ (Bakker[2]). Da nun einerseits der Widerstand der Symphyse gegen den Vorderscheitel ein stärkerer ist als der Widerstand des Kreuz- und namentlich des elastischen Steissbeins gegen den Hinterscheitel, indem die Kreuzbeinspitze durch die kurze Curve des Hinterhauptes verhältnissmässig unschwer zu überwinden ist und das Steissbein vermöge seiner Elasticität nachgiebt; da zumal andererseits der anatomische Ort des Angriffspunktes der treibenden Kräfte im Occipitalgelenke vom Vorderhaupte entfernter, dem Hinterhaupte aber näher liegt, so entsteht eine Flexionsbewegnng des Kopfes, wodurch derselbe in immer stärkere Flexionshaltung übergeht. Indem sich so das Hinterhaupt mehr und mehr vom Nacken entfernt und in den Ausgang eintritt, sinkt die Convexität der Schultern nebst der des oberen Theils vom Rücken in die Concavität des Kreuzbeins, dieselbe ausfüllend, hinein, und während sich das Vorderhaupt der Brust nähert, legt sich statt der Convexität der Stirn mit kleinerem Radius die Convexität der weicheren Fontanellengegend des Vorderscheitels mit grösserem Radius der Symphyse an. In Folge der Einlagerung der Schultern und eines Theiles vom Rücken in die Kreuzbeinhöhlung nimmt

---

[1]) Fr. C. Nägele. Ueber den Mechanismus der Geburt. Meckel's Archiv f. d. Physiologie. Bd. V. 1819. S. 521.

[2]) G. Bakker. Descriptio iconis pelvis femininae et schematum capitis infantilis etc. Groningae 1816. p. 12.

nämlich der Rumpf und namentlich der Thoracicaltheil des Rumpfes eine starke Beugung an, im Gegensatz zu der Extensionshaltung des Rumpfes bei der ersten und zweiten Stellung.

a. Haltung und Continuität.

Es ist hier der Ort eine vergleichende Berücksichtigung der Haltungsverhältnisse einzuschalten. Bei den ersten Stellungen und tiefem Kopfstande derselben entspricht die Convexität der oberhalb des kleinen Beckens befindlichen Dorsalfläche des Fötus der Concavität der vorderen Bauch- und Uteruswand der Mutter, während für den intrapelvicalen Theil des Fötus die Curvenrichtung sich umkehrt, die Cavität in der hinteren Beckenwand gegeben ist, in welche sich nicht der Rücken, sondern der Thorax einfügt. Die Verticalaxe des Fötus erfährt also nach dem Schema der *S*-Form einen Umsatz im Sinne ihrer Krümmung in der Gegend des Beckeneinganges, wodurch die ursprüngliche Beugehaltung zu einer Extensionshaltung seines Rumpfes alterirt wird. Anders dagegen bei der dritten Stellung. Hier findet der suprapelvicale Theil des Fötus mit seiner convexen Rückenfläche an der Hinterwand des Uterus ebenfalls eine wenn auch geringere Cavität vor, aber die Curvenrichtung derselben setzt sich auch im Wesentlichen ununterbrochen durch den Beckenkanal hindurch fort. Hieraus ergiebt sich, dass die Haltung des Rumpfes bei der dritten Stellung, bei welcher die Rückenfläche sich der Kreuzbeinhöhlung einlagert und ohnehin mehr vom Rumpfe im Becken Aufnahme findet, keine Veränderung erleidet, sondern die ursprüngliche Flexion unausgesetzt gewahrt bleibt. Hieraus wiederum folgt, dass die Wirkungsrichtung der Dynamik, an sich perpendiculär auf die Eingangsebene, aber abgelenkt weiterhin nach der Beckenaxe, bei der dritten Stellung mit der normalen Haltung des Fötus von vornherein parallel ist und auch unausgesetzt parallel bleibt, während sie bei den ersten Stellungen erst mit dem successiven Zustandekommen der Extensionshaltung des Rumpfes die Beckenaxe erreicht. Das Entgegengesetzte der

Curvenrichtungen ist neuerdings von Kehrer [1]) nicht übersehen worden.

Vermöge jener verstärkten Beugehaltung namentlich des Thoracicaltheils des Rumpfes nun wird dem Kinne die Möglichkeit gewährt sich tiefer gegen die vordere Wand des Brustkorbes einzusenken; mit anderen Worten der Kopf kann bei der dritten Stellung einen höheren Flexionsgrad erreichen als bei den beiden ersten Stellungen. Unter diesen Umständen ergeben sich wiederum reciproke Congruenzverhältnisse, wodurch die beim Mechanismus der Beckenhöhle bezeichneten Lücken des Beckenraumes nunmehr ausgefüllt und verschwunden sind, und damit die Tendenz zu jener peristrophischen Rotation des Hinterhauptes nach vorn überflüssig geworden und auch erloschen ist. Die bezeichnete Flexion des Kopfes hat ferner den Erfolg, dass das fest auf die Brust gepresste Kinn mehr noch als im Flexionsstadium der ersten und zweiten Stellung eine Continuität zwischen Kopf und Rumpf bewirkt, welche bei der festen Einschliessung beider Theile seitens des Beckenringes die Solidarität ihrer Bewegungen vollendet und bis zur völligen Geburt des Kopfes dauernd erhält. Denn die Schädellänge, welche bei den ersten Stellungen um diese Zeit des Standes des Hinterhauptsverticalen im Ausgangssagittalen des Beckens, wie oben angegeben, etwa in der Diagonalconjugata, und demgemäss die Gesichtsfläche ungefähr in und parallel der Eingangsebene sich befand, schneidet bei der dritten Stellung die Diagonalconjugata unter spitzem Winkel dergestalt, dass sie eine Richtung vom Steissbein gegen den oberen Rand der Symphyse hin einhält, die Gesichtsfläche aber sich in und umgekehrt parallel der Eingangsebene befindet, während die Schultern so viel tiefer stehen, dass sie fast den Beckenausgang erreichen. Vorderhaupt und Gesicht einerseits und andererseits der obere Theil des Rumpfes, gleichsam in Eins verschmolzen, füllen gemeinschaftlich das Becken aus. —

[1]) F. A. Kehrer. Beiträge zur vergleichenden und experimentellen Geburtskunde. II. Heft. S. 31. Giessen 1868.

b. Verhalten der dynamischen Effecte.

Es könnte sich hier wohl episodisch die Frage aufwerfen, ob die Verschiedenheiten zwischen dem Mechanismus der ersten und der dritten Stellung, wie sie sich bis jetzt schon ergeben haben, nicht auch eine Verschiedenheit in den respectiven Effecten des Dynamismus bedingen und eventuell von welcher Beschaffenheit diese sei?

Beim Mechanismus der ersten Stellungen scheint mir gemäss jener zwei Momente, der Veränderlichkeit der Richtung der treibenden Kraft mit der Haltungsrichtung des Rumpfes, welche in Folge der gegensätzlichen Curvenrichtungen der Uterus- und Beckenaxe entstehen einestheils, anderentheils durch den Wechsel der Stützpunkte: Symphyse, Ende der hinteren Beckenwand, und wieder Symphyse, und den entsprechenden gegensätzlichen Rotationen des Kopfes um den Transversalen, eine partielle Hemmung der vorbewegenden Kräfte eintreten zu müssen, wodurch der Vortheil der absolut kleinsten Querschnitte des Schädels auf Kosten der Schnelligkeit der Geburt eine Compensation, zu Gunsten der Integrität des Dammes eine Begünstigung erfährt. Beim Mechanismus der dritten Stellung hingegen scheinen mir jene nämlichen Momente, die Unveränderlichkeit der Richtung der treibenden Kraft mit der Haltungsrichtung des Fötus einestheils und der Unveränderlichkeit des Stützpunktes an der Symphyse anderentheils, die volle Wirkung der dynamischen Kraftentfaltung zu gestatten, wodurch der Nachtheil der nur relativ kleinsten Querschnitte dieser Stellung umgekehrt zu Gunsten der Schnelligkeit der Geburt eine Compensation gewinnt, zu Ungunsten des Dammmechanismus vielleicht einen Zuwachs erleidet.

c. Unterschied der Querschnitte.

Mit der Erwähnung der kleinsten Querschnitte ist bereits ein weiteres drittes Differentialmoment berührt worden, das wir uns noch näher anzusehen haben.

Man scheint im Allgemeinen geneigt zu sein der Lücke der vorderen Beckenwand, welche durch den Schambogenausschnitt gegeben ist, eine nach meiner Ansicht allzugrosse

Bedeutung für die Erleichterung des Mechanismus beizumessen. Denn selbst bei den ersten Stellungen erlaubt die Grösse der Querschnitte des Hinterhauptes keineswegs das Eintreten des Hinterhauptes in den ganzen Bogen bis zu seinem Scheitel, vielmehr kann nur gegen die basale Spannweite hin ein entsprechendes Segment des Schädels in demselben Aufnahme finden. Und auch diese beschränkte Einlagerung wird nur ermöglicht durch die isolirte Beweglichkeit des Kopfes bei Einfügung der Symphyse in den Nackenausschnitt, welche dem Extensionsstadium des Ausgangsmechanismus der ersten und zweiten Stellung eigenthümlich ist. Immerhin wird auch so eine namhafte Raumersparniss gewonnen, oder wie man sich auch vorstellen kann eine Reduction des Schädelvolumens ermöglicht, welche um so mehr geeignet ist den Mechanismus zu erleichtern als die Schädellänge sich in Coincidenz mit der Beckenaxe befindet, oder anders ausgedrückt als der Schädel ohnehin von vorn herein seine absolut kleinsten Querschnitte darbietet. — Anders dagegen bei der dritten Stellung. Wegen des Mangels einer dem Nackenausschnitt entsprechenden Vertiefung für die Symphyse und des Fehlens jeder isolirten Beweglichkeit des Kopfes fällt die Bedeutung des Ausschnittes der vorderen Beckenwand insofern hinweg als kein nennenswerther Theil des Schädels unter dem Schambogen auszuweichen vermag und zwar um so weniger als die Schädellänge hinter der Coincidenz mit der Beckenaxe zurückbleibt, mithin nicht die absolut kleinsten Querschnitte, sondern nur die für diese Stellung möglich geringsten sich darbieten, derart dass die breite Scheitelfläche nicht allein der Symphyse, sondern auch den Schenkeln des Schambogens anliegt. Denn während der Steigerung der Flexion des Kopfes weicht, wie bereits angedeutet, die Stirn, das Vorderhaupt hinter der Symphyse aufwärts und gelangt wieder in den Beckeneingang zurück, der Vorderscheitel legt sich der Innenfläche der Symphyse an, indem die Gegend der grossen Fontanelle hinter dem Scheitel des Schambogens verschwindet. Werden also durch diesen Mechanismus auf der einen Seite die absolut kleinsten Querschnitte nicht erreicht und findet auch auf der anderen Seite ein Ausweichen eines Schädeltheils unter den Schambogen nicht statt, so ergiebt sich für die dritte Stellung ein beträchtlich grösseres Schädelvolumen und damit ein schwierigerer Ausgangsmechanismus als bei den ersten Stellungen.

Wenn wir nunmehr die Verschiedenheiten der Mechanismen zur Beantwortung der oben aufgeworfenen Frage gegen einander abwägen, so ergiebt sich, dass wohl keine wesentliche Verschiedenheit in den respectiven Effecten des Dynamismus durch jene bedingt ist, ein Schluss, der auch in der klinischen Erfahrung seine Bestätigung findet.

bb) Zweites oder Durchgangs-Stadium.

Der Durchtritt des Schädels durch die untere Apertur hindurch erfolgt unverändert in der abweichenden Haltung, der Ueberflexion des Kopfes, welche der enklitische Beugemechanismus des vorigen Stadiums zu Stande gebracht hat, indem das Hinterhaupt voran, und während sich die kleine Fontanelle vom Steissbein ein wenig nach vorne entfernt, vorrückt und so der ganze Kopf sich keilförmig durch den Ausgang und die Schamspalte hindurchschiebt. Es bleiben also die mechanischen Verhältnisse des vorigen Stadiums auch im Durchgangsstadium in Wirksamkeit und es sind mit jenem Stadium die eigentlichen rotativen Bewegungen der dritten Stellung abgeschlossen. Der Ausgangsmechanismus der letzteren ist demnach sehr einfach und namentlich im Vergleich mit dem entsprechenden Extensionsstadium der ersten Stellungen ungemein leicht verständlich.

Kyrtophorische Progression.

Nachdem im vorigen Stadium diejenigen relativ geringsten Querschnitte des Schädels gewonnen worden sind, welche eine Progressionsbewegung gestatten, tritt die letztere factisch ein und befördert den Schädel durch den Ausgang hindurch. Die besagte Progression liegt jedoch nicht genau in der Richtung der treibenden Kraft, indem noch Widerstände einwirken, die ihre orthophorische Richtung in die kyrtophorische verwandeln. Diese Widerstände liegen annoch in der hinteren Beckenwand und deren Fortsetzung durch die Weichtheile des Dammkanales.

Die elastische Kraft des ausweichenden Steissbeins spielt nämlich auch hier die gleiche Rolle wie früher. Sie giebt der Progression die Richtung nach vorne, indem sie das Hinterhaupt in seiner Bewegung gegen die Beckenaxe und damit gegen die Ausgangsöffnung hin befördert. Da indess diese Progression eine durchaus solidarische Bewegung ist, so kann der Radius ihrer Curve im Gegensatz zu der kurzen des Extensionsmechanismus der ersten Stellungen nur ein sehr langer sein, d. h. der Krümmung der kyrtophorischen Progression wird ein nur schwacher Grad gestattet. Sie bleibt deshalb auch hinter der Führungslinie des Ausgangs und namentlich des Dammkanals um etwas zurück und macht sich überhaupt nicht in erheblicher Weise bemerkbar.

Das Hervortreten des Kopfes geschieht im Allgemeinen fast ganz continuirlich, indem jene rückgängigen Bewegungen des Schädels, welche im Nachlass der Vis a tergo bei der ersten und zweiten Stellung sich so vorzugsweise deutlich markirten, deshalb nur sehr gering ausfallen können, weil der bereits hohe Flexionsgrad einerseits keine nennenswerthe Steigerung mehr zulässt, und andererseits dem Steissbein und besonders der Kreuzbeinspitze ein erfolgreiches Anstemmen gegen das Hinterhaupt und gegen die Basis cranii in der Nackengegend schon frühzeitig gestattet. Weder das Oscilliren noch auch die Arretirung, das Stehenbleiben des Kopfes ist hier deutlich erkennbar. So wird der Kopf unter strenger Wahrung seiner Continuität mit dem Rumpfe in einfachem Mechanismus und nicht wie Nägele d. Aelt. angiebt in lateraler Obliquität, sondern mit seiner Sagittalebene im Sagittalen dieser Apertur aus dem Becken herausgeschoben, indem vordere Fontanelle, Stirn und Gesicht hinter der Symphyse und hinter den Schenkeln des Schambogens herabgleiten. Wieder wird das Hinterhaupt zuerst geboren. Ihm folgen unter dem Schambogen successive Scheitel, Vorderhaupt, Stirne, Gesicht und wiederum ist auch hier das Kinn derjenige Theil des Kopfes, welcher zuletzt, und hier unter dem Scheitel des Schambogens hervor- und sodann nach dem Schamberge zu hinauftritt, indem sich der Schambogen in den sich nunmehr darbietenden Halsausschnitt hineinlegt, womit zugleich die mehr erwähnte Continuität zwischen Kopf und Rumpf ihr Ende findet und der Kopf seinen bisherigen hohen Flexionsgrad verlassend, wenn auch nicht emporsteigt, so doch auch nicht merklich zwischen die Schenkel der Mutter hinabsinkt.

Die Weichtheile des Beckenbodens bilden in analoger Weise wie bei den ersten Stellungen eine beutelförmige Ausweitung, einen additionalen Kanal als Fortsetzung des Beckenkanals, dessen Axe sich noch stärker nach vorne krümmt als die Ausgangsaxe des Beckens. Man ist wohl so ziemlich allgemein der Ansicht, dass die Ausweitung des Beckenbodens hier eine bedeutendere und dass namentlich der Damm grösserer Gefährdung ausgesetzt sei als bei den früheren Stellungen, weil der occipitale Pol der Schädellänge, der auf dem Damme von hinten nach vorne rückt, lange mehr gegen den Damm als gegen die Schamspalte gerichtet bleibt. Für diese Auffassung scheint meine obige Bemerkung, dass der Mechanismus dieser Stellung wegen der Solidarität seiner Bewegungen keine partielle Aufnahme des Schädels zwischen die Schenkel des Schambogens gestatte, mithin das Schädelvolumen ein grösseres sei, freilich zu argumentiren, allein man muss bedenken, dass dagegen kein unbeträchtlicher Theil des Vorderhauptes im Beckenkanale zurück ist, während der Dammmechanismus der ersten Stellungen den ganzen Schädel nach seinem Austritt aus der unteren Apertur übernimmt. Eben die Solidarität der Bewegungen gestattet auch hier eine Isolirung des Becken- und Dammmechanismus weder des Schädels, noch wie wir gleich sehen werden des Rumpfes. Es scheint mir demnach a priori nicht ausgemacht, dass die Ausbauschung des Beckenbodens bei der dritten Stellung einen höheren Grad erreichen müsse als bei der ersten. Exacte Messungen, welche meines Wissens noch nicht vorhanden sind, können hier allein entscheiden. Dass dagegen die Schamspalte wegen der grösseren Querschnitte des Schädels, welche sie durchzulassen hat, stärker gefährdet wird, scheint mir minder zweifelhaft. — Die hintere Wand des Dammkanales spielt hier die nämliche Rolle im Dammmechanismus wie früher. — Der Flexionsgrad des ganzen Fötus entspricht der zusammengesetzten Curve des Becken- und Dammkanals.

D. Der Schädel vor dem Beckenausgange oder der Mechanismus der Schultern.

Was das Verhalten des Kopfes vor dem Becken, oder den Mechanismus der Schultern angeht, so wird ein besonderer, selbständiger Mechanismus der Schulterbreite der Regel nach nicht beobachtet. In viel bedeutenderem Grade als bei den beiden ersten Stellungen treten hier, wie bereits bemerkt, in Folge der starken Flexion des Kopfes und Rumpfes nicht allein die Schultern, sondern gar der obere Theil des Thorax, je tiefer das Hinterhaupt sinkt, gleichzeitig in die Beckenhöhle herab, so dass das Volumen des Vorderhauptes und Gesichtes um dasjenige des Halses und den Anfang des Thorax vermehrt wird. Indem somit das Hinterhaupt mit seinem Verticalen im Sagittalen des Ausganges steht, befindet sich die Stirn- und Gesichtsfläche ungefähr in der Eingangsebene, während die Schulterbreite den langen Weg der hinteren Beckenwand bereits fast ganz zurückgelegt, sich unmittelbar über, ja in den Beckenausgang hinein begeben hat, und folglich viel tiefer steht als ein beträchtliches Segment des Schädels selbst. Es hat somit die Schulterbreite sich accommodirend schon die Stelle auf dem Ausgange passirt, welche sonst durch Arretirung derselben ihre Turbinalbewegung einleitet und wird auch durch den mit ihr im Becken befindlichen Kopftheil an dieser Rotation gehindert. Die Länge des ausgedehnten Dammes entspricht ungefähr der des Nackens vom Hinterhaupte bis gegen die Schultern. Nachdem der Querschnitt der Tubera parietalia die Circumferenz der Schamspalte passirt hat, zieht sich auch der Damm zurück, nimmt aber schon jetzt die Schultern auf, die bereits ihrerseits in den Dammmechanismus eingreifen, wenigstens bei Erstgebärenden. Damit gehen die Schultern und wenn nicht mehr, doch wenigstens das Gesicht in Continuität auch durch den Dammkanal, indem sich beide erst in der Schamspalte und nach Austritt des Kinnes von einander lösen und isoliren. Die durch die interne Turbinalbewegung des Schädels determinirte Richtung der Schultern im Queren des Beckens findet zur Zeit, als der Kopf geboren ist, auch im Ausgange des Beckens statt. Dieser

Querstand wird, theils weil hier meist die Pause zwischen der Geburt des Kopfes und Rumpfes fehlt, theils wohl weil die bequeme Lagerung des Rückens in der Kreuzbeinhöhle, und vorzüglich weil das Continuitätsverhältniss zwischen Kopf und Rumpf und die daraus folgende Solidarität des Dammund Beckenmechanismus kaum eine Tendenz zu einer Richtungsänderung der Schulterbreite zulassen, auch beim Durchtritte durch den Ausgang und die Schamspalte der Regel nach beibehalten. Es bleibt damit auch die consecutive rückläufige Turbinalbewegung des Schädels, die Nägele auch hier annimmt, aus, und das Kind wird mit nach oben gewandten Gesichte und Vorderfläche des Rumpfes geboren. — Nur ganz ausnahmsweise und besonders da, wo die angedeutete Geburtspause und diese bei Mehrgebärenden stattfindet, nimmt die Schulterbreite einen selbständigen Mechanismus auf, indem sie sich aus dem Queren durch den linken Schrägen hindurch in den Sagittalen mit der linken Schulter nach vorne dreht und so auch den Schädel zu den entsprechenden rückläufigen Bewegungen bestimmt, indem das Gesicht dem linken Schenkel der Mutter sich zuwendet. Auf alle Fälle treten beide Schultern gleichzeitig aus. — Ob die ferneren bei den ersten Stellungen erwähnten Modificationen des Schultermechanismus auch hier vorkommen können, darüber scheint mir unser Wissen keinen Aufschluss zu geben und bin auch ich ausser Stande Sicheres beizubringen.

4. Vierte Scheitelstellung.

Eine detaillirte Schilderung der vierten Stellung erscheint nach dem Vorhergehenden überflüssig; doch dürfte es sich empfehlen hier die Gelegenheit zu einer kurzen Recapitulation dieses Mechanismus zu benutzen.

Wie die zweite und dritte Stellung der zweiten Lage, so gehören erste und vierte Stellung der ersten Kopflängslage an. Die Schädellänge befindet sich im Beginne des Mechanismus dieser vierten Stellung derart im zweiten Schrägen des Einganges, dass das Hinterhaupt nach links hinten gerichtet ist. Wenn wir nach der Ursache dieses Verhaltens fragen, so dürfte eine befriedigende Antwort kaum zu geben sein. Denn jenes für die Fälle dritter Stellung vorzugsweise betonte ätiologische Moment der lateralen Neigung des Uterus mit consecutiver Axendrehung wird zwar mitunter auch nach der linken Seite hin beobachtet, allein ein Zusammentreffen dieses Umstandes mit dem fraglichen Verhalten des Schädels scheint bis jetzt, vielleicht nur wegen der Seltenheit dieser Fälle oder weil die Aufmerksamkeit zu wenig darauf gerichtet war, nicht mit Sicherheit erwiesen zu sein; und ich muss es ferner dahingestellt sein lassen, ob man auf bestimmte Configurationsverhältnisse des Beckeneinganges recurriren könne. — In dieser Richtung der Schädellänge im zweiten Schrägen rückt der Schädel auch mehr oder weniger tief in der Beckenhöhle vor, um in der Nähe des Beckenausganges sich dem Sagittalen dieser Apertur zuzuwenden, was auf zweierlei Weise geschehen kann. Entweder bewegt sich das Hinterhaupt unter Beschreibung von 1½ Quadranten in der linken Beckenhälfte euryperistrophisch gegen die Symphyse, rückt das Vorderhaupt von rechts vorn durch die rechte Beckenhälfte hindurch in die Kreuzbeinhöhle, und verläuft somit als modificirte erste Stellung; oder es erfolgt, was uns hier interessirt, der seltenere Vorgang, dass die Drehung in den Sagittalen auf kürzestem Wege vor sich geht, das Hinterhaupt in einem Octanten von links hinten nach dem Kreuzbein, das Vorderhaupt von rechts vorne sich stenoperistrophisch gegen die Symphyse bewegt, und so der genuine Mechanismus der vierten Stellung sich fortsetzt, dessen weiterer Verlauf sammt Schultermechanismus und etwaigen Abweichungen dem der dritten Stellung durchaus symmetrisch — analog ist. Die Schulterbreite bleibt der Regel nach aperistrophisch und geht im Queren durch den Ausgang und die Geschlechtstheile. Nur ganz ausnahmsweise und wie es scheint höchst selten tritt sie hyperperistrophisch durch den entgegengesetzten Schrägen, als welchen die Schädellänge passirte, nämlich durch den ersten Schrägen hindurch in den Sagittalen über, indem die rechte Schulter von links her nach vorn gelangt, wobei die externe rückläufige Turbinalrotation des Schädels mit dem Gesichte nach dem rechten Schenkel der Mutter zu vor sich geht. In der Richtung nach rechts wird das Kind dann auch meist ausgestossen.

5. Hinterscheitel- und Vorderscheitelstellung.

Man hat in neuester Zeit die dritte und vierte Scheitelstellung mit dem gemeinschaftlichen Namen „Vorderscheitellage" bezeichnet; eine Benennung, die ich bis auf Michaelis zurückverfolgen kann. Es ist zu vermuthen, dass das additionale Eintheilungsprincip, welches dieser Benennung zu Grunde liegt, auf der Hauptrotation des Schädels in der Beckenhöhle, auf der Turbinalbewegung beruht und von der Topologie des Schädels auf dem Beckenausgange, von demjenigen Theile der Scheitelregion hergenommen ist, welcher in Folge der peristrophischen Rotation nach vorne gelangt, der vorderen Beckenwand zunächst und demnach dem explorirenden Finger am bequemsten gelegen ist. Da nun dieser betreffende Theil des Scheitels bei der dritten und vierten Stellung die vordere Partie des Scheitels oder der Vorderscheitel ist, so würde sich die Bezeichnung: „Vorderscheitelstellung" allerdings rechtfertigen und um so lieber zu adoptiren sein, als sie gleichzeitig eine Garantie für die Selbstständigkeit dieser Stellungen im Systeme zu involviren scheint. Doch giebt sich in diesem Ausdrucke noch kein logischer Gegensatz gegenüber der ersten und zweiten Scheitelstellung zu erkennen. Dieser liesse sich nun aber sehr leicht herstellen, wenn man das nämliche Eintheilungsprincip auch auf diese Stellungen übertragen und sie, da sich bei ihnen der hintere Theil des Scheitels oder der Hinterscheitel peristrophisch nach vorne dreht, mit dem gemeinschaftlichen Namen: Hinterscheitelstellung belegen wollte.

Schon Wigand [1]) hat einen ähnlichen Vorschlag gemacht, indem er „Hinterscheitelgeburt" und „Vorscheitelgeburt" unterscheidet, doch begründet er sein Princip nicht sowohl, wie es mir einzig richtig scheint, auf die turbinale Rotation des Schädels allein, sondern auch und zwar vorzugsweise

[1]) Wigand. Die Geburt des Menschen. Berlin 1820. Bd. II. S. 392.

auf die enklitische Rotation, wodurch sich der Hinterscheitel, respective der Vorderscheitel in die Beckenaxe einstellen soll. Diese Obliquität findet nun aber, wie wir constatirt haben, zur Zeit der peristrophischen Rotation, welche dem Mechanismus der Beckenhöhle angehört, noch gar nicht statt; und wollte man auch das fragliche Princip für die Flexionshaltung des Ausgangsmechanismus statuiren, so würde es sich selber vernichten, da hier in beiden Fällen stets der Hinterscheitel, nie der Vorderscheitel in die Beckenaxe gelangt[1]). Kehrer[2]) bedient sich neuerdings ebenfalls beider Ausdrücke.

Auch die Wiener Schule scheint das Bedürfniss gefühlt zu haben die beiden gegensätzlichen Mechanismen in scharfen Bezeichnungen zu präcisiren, indem sie, gleichfalls auf die Turbinalbewegung gestützt, den „normal rotirten Kopfstand“ (Hinterscheitelstellung) und den „abnorm rotirten Kopfstand“ (Vorderscheitelstellung) klar unterscheidet. Weiterhin wäre dann eine erste und zweite Hinterscheitelstellung (erste und zweite Scheitelstellung), und eine erste und zweite Vorderscheitelstellung (dritte und vierte Scheitelstellung) zu statuiren und damit der chiastische Ausdruck statthaft: diejenigen Stellungen, wobei die peristrophirende Schädellänge durch den ersten Schrägen der Beckenhöhle hindurchgeht, sind erste (Hinterscheitel- und Vorderscheitel-) und die, wobei die Schädellänge den zweiten Schrägen passirt, sind zweite (Hinterscheitel- und Vorderscheitel-) Stellungen.

6. Das Busch'sche Schema.

Aus einer Vergleichung der beiden geschilderten Mechanismen der Hinterscheitelstellung und der Vorderscheitelstellung, namentlich ihres Ausgangsmechanismus, wird sich ohne weiteres eine solche Grundverschiedenheit derselben von selbst ergeben, dass beide als selbständige Stellungen und Mechanismen mit Nothwendigkeit anerkannt werden

---

[1]) Vergl. S. 51 u. 103.

[2]) F. A. Kehrer. Beiträge zur vergleichenden und experimentellen Geburtskunde. II. S. 104. 1868.

müssen. Die beiden Nägele[1]), Kilian[2]) und einige Anderen hatten schon die Vorderscheitelstellung vernachlässigt und sie höchstens noch als Varietät der Hinterscheitelstellung gelten lassen, allein sie waren mit ihrer Ansicht ziemlich isolirt geblieben. Seit aber Hohl[3]), K. Braun[4]) u. m. A. sich derselben angeschlossen, scheint sie in neuester Zeit mehr Anhänger zu gewinnen, unter denen ihr namentlich Hecker[5]) das Wort redet. Ja diese Verleugnung hat sogar, wie ich vielfach wahrnehme, bereits so weit geführt, dass Schüler von Vertretern dieser Ansicht von der Existenz des Vorderscheitelmechanismus überhaupt keine Ahnung mehr haben. In dem an sich anerkennenswerthen Streben nach Vereinfachung geht man hier entschieden zu weit, wenn man die vier abgehandelten Stellungen, welche als s. g. „Busch'sche Lagen" nicht nur in der deutschen, sondern ziemlich allgemein in der Wissenschaft recipirt und geläufig sind, auf zwei reducirt, indem man die Vorderscheitelstellungen als Stellungen sui generis verwirft und höchstens als Varietät oder Modification der ersten und zweiten Stellung, der s. g. „Fundamentallagen" bestehen lassen will. Das relative Frequenzverhältniss zwischen Hinter- und Vorderscheitelstellung, der einzige Grund, welchen man für die Berechtigung zu dieser Aenderung vielleicht beibringen könnte, ist hier deshalb nicht massgebend, weil die Vorderscheitelstellung von den Scheitelstellungen nun einmal gar nicht abzutrennen ist. Die Aenderung erscheint für mich aber um so weniger statthaft, als ich denjenigen Mechanismus, welcher freilich zu der Reduction eine Berechtigung involvirt, geradezu als Modification der Hinterscheitelstellung von der Vorderscheitelstellung gänzlich abgelöst habe und es sich mithin nur um die reine Vorderscheitelstellung handelt. — Es ergiebt sich also, dass das Busch'sche Schema im

---

[1]) H. F. Nägele. Die Lehre vom Mechanismus der Geburt nebst Beiträgen zur Geschichte derselben. Mainz 1838. S. 30.

[2]) Kilian. Die Geburtslehre von Seiten der Wissenschaft und Kunst dargestellt. Frankfurt a. M. 2. Aufl. 1847. 1. Bd. S. 274.

[3]) Hohl. Lehrbuch der Geburtshülfe. Leipzig 1855. S. 545.

[4]) K. Braun. Lehrbuch der Geburtshülfe. Wien 1857. S. 167.

[5]) Hecker u. Buhl. Klinik der Geburtskunde. Leipzig 1861. S. 55.

Systeme aufrecht zu erhalten ist, wie auch Leishman und viele Anderen fordern. Es muss auffallend erscheinen, dass man bei den allgemeinen, wohlbegründeten Klagen über Mangel an einheitlicher Eintheilung der Lagen und Stellungen, welcher meines Erachtens in unserer Unkenntniss das allein einfache und richtige Eintheilungsprincipien gewährenden Mechanismus liegt, an einer eingebürgerten Eintheilung rüttelt, welche auf der realen Basis des Mechanismus beruhend absolut keinen Anhalt bietet weder für eine Reduction noch für eine Vermehrung jener Zahl, sondern ganz naturgemäss und zwingend ist. Es dünkt mich daher nothwendig, zeitgemäss und dringlich die Ebenbürtigkeit der Vorderscheitellung hier ausdrücklich zu rehabilitiren. — Ausserdem scheint mir die fragliche Neuerung wenigstens zum Theil die Folge ungenügender Trennung der elementaren Begriffe von Lage und Stellung zu sein. Die Lagen aber, um die es sich hier ja gar nicht handelt, habe ich selbstverständlich auch nur in zwei eingetheilt.

Bei der Eintheilung in vier Stellungen nun führte die wie es scheint zuerst von Solayrès, Schmitt [1]) und Nägele d. Aelt. [2]) bestimmt hervorgehobene thatsächliche Erfahrung, dass die als dritte und vierte beginnende Stellung im weiteren Verlaufe in der grossen Mehrzahl der Fälle früher oder später in den Mechanismus der zweiten und ersten Stellung übergeht, indem auch relativ nur sehr selten die Rotation mit dem Hinterhaupte nach vorn unterbleibt, zu der Auffassung eines die Regel bildenden Positionswechsels, welchen man mit dem Ausdrucke zu bezeichnen pflegte: die dritte Stellung geht in die zweite, die vierte in die erste Stellung über. Ich habe im Vorhergehenden versucht, eine neue Auffassung dieser Vorgänge dahin zu geben, dass ich, jene „corrective“ Rotation gänzlich von den Vorderscheitelstellungen trennend, sie nicht als Positionswechsel, sondern von vornherein als eine bestimmte Art unter den Modificationen des Positionsmechanismus der ersten und zweiten Stellung, als Euryperistrophik,

---

[1]) W. J. Schmitt. Geburtshülfliche Fragmente. Wien 1804.

[2]) Fr. C. Nägele. Salzburger med.-chir. Zeitung. 1817. No. 57.

beschrieben und rubricirt habe, welche freilich in einem Theile ihres Verlaufes analog den eigentlichen Vorderscheitelstellungen sich verhält. Nach diesen Grundsätzen kann ich mich consequenterweise zu der Bezeichnung „corrective“ Rotation für die Drehung des Hinterhauptes von hinten nach vorne als einer für mich unlogischen mithin incorrecten nicht bekennen. Die Ursache, weshalb der Verlauf im einen Falle als Vorderscheitelstellung, im anderen als euryperistrophische Modification der Hinterscheitelstellung erfolgt, glaube ich oben gefunden zu haben. Ich hege die Hoffnung, dass meine veränderte Auffassungsweise zwischen beiden Ansichten zweckmässig vermitteln und eine definitive Verständigung zu Gunsten des Busch'schen Schema's herbeiführen werde.

7. Habitus-, Situs- und Positionswechsel.

Ueber die Distinction der Begriffe von Situs- und Positionswechsel habe ich in Verein mit van Almelo[1]) schon früher einen Versuch gemacht, der nach der scharfen Trennung der drei topologischen Verhältnisse von Haltung, Lage und Stellung, wie sie sich in den vorliegenden Blättern durchgeführt findet, als endgültige Entscheidung zu erachten sein dürfte. Ich habe dies bei der Schilderung des Situswechsels auch bereits vorausgesetzt. Hier will ich jedoch noch einiges ausführen.

Obwohl die Position, wie bereits oben bei der Frage nach der Ursache der Stellung Seite 28 angedeutet werden musste, erst mit dem effectiven Beginne des Mechanismus eigentliche topologische Bedeutung gewinnt, so hat man sich doch aus praktischen Rücksichten von jeher gewöhnt auch vor dem vor sich gehenden Mechanismus, ja sogar vor Anfang der Geburtsthätigkeit überhaupt, schon in der Schwangerschaft von Lage synonym mit Stellung zu sprechen. Bei genauerer Betrachtung indess erweist sich dieser Usus so zu sagen als eine Trivialpraxis, die wissenschaftlich keinen Werth hat.

---

[1]) Van Almelo und Küneke. Die Lehre vom Situswechsel. Monatsschr. f. Geburtsk. Bd. 29. S. 221. 1867.

Denn die topologischen Beziehungen des Kopfes zum kleinen Becken können noch keine unmittelbaren, also keine positionellen sein, sondern nur entweder situelle oder habituale; situelle, indem seine solidarischen Bewegungen, also die Progression und die turbinale Rotation, von den entsprechenden Bewegungen des Rumpfes abhängig und mithin secundäre sind; habituale, indem seine isolirten Bewegungen, die Flexions- und Extensionsrotation, die topologische Relation zwischen Kopf und Rumpf betrifft. Veränderungen beider topologischen Beziehungen finden jedenfalls innerhalb des Uterus statt. Unter den normalen Verhältnissen, die wir voraussetzen, bleibt der normale Habitus unverändert, der Uterus mag mit dem Fötus eine hohe oder tiefe Lage einnehmen. Wenn demnach das untere Uterinsegment mit dem Kopfe im kleinen Becken steht, so behalten beide die Richtung der Uterusaxe bei, welche ja mit der Axe des Beckeneinganges coincidirt. Diese Richtung findet selbst in den Fällen statt, wo wie nicht selten bei Erstschwangeren die tiefste Lage besteht, die betreffenden Theile auf dem Beckenausgange ruhen. Die etwaigen Widerstände, welche von Seiten des Beckenkanals dem zu diesem Tiefstande herabsinkenden Uterus begegnen, müssen wie man schliessen darf so unerheblich sein, dass sie durch die eigene Schwere des Uterus und namentlich durch die ihn umgebende abdominale Spannung leicht überwunden werden können. Wo das letztere Moment, wie bei Mehrschwangeren, zurück tritt, da können auch die Widerstände des Beckenkanals schon so wirksam werden, dass sie den Uterus in einem entsprechenden Hochstande erhalten, wie das bei allen übrigen Stellungen ohnehin der Fall ist. Denn da die Gebärmutter nebst Inhalt eine vollkommen ungegliederte Moles darstellt, so sind irgend isolirte und rotirende Bewegungen innerhalb des Beckens, welche zur Umgehung und Ueberwindung der Widerstände physikalisch sich eignen, also ein Mechanismus, natürlich nicht möglich. Aus dem nämlichen Grunde werden denn auch die Widerstände des Beckenbodens, vorzüglich des unteren Theiles vom Kreuzbein und des Steissbeins, auf alle Fälle so vollkommen unüberwindlich, dass dieselben die äusserste Grenze markiren, bis zu welcher der schwangere Uterus überhaupt herabzusinken vermag. In diesem letzteren Falle also — um den extremen zu wählen — findet sich thatsächlich die Uterusaxe lange nicht in die Beckenaxe der Ausgangsebene gerichtet, sondern gegen die untere, ja gegen die mittlere Partie des Kreuzbeins. Die vordere Wand des unteren Uterinsegments ist stark ausgewölbt, die Scheidenportion liegt im unteren Theile der Kreuzbeinhöhle, mitunter nach vorne geknickt, und steht absolut höher als die erstere. Der Kopf hat die Richtung der Verticalaxe des Fötus, respective des Uterus. Die Scheitelfläche des Schädels hat im Wesentlichen die Richtung des geraden Scheidentheils, sie ist also ebenfalls gegen den unteren Theil des Kreuzbeins gerichtet. Das vordere Scheitelbein liegt in der Tasche der vorderen Uteruswand in der Beckenaxe, steht mithin absolut wie relativ tiefer als der Scheitel, verhält sich demnach analog wie die biparietale Obliquität. Diese Topologie, welche also der Lage und Haltung angehört, besteht nur bis zum Beginn des Mechanismus, dessen vorbereitender, anfänglicher Act stets der ist jene etwa vorhandene Obliquität in den Parallelismus überzuführen, welcher sich uns als allgemeines Gesetz des Mechanismus ergeben hat (vergl. tiefer Querstand). Hiermit tritt erst eine unmittelbare Beziehung des Schädels zum Becken ein, kommt dasjenige topologische Verhältniss zu Stande, welches wir Stellung nennen. Hiernach kann also in der Schwangerschaft genau genommen von einer Stellung offenbar überhaupt keine Rede sein. Indess wird auch da, wofern man nur die Begriffe scharf auseinander hält, nichts gegen den Ausdruck und zwar um so weniger einzuwenden sein, als beide Topologieen sich in der That sehr nahe stehen und in concreto schwer gegen einander abzugrenzen sein können. Jedenfalls aber ist dann mindestens zu fordern, dass alle Stellungsveränderungen in der Schwangerschaft als secundäre Vorgänge aufgefasst werden. Es ist noch zu bemerken, dass die Schädellänge selbst bei der oben bezeichneten tiefsten Lage nahezu immer im Queren des unteren Uterinsegments respective des Beckens gefunden wird.

Nach den vorstehenden Erörterungen wäre nun die Bezeichnung „Positionswechsel" dahin zu definiren und einzuschränken, dass derselbe lediglich diejenigen topologischen Veränderungen begreift, welche der mit dem kleinen Becken und in seinem Mechanismus unmittelbar und thatsächlich engagirte vorliegende Kindstheil ausführt. Hingegen können wir diejenigen topologischen Veränderungen, welche vor Beginn des eigentlichen Mechanismus vor sich gehen, der Kopf mag sich im kleinen Becken befinden oder nicht, nur mit der Lage und der Haltung des vorliegenden Theiles in Zusammenhang bringen. In letzterem Sinne sind unzweifelhaft die Beobachtungen von Gassner[1]), Heyerdahl[2]) u. A. zu verstehen und als Situswechsel aufzufassen. Leider wird bei den genannten Autoren ausdrücklicher Aufschluss darüber vermisst, ob bei ihrem Situswechsel um die fötale Längsaxe, bei der Verwandlung der zweiten in die erste Kopflängslage und umgekehrt, der Kopf sich oberhalb oder innerhalb des kleinen Beckens befunden habe, ob innerhalb desselben die Bewegung der Schadellänge durch die Mediane des Beckens hindurch zu Stande gekommen sei.

Anlangend die isolirten Bewegungen, so pflegt man gemäss der hergebrachten Bezeichnung „Position" in der Schwangerschaft eine primäre und eine secundäre Stellung anzunehmen, je nachdem dieselbe schon in der Schwangerrchaft vorhanden oder erst durch die Geburtsthätigkeit bewirkt wird. Jedenfalls verlegt man den Schauplatz dieser Vorgänge mit Recht oberhalb des kleinen Beckens. Dieselben gehören wahrscheinlich ausschliesslich abnormen Verhältnissen an, so des Beckeneingangs und der Lage des Uterus in der Bauchhöhle. So hat man z. B. in neuester Zeit mehrfach primäre und secundäre Gesichtstellung unterschieden (Hecker). Es scheint hier die Erwägung zu entstehen, ob es nicht richtiger und zugleich zweckmässiger sei auch diese Vorgänge der Topo-

---

[1]) U. K. Gassner. Ueber die Veränderungen des Körpergewichts bei Schwangeren, Gebärenden und Wöchnerinnen. Positionswechsel des vorliegenden Kopfes. Monatschr. f. Geburtsk. Bd. 19. S. 33. 1862.

[2]) Val. Heyerdahl. Ueber den Positionswechsel des Kindes während der Schwangerschaft. Monatsschr. f. Geburtsk. Bd. 23. S. 456. 1864.

logie des Habitus zu vindiciren und in die Lehre vom Habituswechsel zu verweisen, die freilich noch nicht existirt.

In diesem so eben genauer festgestellten Sinne nun ist der Positionswechsel noch kaum studirt worden. Denn was wir darüber wissen, das ist bislang weder unter diesen gemeinschaftlichen Namen gebracht, noch von diesem gemeinsamen Gesichtspunkte aus systematisch betrachtet worden, sondern findet sich hie und da zerstreut. Es ist hier nicht der Ort diese Aufgabe der Wissenschaft gründlich in Angriff zu nehmen. Nur einiges Allgemeine bleibt hier anzudeuten.

Wir besitzen einige Kenntniss von den spontanen Uebergängen der Schiefstellungen des Schädels in die Scheitelstellung natürlich innerhalb des Beckenkanals: so über die Rectification der Scheitelbeinstellungen (s. g. „Ohrlagen"), der Hinterhaupt- und Vorderhauptstellung; ob auch die Stirnstellung und die Gesichtstellung sich in Scheitelstellungen rectificiren können, scheint noch nicht ganz ausgemacht. Betreffs der Gesichtstellung sind indess zwei Fälle von Hecker zu berücksichtigen, die sich in Vorderscheitelstellungen verwandelten. Diese Rotationen des Kopfes um seine sagittale und transversale Axe scheinen indess stets in rectificatorischem Sinne vorzukommen; d. h. die grösseren Querschnitte des Kopfes einer Stellung gehen in die kleineren einer anderen Stellung über; dagegen scheint das Umgekehrte, z. B. die Verwandlung einer Scheitelstellung, einer Gesichtstellung, in eine für den Mechanismus ungünstigere, z. B. Stirnstellung nicht, wie oberhalb des kleineren Beckens, vorzukommon. Doch will ich den Fall von M. Guillemot nicht verschweigen, welcher i. J. 1838[1]) den Uebergang einer Vorderscheitelstellung in eine Gesichtstellung beobachtet haben will; freilich wie es scheint bei abnormen Beckenverhältnissen. Uebrigens treten bei jenen abnormen Stellungen meist mancherlei andere Momente hinzu, z. B. Anomalieen des Beckens, der Axenrichtung des Uterus, mit denen man hier rechnen müsste, die jedoch nicht im Bereiche meines Planes liegen. Ausserdem sind alle diese Verhältnisse ohnehin noch fast unbekannt.

[1]) P. Cazeaux. Traité théorique et pratique de l'art des Accouchements. Septième édition par S. Tarnier. Paris 1867. p. 809.

Wollte man nun auch einzelnen den Scheitelstellungen am nächsten stehenden abnormen Schädelstellungen, den Scheitelbein-, den Hinter- und Vorderhauptstellungen unter den Schiefstellungen, wie sie freilich der Regel nach in die Scheitelstellung übergehen, eine rectificatorische Tendenz zu dieser Fundamentalstellung zuerkennen, so ist doch damit glaube ich immer noch keine Berechtigung begründet jene Schiefstellungen als Aetiologieen für die Scheitelstellung aufzufassen. Aus dieser Schlussfolgerung ergiebt sich wieder, dass der Positionswechsel als Aetiologie einer Stellung, wie man es gefordert hat, nicht gelten kann.

Man könnte nun die bezeichneten topologischen Veränderungen um die sagittale und transversale Axe mit gleicher Berechtigung auch als Veränderungen der Haltung auffassen und dieselben als Habituswechsel bezeichnen und registriren. Es ist jedoch meine ich aus praktischen Gründen vorzuziehen dies hier nicht zu thun. Für Denjenigen aber, der sich für Habituswechsel entschiede, bliebe dann nur noch die turbinale Rotation um den Verticalen für den Positionswechsel übrig. Hier indess habe ich die alte Auffassung des Uebergangs der Vorderscheitelstellung nicht mehr als Positionswechsel anerkannt.

Die umgekehrte Bewegung, wobei die Schädellänge entweder im Queren, oder gar im Schrägen mit dem Hinterhaupte nach vorn, ursprünglich in das Becken eingetreten, mit dem letzteren eine interne Rückwärtsdrehung in der Weise ausführen soll, dass es gegen das Kreuzbein und schliesslich in dessen Höhlung sich hineinbewegt, also z. B. aus einer zweiten eine dritte Stellung hervorgeht, ist mir zweifelhaft. Ich hätte diesen schon oben Seite 46 und 93 berührten Mechanismus füglich bereits als Modification bei der Vorderscheitelstellung erwähnen können, indess habe ich denselben niemals selbst gesehen, halte ihn a priori für unwahrscheinlich und auch von Anderen, welche mit Ausnahme Schröder's wenigstens seine äusserste Seltenheit zugeben, nicht für sicher erwiesen. Ich kann sogar nicht umhin den von Hecker angeführten Fall, welchen derselbe unter 33 Fällen von Vorderscheitelstellung ein Mal gefunden zu haben angiebt, zu beanstanden, weil seine Darstellung desselben mir nicht die genügenden Beobachtungsgarantieen bietet, namentlich nur die kleine nicht auch die grosse Fontanelle gefühlt worden ist und Täuschungen in dieser Beziehung, wie man aus Erfahrung weiss, selbst die besten Beobachter berücken können. (Siehe z. B. Michaelis. D. e. B. 1851. S. 226 u. 227.)

Die turbinale Rotation der Schädellänge durch die Mediane des Beckens hindurch endlich, die Verwandlung der zweiten Hinterscheitelposition in die erste und umgekehrt oder der zweiten Vorderscheitelposition in die erste und umgekehrt, Vorgänge, deren Analogieen bei der Steissstellung und dem Schultermechanismus und zwar in noch ausgedehnterem Masse nicht so selten sind, halte ich als dem Mechanismus angehörige Vorgänge, als primären Positionswechsel, nicht für möglich. Diese Meinung vertritt auf das Entschiedenste schon Kilian [1]), indem er als Thatsache anführt, „dass das Hinterhaupt nur in einer bestimmten Hälfte des Beckens herabsteigt und nie in die entgegengesetzte kommt." Als Stützen für den gegentheiligen Vorgang scheinen auch keine exacten Beobachtungen vorzuliegen, will man eine bei Cazeaux angeführte Beobachtung interner „Ueberdrehung" von Dubois ausnehmen. Auch will ich hier die Beobachtung Hildebrandt's [2]) hinstellen, welcher einmal den Uebergang der ersten Hinterscheitelstellung in die zweite bei Stand des Kopfes tief im Becken während der Geburt, also doch wohl als primären Vorgang, gesehen zu haben angiebt. Die bezüglichen Angaben Credé's [3]), wofür er auch eine Beobachtung anführt, betreffen Abweichungen im Mechanismus, wie derselbe durch bestimmte Lagerungsweise einer oberen Extremität neben dem Kopfe bisweilen bedingt sein soll. Sie gehören demnach eigentlich nicht hierher. Kommt nun der Positionswechsel in turbinalem Sinne nicht vor, so ergiebt sich dem, der die übrigen topologischen Veränderungen als Habituswechsel rubricirt, dass ein Positionswechsel für ihn überall gar nicht existirt. Diese Schlussfol-

---

[1]) H. F. Kilian. Die Geburt des Kindskopfes u. s. w. Bonn 1830. S. 54.

[2]) H. Hildebrandt. Beiträge zur Aetiologie und Behandlung des Nabelschnurvorfalls bei Kopflagen. Monatsschr. f. Geburtsk. Bd 28. S. 145. 1864.

[3]) Credé. a. a. O. S. 170, 177 u. 178.

gerung würde freilich mit der Seite 27 entwickelten Theorie über die Ursache der Stellung als nothwendiges Correlat, als reine Consequenz der Lage und Haltung stimmen, welche keine secundären, sondern nur primäre Stellungen zulässt. Denn diese Theorie lässt sich an dieser Stelle auch dahin interpretiren, dass es keinen Positionswechsel giebt. Dieser Ausdruck würde ferner mit der vorhergehenden Darlegung logisch übereinstimmen und die isolirte Phoronomie der Haltung des Kopfes, d. h. eine von der Phoronomie der Lage und Stellung unabhängige selbständige Beweglichkeit des Kopfes, ausschliessen, welche doch dem bis zur Stunde geltenden Dogma, dass alle Stellungen mit alleiniger Ausnahme der fundamentalen Scheitelstellung secundäre sein, zu Grunde liegt. Indem ich so die Consequenz auf die Spitze der Doctrin treibe, möchte ich indess in dieser ungelösten Frage keineswegs suggestiv erscheinen. Theoretisch zwar wird man mir schon Recht geben können. Wenn aber auch die Theorie in der Wissenschaft weniger grau ist als im gewöhnlichen Leben, so kommt sie in der Praxis doch schwieriger zur Geltung. Immerhin bleiben ja meine Sätze arbiträr. Uebrigens finden sie in den Untersuchungen von Lazzati[1]) ihre Bestätigung.

Wenn wir oben die Positionsverhältnisse dem Situswechsel gegenüber bei Combination beider als secundäre bezeichnet und den Einfluss des Situswechsels auf den Positionswechsel als einen verhältnissmässig ausgiebigen befunden haben, so ergiebt sich, dass bei der nämlichen Combination während des Mechanismus der Positionswechsel entschieden als der primäre oder Hauptvorgang zu betrachten ist, der Situswechsel als secundärer. Es ist aber fraglich, ob der Positionswechsel überhaupt einen Situswechsel veranlassen kann. Jedenfalls sind die isolirten Bewegungen, die Rotationen um den Transversalen, so gut wie ohne Einfluss; und die solidarische Bewegung um den Verticalen wäre nur dann im Stande

---

[1]) Pietro Lazzati. Di alcuni cambiamenti che avvengono nell' atteggiamento del feto nell' utero durante la gravidanza ed il parto. Annali universali di medicina etc. Vol. 202. Ser. 4. Vol. 66. p. 493. Milano. Dic. 1867.

einen Situswechsel nach sich zu ziehen, wenn wirklich eine peristrophische Bewegung des Hinterhauptes aus einer Beckenhälfte in die andere vorkäme. Denn die rotativen Bewegungen innerhalb einer und derselben Beckenhälfte, indem sie die entsprechenden des Rumpfes determiniren, können für den letzteren den Namen Situswechsel nicht wohl beanspruchen. Auf alle Fälle zeigen die Positionsverhältnisse im Vergleich zu den Situsverhältnissen eine ungemeine Stabilität, die für die Scheitelstellung so gut wie absolut ist, d. h. der Positionswechsel kommt bei der Scheitelstellung nicht vor.

8. Recapitulation der Grundbewegungen und ihrer Mechanik.

Ich will die einzelnen Bewegungen in ihrer Mechanik recapituliren um eine gedrängte Uebersicht zu gewinnen.

Wir haben die Bewegungen des Schädels beim Mechanismus in eine bestimmte Anzahl von Grundbewegungen zerlegt und zwar die der Hinterscheitelstellung in fünf, die der Vorderscheitelstellung in vier Grundbewegungen. Was die Qualität dieser Bewegungen betrifft, so können sie keine anderen sein, als die einzigen zwei Formen der Bewegung, welche bekanntlich in der Natur überhaupt nur möglich sind, nämlich die fortschreitende und die drehende Bewegung. Unter jenen Bewegungen ist eine progressive, die übrigen sind rotative. Die Ursache der ersteren haben wir im Dynamismus als bekannt vorausgesetzt. Diese treibende Kraft, welche sich vermittelst der Halswirbelsäule von ihrem Angriffspunkte, dem Rumpfe, auf den Kopf fortpflanzt, wirkt in der Richtung der Axe des contrahirten Uterus von oben und vorn nach unten und hinten. Diese Richtung fällt mit der des oberen Theiles des Beckenkanals zusammen. Hätte der ganze Beckenkanal eine constante Neigungsgrösse aller Querschnittsebenen und eine constante Weite, so könnte auch die translatorische Bewegung des Kopfes die einzige sein, welche der Schädel auszuführen brauchte. Nun aber ist das nicht der Fall, sondern dieser Kanal ist vielmehr so beschaffen, dass er an gewissen Punkten Widerstände der progressiven

Bewegung entgegensetzt, welche die Ursachen der rotativen Bewegungen werden. Diese rotirenden Bewegungen sind also resultirende oder Diagonalbewegungen der Combination von Triebkraft und Widerstandskraft. Dabei kann man die Progressivbewegung als Urbewegung ansehen. Denn sie kann für sich allein bestehen, nicht aber die rotativen Bewegungen ohne sie, oder besser ohne die Richtung der dieselbe bewirkenden Kraft. Die drehenden sind also secundäre Bewegungen. Die Progressivkraft muss demnach mit den rotativen Bewegungen gleichzeitig wirken, dagegen bedürfen die rotativen unter sich keiner Combination, die jedoch vorkommen kann, niemals aber über die Verbindung von zwei Arten derselben hinausgeht.

Diese allgemeine mechanische Betrachtung ist sehr einfach. Schwierig hingegen ist es diejenigen einzelnen osteologischen Punkte des Beckenkanals festzustellen, welche die Ursache der einzelnen Drehbewegungen sind, d. h. die Unterstützungspunkte des drehenden Hebels ausfindig zu machen.

Für die synklitische Rotation zunächst, wobei meist die Transversalaxe des Schädels als einarmiger Hebel fungirt, ist die Symphyse der Stützpunkt. Dieser ist jedoch, wie alle noch zu bezeichnenden Stützpunkte es nicht zu sein brauchen, kein absolut fester, sondern in Folge des nicht compensirten Ueberschusses der Progression seinerseits ein an der Symphyse herabgleitender. Dieses Gleiten ist nicht nur hier central in Rechnung zu bringen, sondern auch zu der peripherischen Geschwindigkeit des Schädels an der hinteren Beckenwand zu addiren. Durch diese Rotation wird, wie wir sahen, der Parallelismus zwischen Schädel und Beckenebenen gewahrt.

Als dritte Bewegung kennen wir die turbinale Drehung, welche für sich allein und namentlich ohne wirkliche Progression vor sich geht. Ihre Mechanik beruht auf der zweiarmigen Hebelqualität und der ungleichen Vertheilung der Triebkraft zu Gunsten des Hinterhauptes einerseits und auf dem Widerstande der hinteren unteren Beckenwand andererseits, bei Fortwirkung des Widerstandes der Symphyse, der für die vorhergehende Bewegung massgebend war. Ob diese Drehung in dem Sinne erfolgt, dass das Hinterhaupt von der hinteren Beckenwand fort und nach der vorderen Beckenwand zu geleitet wird, wie bei der Hinterscheitelstellung; oder ob das Hinterhaupt umgekehrt in die Kreuzbeinhöhle gelangt, wie bei der Vorderscheitelstellung, dafür habe ich das ursprüngliche Verhalten des Tuber parietale zur hinteren Beckenwand als massgebenden Umstand angenommen. Auch spielen hier in gewisser Beziehung die Congruenzverhältnisse zwischen Kopf und Becken eine Rolle.

Die Mechanik der vierten, der enklitischen Flexionsbewegung, basirt bei beiden Stellungen im Wesentlichen auf denselben Principien, wie die der dritten Bewegung. Nachdem der zweiarmige Hebel der Schädellänge vermittelst der Turbinalbewegung ungefähr in den Sagittalen gelangt ist, setzt sich letztere weder über die Beckenmediane hinaus fort, noch wird sie rückläufig, sondern es tritt die Flexionsbewegung um die Transversalaxe ein. Diejenigen Widerstände, welche dem Hinterhaupte gelten, werden überwunden, weil der stärkere Druck auf diesem ruht und nunmehr ein Ausweg nach unten möglich geworden ist. Bei der Hinterscheitelstellung gleitet das Hinterhaupt an der Symphyse herab in den freien Ausgang des Beckens, wobei der persistirende Widerstand der hinteren Beckenwand als Fixpunkt auch für die Rotation um die Transversale dient und das Vorderhaupt emporsteigt. Bei der Vorderscheitelstellung überwindet das Hinterhaupt die hintere Beckenwand, wogegen die Symphyse als Drehpunkt thätig bleibt und das Vorderhaupt ebenfalls sich erhebt. Diese Flexionsbewegung hat mit der Progressivbewegung gleichfalls keine Gemeinschaft und schliesst den Mechanismus der Vorderscheitelstellung im Wesentlichen ab.

Die Hinterscheitelstellung hingegen hat noch eine fünfte Bewegung, die proklitische Extensionsrotation. Die Mechanik dieser Bewegung zeigt complicirte Verhältnisse, indem ihr Fixpunkt, die Symphyse, nicht mehr den Schädel selbst, sondern am Nacken angreift und so ein suspendirter zweiarmiger Hebel entsteht, dessen sincipitales Extrem in dem elastischen Endtheile der hinteren Beckenwand, respective in der elastischen Qualität des Dammes, eine neue Triebkraft erhält, welche in Folge des progressiven Druckes die proklitische Extensionsbewegung realisirt.

9. Zeitpunkt des Mechanismus.

Der Beginn des Mechanismus fällt im Allgemeinen mit der völligen Eröffnung des Muttermundes zusammen, wobei es nicht massgebend ist, ob die Fruchtblase noch steht oder nicht.

Die Berstung der Eihäute kann vor, während und nach der Eröffnung des Muttermundes erfolgen. Sehr häufig fällt der Blasensprung mit dem Verstreichen des Muttermundes zusammen. Tritt er später ein, so kann er entweder noch in der Vagina geschehen und sein Ort ist dann stets die tiefste Stelle der Blase, oder ausserhalb der Geschlechtstheile und hier wieder in zwiefacher Weise. Entweder schneidet die Blase gleichzeitig mit dem Kopfe durch und rupturirt dann gewöhnlich in der Peripherie des Nackens des Fötus (Glückshaube), oder die Blase tritt früher als der Kopf aus der Schamspalte. Sobald in letzterem Falle der grösste Umfang der Blase durch ist, hört ihre Spannung auf und sie fällt als schlaffer gestielter Beutel zwischen die Schenkel hinab. Beiläufig bemerkt kommt dieser letztere, schon J. F. Osiander[1]) bekannte Mechanismus der Blase nach meiner Erfahrung nicht so selten vor, wie Leopold[2]), Credé[3]) und Hohl[4]) annehmen, indem er sich schon auf 200 Geburten ein Mal ereignen dürfte. Auch habe ich den Stiel des Beutels niemals wie diese Autoren strangförmig gewunden, sondern stets nur parallel gefaltet und wasserleer

---

[1]) F. B. Osiander. Handbuch der Entbindungskunst. 1825. III. Bd. S. 368 u. 2. Aufl. 1833 III. Bd. S. 415.

[2]) Leopold. Vorfall der mit Fruchtwasser gefüllten Eihäute. Monatsschr. f. Geburtsk. Bd. 13. S. 139. 1859.

[3]) Credé. Vorfall des mit Fruchtwasser gefüllten Amnion. Ebendaselbst S. 141.

[4]) Hohl. Lehrbuch der Geburtshülfe. II. Aufl. 1862. S. 603.

gefunden. Der Kopf tritt nach seinem Durchschneiden wieder in die Blase hinein, das Wasser weicht aus und verschwindet. Wo hier späterhin die Rupturstelle entsteht, darüber vermag ich nichts Sicheres anzugeben. Endlich kann auch noch das vollständige, ausgetragene Ei sammt der Placenta ausgestossen werden, wie ich noch unlängst bei einer kräftigen zweitgebärenden Ostfriesin beobachtete, deren lebendes Mädchen 3152 Gramm wog. — Da wie gesagt dieser verschiedenartige Mechanismus der Eihäute ohne wesentlichen Einfluss auf den Mechanismus der Stellung ist, so dürfen wir ersteren ohne Schaden vernachlässigen und die Blase ganz aus dem Spiele lassen.

Was hingegen den Muttermund betrifft, so kann einerseits bei gleichmässiger Eröffnung desselben der Mechanismus auch schon etwas vor dem Verstreichen beginnen und bevor der letzte Saum des Muttermundes geschwunden ist, während andererseits bei ungleichmässiger Eröffnung selbst ein kleiner restirender Theil, z. B. der vorderen Lippe, hindernd auf den Mechanismus einzuwirken im Stande ist, wenigstens rotirende Bewegungen nicht gestattet. Da nun das Verstreichen des Muttermundes ohne Rücksicht auf den Kopfstand vor sich geht, so finden wir, dass es sich bei dem verschiedenartigsten Kopfstande vollziehen kann sowohl bei Eintritt des Schädels in den Beckeneingang, als auch bei hohem und tiefem Stande desselben im kleinen Becken, und dass somit der Schädel bis unmittelbar über der unteren Apertur das Becken durchlaufen hat, ehe der Muttermund verstreicht und der Mechanismus seinen Anfang nimmt. Es ist aber auch der Schädel vor Beginn des Mechanismus den Gesetzen des letzteren unter allen Umständen nicht unterworfen; und wir sehen denn auch den Schädel, mag er mit dem ihn umgebenden unteren Uterinsegmente so tief wie möglich in das Becken herabgesunken sein, niemals eine rotirende Bewegung ausführen, sondern der Kopf behauptet seine schon bezeichnete durch Lage und Haltung determinirte ursprüngliche Topologie im queren Durchmesser des unteren Uterinsegmentes, respective des Beckens. Da nun aber der Kopf bereits vor dem Beginn der Geburt und somit des Mechanismus in der allergrössesten Mehrzahl der

Fälle und bei Erstgebärenden stets im kleinen Becken sich befindet, so ergiebt sich, dass im individuellen Falle der im Vorhergehenden geschilderte Normalmechanismus in seinem ganzen Umfange und Verlaufe zu beobachten nur äusserst selten Gelegenheit sich darbietet. Namentlich entzieht sich die erste Hälfte desselben, nämlich bis zur Rotation der Schädellänge in den Schrägen des Beckens, wo wir sie oft schon vorfinden, oder doch bis zum Beginne der Turbinalbewegung, in der Regel unserer Wahrnehmung, theils wegen des ursprünglich tiefen Schädelstandes Erstgebärender, theils wegen des raschen Verlaufes des Hochstandes Mehrgebärender. Hierbei zeigt sich, was ich schon mehrfach hervorheben musste, vorzugsweise deutlich, dass meine Darstellung des Mechanismus nur ein schematisches, retouchirtes Bild geben konnte, welches vom klinischen Vorgange des concreten Falles namhafte Abweichungen zeigt und in seiner ganzen Schärfe in der Natur vielleicht kaum jemals zur Erscheinung kommt.

Speciell ist hier nochmals zu betonen, dass unsere Vorstellung vom Eintritt des Kopfes in den Beckeneingang kaum eine andere als theoretische sein kann, da die äusserste Seltenheit der thatsächlichen Beobachtung und des gleichzeitigen so zu sagen experimentellen Studiums unter normalen Verhältnissen lediglich ein glücklicher Zufall ist und abnorme Verhältnisse hinwieder Anomalieen des Mechanismus bedingen. Ich bin erfreut diese alltägliche und doch allen bisherigen Angaben widersprechende Erfahrung durch die übereinstimmende vortreffliche Darlegung Schröder's [1]) stützen zu können und bemerke, dass alle auf die Topologie des Eingangs basirten Theoricen mit höchster Vorsicht aufzunehmen sind.

Der normale Mechanismus der Scheitelstellung beginnt also für gewöhnlich und eigentlich erst in der Beckenhöhle, bei Erstgebärenden meist unmittelbar über dem Beckenausgange und besteht demnach wesentlich in den rotativen Bewegungen. Theils weil wir ihn so häufig touchiren, theils weil er die Gegensätze am schärfsten markirt, ist es Gebrauch

---

[1]) K. Schröder. Schwangerschaft, Geburt u. Wochenbett. Bonn 1867. S. 44 u. 45.

klinisch den Moment des Schrägstandes zur Bezeichnung der Stellungen zu wählen. So sagt man: kleine Fontanelle links vorn, grosse rechts hinten — erste Hinterscheitelstellung; kleine Fontanelle rechts vorn, grosse links hinten — zweite Hinterscheitelstellung; kleine Fontanelle rechts hinten, grosse links vorn — erste Vorderscheitelstellung; kleine Fontanelle links hinten, grosse rechts vorn — zweite Vorderscheitelstellung.

10. Dauer des Mechanismus.

Die Dauer des Geburtsmechanismus ist nach dem so eben Gesagten im Allgemeinen gleich der Dauer der Austreibungsperiode der Geburt, welche mit dem Verstreichen des Muttermundes beginnt. Im Besonderen liegen bis jetzt noch keine methodischen und experimentellen Messungen der Dauer, weder des Normalmechanismus, noch der Modificationen, vor. Es verhindert dieses Desiderat demnach jeden exacten Zahlenausdruck für den bestimmten Mittelwerth, welchen Beobachtungsreihen uns als Gesetz ergeben würden. Auch eine Berechnung der Dauer des Mechanismus aus der Dauer der s.g. Austreibungsperiode erlaubt deshalb nur in beschränkter Weise einen Rückschluss, als die Messungen der letzteren nicht mit Bezug auf erstere angestellt worden sind. Doch wird man in Rücksicht der Frequenz der Stellungen und der Modificationen des Mechanismus, und unter Beihülfe wenigstens des Eindrucks, welchen uns die klinische Erfahrung aus zahlreichen Geburtsfällen hinterlassen hat, einen approximativen Rückschluss dahin wagen dürfen, dass die Dauer des Mechanismus zunächst und abgesehen von der völligen Ausdehnung des Muttermundes im Wesentlichen in einem bestimmten Verhältnisse zu dem Grade steht, welchen die organische Vorbereitung der Geburtswege bereits erreicht hat, einerseits und von der Accomodation, der der fötale Schädel sich unterzieht, andererseits zu der Zeit, wann die treibende Kraft der Austreibungsperiode hinzukommt und wieder nach der Graduation ihrer Energie. Uebereinstimmend mit der Thatsache, dass ersteres Moment sich rascher entfaltet bei Mehrgebärenden als bei Erstgebärenden, finden wir auch bei Mehrgebärenden ungeachtet des häufigen hohen Kopfstandes eine kürzere, und bei Erstgebärenden trotz des von vornherein tiefen Kopfstandes eine längere Dauer des Mechanismus. Der Kopfstand, dessen Höhe sich also umgekehrt verhält wie die Geschwindigkeit des Mechanismus, ergiebt uns die noch nicht hervorgehobene, für die Dynamik der Geburt äusserst wichtige Thatsache, dass nicht, wie man bisher angenommen, die progressive Bewegung des Schädels von oben nach unten, sondern vielmehr die Rotationen desselben der Zeitdauer nach das Wesentliche des Mechanismus ausmachen. Ich darf es nicht unterlassen hier anzudeuten, dass diese Auffassungsweise von einiger Tragweite für das essentielle und prognostische Verständniss des ganzen Geburtsvorganges und nicht ohne reformatorische Wirkung auf unser geburtshülfliches Handeln, auf Indication und technisches Verfahren sein wird. — Wir können nun die Normaldauer des Mechanismus bei Erstgebärenden auf zwei bis drei, bei Mehrgebärenden auf zwei bis eine Stunde angeben. Diese Normaldauer gilt ferner vorzüglich für die Hinterscheitelstellung, aber auch die Vorderscheitelstellung braucht nicht von derselben abzuweichen, doch erfordert sie durchschnittlich eine etwas längere Dauer. Dass der Mechanismus der zweiten Vorderscheitelstellung schwieriger und langwieriger sei als der der ersten, wie Cazeaux [1]) meint, ist entschieden nicht der Fall. Von den Modificationen ist es besonders der tiefe Querstand, welcher bisweilen eine ungewöhnlich lange Zeitdauer beansprucht, während welcher die schädigenden Nebenwirkungen des Geburtsdynamismus auf die Frucht sich geltend und damit das Eingreifen der Kunst erforderlich machen können. Auch der Mechanismus der Schultern, dessen Zeitdauer sich bis auf höchstens wenige Minuten beläuft, kann bei eintretender Zögerung die nämlichen Folgen zeigen.

---

[1]) Cazeaux. A. a. O. S. 318.

11. Statistik der Scheitelstellung.

Die Frequenz der Scheitelstellung im Vergleiche zu sämmtlichen anderen Stellungen beträgt mindestens 96 pCt. Diese bedeutende absolute Zahl lässt die Scheitelstellung als einzige fundamentale und normale Stellung erscheinen. Die verschwindend kleine Zahl aller übrigen dagegen bezeichnet diese genügend als abnorme Stellungen. Und da ich die Frequenz hier als einzig mögliches und berechtigtes Eintheilungsprincip betrachte, so müssen wir alle anderen hergebrachten Arten der Eintheilung in gute und schlechte, in fehlerfreie und fehlerhafte, in physiologische und pathologische Stellungen u. dergl. als willkürliche und auf keinem absoluten und naturwissenschaftlichen Massstabe beruhende Eintheilungsarten gänzlich fallen lassen.

Die relativen Frequenzverhältnisse der Scheitelstellung, d. h. das numerische Verhalten der einzelnen Scheitelstellungen und deren Modificationen unter- und zueinander, ist bisher nur theilweise genauer erforscht worden.

Das Häufigkeitsverhältniss zunächst der ersten zur zweiten Hinterscheitelstellung ist nach Hecker's statistischen Angaben an der Münchener Klinik wie 2,3 : 1; nach C. Braun auf der Wiener Klinik wie 2,45 : 1; nach Schröder auf der Bonner Klinik wie 2,5:1; nach den während meiner fünf Dienstjahre von 1857 bis 1862 auf der Göttinger Klinik von mir beobachteten 599 Hinterscheitelstellungen, von denen 443 erste und 156 zweite, sogar wie 2,7 : 1. Man sieht, dass diese Zahlen nicht mit wünschenswerther Genauigkeit übereinstimmen. Was indess die meinige betrifft, so wird man es begreiflich finden, wenn ich ihr ungeachtet der relativ geringen Anzahl der zu Grunde liegenden Fälle das meiste Vertrauen schenke, weil ich mir selbst für die Genauigkeit der Beobachtung die sicherste Bürgschaft bin. Es ergiebt sich demnach, dass die erste Scheitelstellung nahezu dreimal so häufig vorkommt, als die zweite, wobei ausserdem der Zufall bisweilen acht, zwölf, fünfzehn, ja zwanzig erste Stellungen ununterbrochen hintereinander bringt.

Unter meinen 599 Hinterscheitelstellungen kommen 306 auf Erst- und 293 auf Mehrgebärende. Die der Erstgebärenden bestehen aus 236 ersten und 70 zweiten Stellungen; die der Mehrgebärenden aus 207 ersten und 86 zweiten Stellungen. Es scheint darnach die Frequenz der Geburt auf die Frequenz der ersten und zweiten Hinterscheitelstellung einigen Einfluss zu äussern, indem die Zahl der zweiten zur Zahl der ersten Stellung sich verhält bei Erstgebärenden wie 1 : 3,37, bei Mehrgebärenden wie 1 : 2,41. — Nach dem Geschlechte vertheilen sich die 599 Hinterscheitelstellungen auf 304 Knaben und 295 Mädchen; 232 Knaben hatten die erste und 71 Knaben die zweite Stellung; 210 Mädchen die erste und 85 die zweite Stellung. Das erwähnte Frequenzverhältniss ist demnach bei den Knaben 1 : 3,27, bei den Mädchen 1 : 2,47. Es ergiebt sich also daraus, dass die zweite Stellung bei Mädchen frequenter ist als bei Knaben und zwar in dem Verhältniss von 1 : 1,32. Beiläufig ist die Conformität in den numerischen Beziehungen der ersten und zweiten Stellung zwischen Erst- und Mehrgebärenden einerseits, und zwischen Knaben und Mädchen andererseits bemerkenswerth. — Die Grössenverhältnisse der in Hinterscheitelstellung geborenen Kinder fallen mit den allgemeinen Grössenverhältnissen schon deshalb zusammen, weil die bedeutende Procentzahl dieser Stellung die Zahl der Geburten nahezu deckt, und demnach auf diese allgemeine Grössenverhältnisse im Wesentlichen bestimmend einwirkt. Ein Unterschied in den Grössenverhältnissen der Kinder, welche in erster und welche in zweiter Stellung geboren werden, ist nicht erkennbar.

Auf bei weitem grössere Schwierigkeiten als bei der Hinterscheitelstellung stossen wir aus mehrfachen Gründen bei der Statistik der Vorderscheitelstellung, theils weil man sie mit der von mir bei der bei der zweiten Stellung erwähnten Modification des Mechanismus, ja sogar mit der Vorderhaupt-, mit der Stirn- und Gesichtstellung confundirt, theils weil man sie als unbedeutende Varietät der Hinterscheitelstellung ganz unbeachtet lässt, theils endlich weil man wegen häufigen und wie man annehmen darf oft unbefugten operativen Eingreifens, entweder störend auf den Mechanismus einwirkte, oder ihn der Zeit nach seinem normalen spontanen Abschlusse entzog. Es bleibt uns demnach unter den vorhandenen statistischen Daten nur eine sehr geringe Auswahl für unsere Zwecke verwerthbar. Die absolute Frequenz der Vorderscheitelstellung, d. h. zu der Zahl aller Stellungen oder was dasselbe ist, zu der Zahl der Geburten überhaupt, beträgt nach Hecker 1 : 62. Ich finde unter 645 Geburten 9 Vorderscheitelstellungen, also ein Verhältniss wie 1 : 71,6. Die relative Frequenz der Vorderscheitelstellung zu der Hinterscheitelstellung verhält sich nach Elsässer wie 1 : 56, nach Hecker wie 1 : 58,5. Ich habe unter 624 Scheitelstellungen 9 Vorderscheitelstellungen, also eine Proportion von von 1 : 69,3. Ueber das Verhältniss der Vorderscheitelstellung zu unserer bei der zweiten Stellung namhaft gemachten Modification liegen noch keine sicheren Data vor. Nach den Angaben von Simpson und von Barry berechnet sich etwa ein Verhältniss von 1 : 9. Dagegen stellt es sich nach Bell wie 57 : 43. Ich bin nicht in der Lage, irgend etwas Bestimmtes über diese Verhältnisse anzugeben, doch ist es mir wahrscheinlich, dass jene Modification sehr viel häufiger vorkommt als die Vorderscheitelstellung. Das Verhältniss der beiden Vorderscheitelstellungen zu einander ferner ist nach Hecker die erste zur zweiten wie 43 : 20; bei meinen 9 Fällen wie 7 : 2, und Leishman berechnet aus einer grösseren, jedoch aus obigen Gründen nicht fehlerfreien Statistik die Proportion von 9,52 : 2,52.

Unter den von Hecker beobachteten 63 Vorderscheitelstellungen kamen 21 bei Erst- und 42 bei Mehrgebärenden, bei 37 Knaben und 26 Mädchen vor. Demselben Forscher verdanken wir Bestimmungen über die Grössenverhältnisse derjenigen Kinder, welche in Vorderscheitelstellung geboren werden. Das Durchschnittsgewicht derselben beträgt danach 5,9 Zollpfund, bleibt also um 0,6 unter dem allgemeinen Mittel von 6,5 Zollpfund zurück. Den Unterschied des Kopfumfanges und der Schädeldurchmesser werden wir bei den Formveränderungen des Schädels berücksichtigen.

Die statistischen absoluten und relativen Frequenzverhältnisse der namhaft gemachten Modificationen des Mechanismus der Scheitelstellung, insbesondere des tiefen Querstandes, sind bedauerlicherweise noch gänzlich unbekannt und zukünftigen Forschungen vorbehalten. —

Nach Massgabe der Frequenz der Scheitelstellungen hat man die vier Stellungen unter sich geordnet und als erste, zweite, dritte und vierte Stellung bezeichnet, ein Princip, welches auch ich als das zweckmässigste befolgt habe.

Zweiter Factor.

Die organischen Geburtsvorgänge.

I. Allgemeine Betrachtung der organischen Geburtsvorgänge.

1. Begriff der organischen Geburtsvorgänge.

Unter den organischen Geburtsvorgängen verstehe ich denjenigen physiologischen Process, wodurch die bis zur Geburt mehr oder weniger verschlossenen weichen Geburtswege sich so weit eröffnen, dass die Frucht ohne wesentliche mechanische Gewalt durch dieselben hindurch gehen kann.

2. Geschichtliches.

Im Alterthum scheint man sich der organischen Geburtsvorgänge nicht unbewusst gewesen zu sein, wie aus mannigfachen therapeutischen Vorschriften zu schliessen ist, welche den Zweck hatten die Geschlechtstheile zu erweichen und dehnsam zu machen. In späterer Zeit sind diese Vorgänge wieder in Vergessenheit gerathen und auch heute noch so zu sagen unbekannt. Nur die Geburtshülfe Grossbritaniens lässt hie und da Spuren davon erkennen, welche jedoch vorwiegend Nachklänge der conservativen Geburtshülfe Smellie's sein dürften, die für jenes Land überhaupt von so grosser Bedeutung geworden ist. Immerhin aber documentirt jene insulare Wissenschaft in diesem Punkte eine unbestreitbare Superiorität. Denn obwohl die ausführliche Darlegung und eigentliche Begründung des fraglichen Processes deutsches Eigenthum und vaterländisches Verdienst ist, so hat doch die zünftige Wissenschaft Wigand, der kein Professor war, dergestalt ignorirt, dass er zum Nachtheil derselben ohne den gebührenden Einfluss geblieben ist. Ueber den in Rede stehenden Geburtsfactor findet sich wenigstens in der Literatur meines Wissens nichts vor. Erst in allerneuester Zeit haben wir Kehrer eine eingehendere Würdigung der von Wigand als „organische" bezeichneten Geburtsvorgänge zu verdanken. Kehrer ist wie es scheint ganz selbständig darauf gekommen. Derselbe bezeichnet aber die Dilatation, wie er sich ausdrückt, sofort als eine der wesentlichsten Bedingungen für die Vollendung der Geburt.

3. Analoge Vorgänge und deren Incitamente.

Nicht nur als Theilerscheinung des Geburtsprocesses treten Vorgänge an den weiblichen Genitalien auf, welche eine Erweichung ihres Gewebes, eine Massenzunahme derselben und eine Erweiterung des Genitalkanals bewirken, sondern auch schon unter anderen Verhältnissen. Beide Bedingungen bewirken nur eine graduelle Verschiedenheit des nämlichen Vorganges.

Bei gewissen physiologischen Geschlechtsfunctionen der Menschen und der Thiere finden wir als initiale und begleitende Erscheinung jene Erweichung und Lockerung der betreffenden Organe, deren Effect nicht allein eine Erweiterungsfähigkeit, sondern daneben auch eine thatsächliche Vermehrung der Masse und der Lumina jener Gebilde ist. Die Brunst der Thiere, die Menstruation des Weibes für sich oder gepaart mit dem Geschlechtstrieb, oder auch die rein psychische erotische Geschlechtserregung, welche noch durch locale mechanische Reizung erhöht wird, haben den fraglichen Vorgang zur Folge. Aehnlich wie im ruhenden Zustande das männliche Glied von geringerem Volumen, schlaff und von kühlerer Temperatur, so sind im Ruhezustande auch die weiblichen Genitalien kleiner, trockener und kühler. Dieselben Reize welche die Erectio penis, stärkere Absonderung der Schleimhaut der Urethra und der Prostata, eine acute Functionirung der Hoden, zur Folge haben, bewirken analoge Erscheinungen beim Weibe. Erhöhte Thätigkeit der normalen Absonderungsorgane, der Schleim- und Cowper'schen Drüsen, vorzüglich aber ausser diesen indirecten Wirkungen noch eine directe Transsudation seröser Flüssigkeit in die Gewebe selbst.

Jene ursächlichen Incitamente der fraglichen Vorgänge lassen wohl eine genauere qualitative Unterscheidung zu. Sie sind nämlich rein mechanische, oder psychische, oder functionelle Incitamente, die auch mehrfach unter einander combinirt sein können.

A. Mechanische Reizung.

Es ist wohl nicht zweifelhaft, dass ausschliesslich mechanische Reize im Stande sind direct die Genitalien zu lockern. Dies ist schon zu erwarten nach dem alten Satze: ubi irritatio ibi affluxus. Die gynäkologische Untersuchung bietet uns die tägliche Erfahrung, dass im Ruhezustande befindliche vielleicht schwer und nicht ohne Schmerzen zugängliche Genitalien unter der Untersuchung feuchter, weicher, weiter und schmerzlos werden, so dass dieser mit der Dauer der Manipulation mehr und mehr sich steigernde Effect als eine wesentliche Förderung der gynäkologischen Exploration angesehen werden muss. Indess wäre es denkbar, dass die Wirkung dieser explorativen Reizung der Geschlechtstheile nicht in allen Fällen eine rein mechanische Ursache hätte, sondern unter Umständen gleichzeitig indirect als psychischer Reflex aufzufassen wäre. Analog dürfte sich diejenige mechanische Reizung der Genitalien verhalten, welche z. B. vermittelst Fahren im Wagen, Schaukeln, Reiten u. dgl. gesetzt wird, deren Wirkung nicht allein durch gesteigerte Secretion und Ausfluss von Schleim aus den Geschlechtstheilen, sondern auch als Schwellung der Vulva und ein Gefühl von Klaffen der Schamspalte der Betreffenden zum Bewusstsein kommt, Empfindungen, welche oft noch stundenlang nach Aufhören des ursprünglichen Reizes andauern und erst allmälig wieder verschwinden. Anders dagegen die Reizung, welche durch Einlegen fremder Körper in das Genitalrohr, wie es zu gynäkologischen oder tokologischen Zwecken geschieht, verursacht wird. Hierbei ist wohl kaum an eine Mitwirkung der Psyche zu denken, es müsste denn die blosse Aufmerksamkeit derselben, stärker in der betreffenden Richtung abgelenkt, zur Hervorrufung der fraglichen Erscheinung mit beizutragen vermögen. Auch passive locale Hyperämieen, wie sie durch Wurmreiz, Anfüllung der Blase und des Mastdarms, auch der Samenblasen bedingt werden; endlich allgemeine Circulationsstörungen, hervorgerufen z. B. durch starke Mahlzeiten, geistige Getränke, Schlafen auf der linken Seite oder auf dem Rücken, abgesehen von wirklich pathologischen Zuständen der Circulations-, Verdauungs- und anderer Organe, dürfen wohl als mechanische Ursachen angesprochen werden.

Unter dieser mechanischen Reizung an dem Orte ihrer Wirkung selbst, darf der sympathische Effect der mechanischen Reizung von Körpertheilen aus, welche den Geschlechtsorganen entfernt liegen, nicht übersehen werden. Mechanische Reizung, z. B. der Mamma, namentlich der Brustwarze, ferner des Nackens, des Mundes (Nervus genito-labialis — Voltaire) u. s. w., wirken mehr oder weniger intensiv auf die Genitalien in der besprochenen Weise zurück. Wahrscheinlich geschieht dies aber nicht durch directe mechanische Ueberleitung, sondern vielmehr indirect durch Vermittelung der Psyche.

B. Erotische Erregung.

Die erotische Geschlechtserregung kann entweder bloss mechanisch, oder nur sensuell, oder rein psychisch, oder combinirt bedingt sein. Die mechanischen Ursachen sind im Vorhergehenden bereits berührt worden. Sensuell wird die Psyche erotisch afficirt durch entsprechende Eindrücke der Sinne, des Gesichts, Gehörs, Geruchs, wobei immer eine Association objectiver Einwirkung und subjectiver Empfänglichkeit vorauszusetzen ist. Endlich handelt es sich um den rein psychischen erotischen Affect, welcher gleichfalls objectiv durch Aufnahme entsprechender Gedanken und Bilder von aussen, z. B. durch Rede, durch Musik, durch Lectüre, oder subjectiv durch spontan entstehende Gedanken und Vorstellungen in der Phantasie oder durch Combination beider geweckt wird. Der dadurch hervorgerufene Effect des Wollustgefühls, welcher beim Manne unter Vermittelung eines besonderen Mechanismus als Erectio penis, beim Weibe als die fraglichen Veränderungen der Genitalien, als Erectio clitoridis, und wahrscheinlich noch anderer unbekannten Vorgänge z. B. am Uterus und dessen Annexen, in die Erscheinung tritt, ist von altersher mit dem Namen Priapismus bezeichnet worden.

Einzeln oder associirt vermögen diese psychischen Ursachen eine graduelle Verschiedenheit und eine Steigerung ihrer Wirkungsgrösse hervorzurufen. Die höheren und höchsten Grade derselben werden durch die vereinte Thätigkeit sämmtlicher bisher genannten Ursachen auf den Gipfel der Leidenschaft gebracht, welche im Coitus, respective im Samenerguss, und beim Weibe in noch meist unbekannten akmetischen Vorgängen ihren Culminationsmoment und Abschluss findet.

C. Functionelle Ursache.

Das dritte Incitament der organischen Erweichungsvorgänge ist das functionelle, d. h. es wird durch gewisse Geschlechtsfunctionen bedingt, ist an diese constant gebunden. Diese Geschlechtsfunctionen sind die Menstruation und Brunst und die Geburt. Dass die Menstruation mit den in Rede stehenden Erweichungsprocessen einhergeht, bedarf wohl keines Beweises. Und auch von der Brunst ist es bekannt, dass nur während derselben und durch dieselbe die Geschlechtstheile für die Begattung zugänglich werden. Diese Ursache wird sogar ziemlich intensiv einwirken müssen, falls wir nicht eine Mitwirkung des secundären psychischen Incitamentes gleichen Grades beim Thiere wie beim Menschen zulassen wollen. Als durchaus rein functionell ist der organische Erweichungsvorgang bei der Geburt anzusehen um den es sich hier eigentlich handelt, und den wir demnach im Einzelnen zu betrachten haben.

D. Gleicher Effect bei verschiedenen Ursachen.

Sämmtliche beregten Incitamente haben einen und denselben Effect, nämlich eine erhöhte Thätigkeit der Genitalgefässe; eine Fluxion der Säfte nach den Geschlechtstheilen. Diese Hyperämie hat an sich durchaus nichts Specifisches in ihrem Wesen und ihrer Wirkung und scheint von der wirklichen Entzündung nur dahin quantitativ unterschieden zu sein, dass jene einen niederen Grad einhält, eine bestimmte Stufe nicht überschreitet. Im Uebrigen findet auch bei jenen ein stärkeres Zuströmen der Säfte nach sämmtlichen Geschlechtsorganen und den benachbarten Gebilden hin statt, damit wiederum einhergehend eine Transsudation in die Gewebe, welche bei den drüsigen Organen eine stärkere Functionirung und Absonderung, bei den übrigen Gebilden eine interstitielle seröse Durchfeuchtung, Anschwellung, Lockerung und Erweichung bewirkt. Diese local erhöhte Intensität des Stoffwechsels imponirt selbst schon dem untersuchenden Finger als gesteigerter Wärmegrad, scheint aber auch thermometrisch nachweisbar. Wenigstens fand Schröder[1]) bei Kreissenden die Temperatur des Uterus im Mittel um 0,093° C. und Gruber[2]) oft noch bedeutender erhöht. Bei abnorm langer Dauer der Geburt aus irgend welcher Ursache, z. B. verengtem Becken, Querlage besonders mit Tetanus uteri, habe ich, abgesehen von den Tagesschwankungen, eine Zunahme der Temperatur bis zu zwei Grad gefunden. Ausserdem dürfte mindestens ein Theil der Steigerung des Stoffwechsels, wie sie auch aus dem Harnverhalten bei der Geburt den Untersuchungen Winckel's[3]) zufolge hervorgeht, gleichfalls auf Rechnung der localen organischen Geburtsvorgänge fallen.

Dass durch differente Ursachen identische Effecte hervorgerufen werden können, beweist die Thatsache, dass äussere mechanische Reize, als Insulte und Verletzungen, thermische Einwirkungen, pathologische Zustände der Genitalien und des Eies selbst, Operationen an den Geschlechtstheilen, ja allge-

---

[1]) K. Schröder. Beitrag zur Lehre von der pathologischen, örtlichen und allgemeinen Wärmebildung. Archiv f. pathol. Anatomie u. Physiologie von Virchow. 35. Bd. 2. Hft. 1866.

[2]) A. G. Gruber. Beobachtungen über Temperatur u. Pulsverhältnisse bei Gebärenden. Dissertation. Bern 1867. 4.

[3]) F. Winckel. Studien über den Stoffwechsel bei der Geburt und im Wochenbette. Rostock 1865.

meine fieberhafte Zustände (Typhus) die Geburtsthätigkeit bewirken können. Auf diesen Thatsachen beruht auch das Verfahren der künstlichen Frühgeburt, das hier die Beweiskraft eines Experimentes besitzt.

4. Letzte Ursache der organischen Vorgänge.

Wenn wir die erhöhte Thätigkeit der Gefässe der Genitalsphäre und deren Folgezustand als Thatsache betrachten, so wissen wir zwar, dass jene durch das vasomotorische Nervensystem bewirkt wird. Was aber wiederum den Sympathicus zu dieser Thätigkeit veranlasst, dafür können wir vielleicht mit der Nennung der mechanischen, der psychisch-erotischen und mit der Ovarialreizung bei der Menstruation und Brunst uns begnügen; wir dürfen auch noch die Analogie hervorheben, welche zwischen der Periodicität der Reifung des Eichens und der Reifung des Eies zu statuiren erlaubt sein kann; die tokologisch-functionelle Anregung jenes physiologisch räthselhaften Nerven aber in letzter Instanz eben nur als eine functionelle Thätigkeit bezeichnen zu müssen, das gewährt unserem Wissensdrange keine volle Befriedigung. Und dennoch sind wir heute gezwungen an dieser Grenze Halt zu machen.

5. Letzte Ursache der Schwangerschaftsdauer oder des typischen Eintritts der Geburt.

Die aufgeworfene problematische Frage ist in der That die nämliche wie die Frage nach dem Gesetze der typischen Schwangerschaftsdauer, die Frage nach der letzten Ursache, welche die Geburtsthätigkeit hervorruft. Da wir nicht im Stande sind die erstere zu beantworten, so vermögen wir auch kein causales Incitament für die Geburt des Menschen zu statuiren und es bleibt uns nichts übrig als bei der Erscheinung der bestimmten und constanten Peridiocität der Schwangerschaft stehen zu bleiben, welche der Species Homo sapiens L. ebensogut wie bekanntlich jeder Thierspecies genuin innewohnt. Wir kennen den Grund nicht, weshalb der Embryo, sobald er wegen seines Längenwachsthums in der Queraxe des Uterus keinen Raum mehr findet, sich constant nach links krümmt; wir wissen es nicht, warum der junge Vogel im Ei constant so liegt, dass er seinen Kopf unter dem rechten Flügel birgt; oder warum das Meerschwein so sehr ausgebildete, hingegen das Kenguru so unentwickelte Jungen wirft. Und doch ist das Gesetz der Periodicität, welches den Organismus in so mannigfacher Weise sowohl in physiologischen als auch in pathologischen Zuständen beherrscht, immerhin ein tröstlicherer Anker, als wenn wir in das endlose Blau des Unerforschlichen blödsinnig hineinstarren. Aber gerade im Generationsleben liegt jenes Gesetz deutlich genug vor in der Pubertät, der Menstruation, der Gravidität, dem Puerperium, der Lactation, der Klimakterik u. s. w. Alle die zahlreichen Versuche das Gesetz der Schwangerschaftsdauer zu begründen, sind Hypothesen geblieben, die auf schwachen Füssen stehen. Jedenfalls scheint es mir nach dem Gesagten nicht zweifelhaft, dass, wie schon Spiegelberg[1]) behauptet, die Ursache des Eintritts der Geburtsthätigkeit in localen Veränderungen des Uteruskreislaufes zu suchen ist. Nur möchte ich von meinem Standpunkte aus die localen Kreislaufsveränderungen auf die gesammte Geschlechtssphäre ausdehnen. Man kann aber dabei nicht stehen bleiben, sondern muss noch weiteren letzten Gründen nachspüren. Denn genau betrachtet ist Eintritt und Fortgang der Geburt gleich bedeutend mit Eintritt der organischen Erweichungsvorgänge, mit Fluxion und Hyperämie der nutritiven Gefässe der Geschlechtstheile und deren vasculären Nachbarorgane. Wie es gestattet ist die Schwangerschaftsveränderungen der Gebärorgane als einen chronischen Hypertrophirungsprocess zu betrachten, so dürfen wir wohl die organischen Vorgänge als ein peracutes Stadium jener Hyperplasie uns vorstellen, in welches letztere der erstere zu einem bestimmten Termine übergeht, dessen letzter Grund nicht weiter nachweisbar ist. Weder für die Graviditätshypertrophie

---

[1]) O. Spiegelberg. Henle u. Pfeufer's Zeitschr. f. rat. Med. 3. R. 2. Bd. 1858. S. 41.

noch für die Geburtshyperplasie ist der Reiz des fremden Körpers in der Gebärmutter ausschliesslich massgebend, wie schon aus dem Umstande sich ergiebt, dass jene nämlichen Vorgänge auch bei der Schwangerschaft ausserhalb der Gebärmutter stattfinden, wo sie nur graduell weniger hervortreten. Der fehlende Factor bleibt die unbekannte Grösse mit der wir nichtsdestoweniger zu rechnen haben.

Man hat längere Zeit hindurch der Behauptung (Hohl, Scanzoni[1])) nicht widersprochen, dass die Ovulation während der Schwangerschaft unausgesetzt in ihrer normalen Periodicität fortdaure und dass der Eintritt der Geburt mit dem Beginn einer Periode zusammenfalle, die Ursache der ersteren in der letzteren begründet sei. Diese Hypothese erschien einigermassen plausibel und hatte manches Verlockende, obwohl man dabei auf der Hand liegende Umstände übersah, welche offenbar gegen dieselbe sprachen. Namentlich scheint man sich wenig Sorge darum gemacht zu haben, weshalb denn gerade die zehnte katameniale Epoche diesen Effect zu Wege bringen soll und z. B. nicht auch schon die neunte oder erst die elfte? Auch das Verhalten der Corpora lutea begünstigt jene Behauptung keineswegs. Endlich fehlt die Menstruation sogar während der Lactation. Auch verdient die Thatsache Beachtung, dass bei den Thieren ebenfalls eine gesetzmässige Trächtigkeitsdauer besteht, obwohl die während derselben fortlaufende menstruale Periodicität gänzlich fehlt. Aus diesen und anderen Gründen, deren Erörterung hier zu weit führen würde, hat denn Kussmaul[2]) in neuerer Zeit die Ovulation während der Schwangerschaft überhaupt in Zweifel gezogen und geleugnet und zwar sofern man darunter das effective Bersten eines Graaf'schen Follikels versteht meines Erachtens mit Recht. Wahrscheinlich kann aber von einer auch ohne factische Ovulation stattfindenden periodischen Menstruationsblutung, welche während der Schwangerschaft er-

---

[1]) v. Scanzoni. Ueber die Fortdauer der Ovulation während der Schwangerschaft. Scanzoni's Beiträge. Bd. 4. S. 311. 1860.

[2]) A. Kussmaul. Von dem Mangel, der Verkümmerung und Verdoppelung der Gebärmutter, von der Nachempfängniss und der Ueberwanderung des Eies. Würzburg 1859. Zweite Abtheilung.

schiene, ebenfalls nicht die Rede sein. Damit fiele denn jene Hypothese von selbst.

Ich glaube, dass man auf die Frage nach der Ursache des Eintritts der Geburt heute keine andere Antwort zu geben im Stande ist, als dass dieselbe auf dem Eintritt der organischen Geburtsvorgänge beruht, oder eigentlich mit letzteren identisch ist. Erst mit dem Fortschritt in der Erkenntniss dieser Vorgänge, wird zugleich eine weitere Entwickelung jener Antwort gegeben sein. Immerhin dürfen wir mit Genugthuung in jenem präsumirten Zusammenhange zwischen Menstruation und Geburtseintritt die unbewusste Bestätigung meiner Angabe erblicken, dass beide, die katamenialen sowohl wie die tokologischen Flexionsvorgänge bis zu einer gewissen oben näher bezeichneten Grenze genetisch eine beachtenswerthe Analogie und in ihren Effecten eine sehr nahe Verwandtschaft zeigen.

6. Erscheinung und Wesen der organischen Vorgänge.

Die Erscheinung und das Wesen der organischen Vorgänge besteht in Turgescenz, in seröser Durchfeuchtung, interstitieller Ansammlung von Plasma in den Geweben, in Verdickung, Erweichung, Lockerung derselben, in starker Absonderung sämmtlicher betheiligten Drüsen. Diese Schleimabsonderung kann so beträchtlich werden, dass der Schleim durch die Schamspalte schon bei erotischer Erregung ausfliesst und die Betreffende „so nass“ wird. Durch die organische Erweichung wird bei Menschen und bei Thieren die Begattung nicht nur erleichtert, sondern im Wesentlichen ermöglicht. Sims [1]), welcher Gelegenheit hatte in vielen Fällen die weiblichen Geschlechtstheile unmittelbar nach stattgehabtem Coitus zu untersuchen, fand zu seiner Ueberraschung nicht allein die Scheide, sondern auch den Uterus in einem erweichten und erschlafften Zustande, welcher sogar ein tieferes

[1]) Marion Sims. Klinik der Gebärmutter-Chirurgie. Aus dem Engl. von Beigel. Erlangen 1866. S. 269.

Herabsinken der Gebärmutter zur Folge hatte. Wie hier im Kleinen kommen die organischen Vorgänge im grössten Massstabe bei der Geburt der Thiere und des Menschen zur Entwickelung. Diese organischen Geburtsvorgänge bilden nach meiner Meinung unter den Vier Factoren der Geburt das hervorragendste und wesentlichste Moment. Sie kennzeichnen nicht allein, wie bereits ausgeführt ist, den Beginn der Geburt, sondern bleiben auch bis zur völligen Beendigung derselben, also während der ganzen Geburtsdauer in Wirksamkeit und betreffen sämmtliche weichen Gebilde, welche sich bei der Geburt betheiligen. Ja auch die Nachbargebiete werden wegen des vasculären Zusammenhanges davon afficirt, indem häufiger Harn- und Stuhldrang sich bemerklich macht, was auch schon bei erotisch gespannter Erwartung und Erregung der Menschen und der Thiere der Fall ist. Wigand [1]) schildert diese Vorgänge wie sie bereits „in den letzten 24 oder 36 Stunden vor dem wirklichen Anfange der Geburt auftreten“ mit folgenden Worten: „Die äusserlichen Geschlechtstheile sind jetzt weichelastisch angeschwollen, und weiter und wärmer als gewöhnlich. Erreicht diese Turgescenz einen ungewöhnlichen Grad (Volllymphigkeit), so erweckt sie wohl bei Frauen, welche schon mehrmals geboren haben, das Gefühl eines ganz eigenen Druckes in den Geburtswegen, wie von einer Last, die in jedem Augenblicke durchzufallen drohet, und darum die Schwangere im Gehen hindert. Zugleich fliesst jetzt ein noch ungefärbter Schleim ab; es stellt sich ein oftmaliges, unschmerzhaftes Drängen zum Urinlassen ein.“ Die durch diesen Erweichungsprocess bei andauernder Wirkung desselben herbeigeführte Erweiterungsfähigkeit des Genitalrohres gestattet das Hindurchpassiren des Kindes. Dass derselbe die Hauptbedingung der Geburt ist, das beweist auch der Umstand, dass bei der mehrfachen Geburt die Geburt des zweiten Zwillings sehr viel leichter erfolgt, als die des ersten. Noch evidenter ist der Unterschied bei solchen Thieren, welche mehre Jungen gebären.

Der Beginn der Geburt fällt nach dem Gesagten mit

[1]) Wigand. Die Geburt des Menschen. II. Bd. S. 5. Berlin 1820.

dem Eintritt der organischen Geburtsvorgänge zusammen. Da der letztere aber an sich ein schleichender und verborgener ist, so wird er gewöhnlich übersehen und man lässt die Geburt erst mit den später beginnenden, aber subjectiv und objectiv mehr wahrnehmbaren dynamischen Vorgängen ihren Anfang nehmen. Es ergiebt sich daraus, dass wir bis jetzt keinen richtigen Massstab für die genaue Bestimmung der Geburtsdauer besitzen und dass dieselbe wahrscheinlich eine längere ist als man allgemein anzunehmen pflegt. Noch mehr entzieht sich, wie auch Kehrer[1]) bemerkt, bei den Thieren das Anfangsstadium der Geburt unserer Wahrnehmung, so dass auch hier eine bei weitem längere Geburtsdauer besteht, als man gewöhnlich annimmt. Derselbe Autor schildert die organischen Geburtsvorgänge (a. a. O. S. 53) als Veränderungen in dem Kreislaufe der Beckenorgane in vortrefflicher Weise folgendermassen:

„Bereits in den letzten Tagen, selbst Wochen der Gestation beobachtet man beim Menschen und den Säugern eine Anzahl von Veränderungen an den Genitalien selber, sowie den übrigen Beckenorganen, die mit einer Hyperämie dieser Theile zusammenhängen. Es mag dahin gestellt bleiben, ob der erste Eintritt dieser Hyperämie Folge ist gewisser noch unbekannter Erregungen in den Gefässnerven, ob er an Ernährungs- und Bildungs-Vorgänge in den Elementen der Genitalwände sich anschliesst, oder wie sie sonst zu Stande kommt; aber man muss festhalten, dass man eine starke Zunahme von Congestions-Erscheinungen nicht bloss constant nach dem Eintritte von Uterincontractionen beobachtet, sondern auch, obwohl in niederem Grade, die Hyperämie schon zu einer Periode rasch sich steigern sieht, in welcher eine durch längere Zeit fortgesetzte Betastung des Bauches keine Zusammenziehungen des Uterus nachweisen lässt. Man sieht schon vor der Geburt und in steigender Progression während derselben (aus naheliegenden Gründen besonders bei Thieren) die Vulva, den Damm und die Analgegend weiter aus dem Becken vortreten, diese Organe an Umfang zunehmen und

---

[1]) Kehrer. Beiträge u. s. w. II. Hft. S. 15. Giessen 1868.

durch theilweises Verstreichen der hier vorkommenden Hautfurchen eine glättere Oberfläche gewinnen. Beim Betasten erscheinen diese Theile um so praller elastisch gespannt, je weiter die Geburt vorgeschritten ist. Die Wände des Vorhofs, der Scheide und (wie ich bei Kaninchen und Hündinnen sah, die während der Geburt vivisecirt wurden) auch die der Gebärmutter erleiden eine mit der Dauer der Geburt zunehmende Schwellung, ihr Gefässsystem nimmt grössere Blutmengen auf, so dass vorher unsichtbare Gefässe jetzt als deutlich injicirte Netze hervortreten und den betr. Schleimhäuten eine mehr minder lebhaft rothe, selbst livide Färbung ertheilen. Die Schleimhautfalten der Scheide werden umfangreicher, selbst ödematös geschwellt und es lockert sich der ganze, der Exploration zugängige Theil des Genitalcanales einschliesslich des Gebärmutterhalses bedeutend auf, wird weicher dehnbarer und vollkommener elastisch.

Hieran reihen sich Veränderungen in der Secretion der Genitalschleimhaut, wodurch die Innenfläche des Canales im Verlaufe der Geburt ausserordentlich schlüpfrig wird und mit reichlichem Schleime sich überzieht. Dieser sog. Geburtsschleim stammt vorzugsweise aus der Cervicalschleimhaut, weniger sondern die Drüsen des Vorhofs einschliesslich der Bartholin'schen ab, die geringste Menge liefert die Scheide. Besonders reichlich ist die Secretion bei den Wiederkäuern, zumal den Kühen. Bei diesen sieht man oft schon Wochen, selbst Monate vor der Geburt lange Schleimschnüre aus der Vulva vorhängen, und werden dieselben dann bei der Geburt umfangreicher und erreichen viel rascher eine bestimmte Länge: die Secretion ist also jetzt vermehrt; oder es entwickeln sich bei schlecht genährten Thieren solche Schnüre überhaupt erst im Verlaufe der Geburt. Diese Schleimcylinder haben die Consistenz einer zähen Gallerte, sind entweder glashell oder weisslich getrübt, wohl auch gelblich oder röthlich gefärbt, und stellen weiter nichts dar als Verlängerungen jenes cervicalen Schleimpfropfs, der am inneren Muttermunde beginnt und durch den Cervicalcanal, die Scheide und den Vorhof sich nach aussen erstreckt. Da dieser Schleim nur trockenen, nicht aber mit Flüssigkeit überzogenen Flächen anhaftet, und da die Scheiden-Vorhofschleimhaut mit einem flüssigen Secrete überzogen ist, so tritt er mit letzterer nicht in die innige Verbindung, wie mit der Cervicalschleimhaut, und gestaltet sich dann zu einem lose in den Scheidenvorhofcanal eingebetteten Cylinder. — Auch das menschliche Weib, sowie ausser den Wiederkäuern noch andere Säuger, scheiden während der Geburt auf der Cervicalschleimhaut nicht unbedeutende Mengen von Schleim aus, nur ist dieser weniger consistent und geht deshalb in Form von Klumpen und unregelmässigen Massen und nicht von zusammenhängenden Schnüren ab. — Das Secret der Vestibular- und Bartholin'schen Drüsen, zwar dickflüssig, aber nicht so zäh wie der vorige, wird ebenfalls unter der Geburt reichlicher gebildet. Wie sich die Absonderung der Scheidenschleimhaut qualitativ und quantitativ während der Geburt verhält, ist noch nicht festgestellt, da man bis jetzt noch kein reines Vaginalsecret untersucht hat.

Nach diesen soeben angeführten Symptomen entwickelt sich bei der Geburt rasch eine starke Hyperämie in dem gesammten weiblichen Genitalcanal und, man muss hinzufügen, auch in den übrigen Beckenorganen; es entsteht eine Art acuten Katarrhs der Genitalschleimhaut, dem analog, welcher, wie Virchow hervorhob, die Ovulation begleitet."

7. Dauer der organischen Vorgänge.

Die Zeitdauer anlangend, welcher die organischen Vorgänge bedürfen um den Erweichungs- und Erweiterungsprocess zu vollenden, so ist derselbe zunächst ein individuell verschiedener. Diese Verschiedenheit scheint mir weniger in dem Intensitätsgrade der Congestionirung des Gewebes begründet, als vielmehr auf der histologischen Qualität des letzteren zu beruhen. Individuen mit „straffer Faser" leisten einen grösseren Widerstand als solche mit „weicher Faser." Für diese Begründung spricht auch die thatsächliche Erfahrung, welche besonders evident bei Erstgebärenden in die Erscheinung tritt und selbst dem Laien geläufig ist, dass alte

Erstgebärende im Allgemeinen einer langwierigen Geburt unterworfen sind. Auch scheint ferner der fragliche Vorgang bei Personen von grosser und kräftiger Statur sich langsamer zu vollziehen, als bei kleinen und schmächtigen Individuen.

Vor allem aber macht sich der Regel nach ein auffallender Unterschied geltend zwischen erster und wiederholter Niederkunft, welcher durchschnittlich auf etwa sechs Stunden zu Gunsten des rascheren Verlaufes bei den Mehrgebärenden zu veranschlagen ist. Das raschere Zustandekommen des Erweichungsprocesses bei Mehrgebärenden beruht wohl wesentlich auf einer geringeren Festigkeit des Gewebes, welche nach der primiparen Dehnung histologisch zurückgeblieben ist, wie der Rückbildungsprocess auch morphologisch Spuren zurücklässt, welche beweisen, dass die restitutio in integrum nicht völlig erreicht worden ist. Dann mag auch die einmal gesetzte stärkere Entwickelung der betreffenden Gefässe geeignet sein eine rapidere und intensivere Congestionirung zu begünstigen.

Der bezeichnete Zeitunterschied, unter welchem die organischen Geburtsvorgänge sich vollziehen, tritt am schärfsten zwischen der ersten und zweiten Geburt zu Tage, während derselbe zwischen der vorhergehenden und der nachfolgenden Mehrgeburt weniger schroff sich bemerklich macht; doch scheint mit der nachfolgenden Mehrgeburt auch die durchschnittliche Erweichungsdauer mehr und mehr abzunehmen. Statistische Eehebungen über diese Verhältnisse liegen nicht vor.

8. Die organischen Vorgänge in den Geburtsperioden.

Wenn man die Sache genau betrachtet, so wird es unverkennbar, dass entweder unbewusst oder unter einer anderen Voraussetzung man die Eintheilung des ganzen Geburtsverlaufes in verschiedene Geburtszeiträume im Wesentlichen nach Massgabe der Stadien des Erweichungsvorganges festgestellt hat. Bei der älteren mit Recht nunmehr obsoleten Eintheilung in fünf Perioden ist dies noch deutlicher als bei der jetzigen in drei Perioden. Denn indem man die drei ersteren der älteren in nur eine, in die erste Periode neuerer

Eintheilung zusammenzog (Hohl), lieferte man bereits den Beweis, dass man einem richtigeren Verständniss vom Geburtshergange ein wenig näher gerückt sei. Denn jene drei bestanden in der That lediglich in der Wirkung der organischen Vorgänge auf die Scheidenportion. Bei der neueren Eintheilung des Geburtsverlaufes in drei Stadien, in die Vorbereitungs- oder Eröffnungsperiode, die Austreibungsperiode und die Nachgeburtsperiode, bezieht sich die erstere nur auf das Verschwinden des Scheidentheils und auf die Ausdehnung des Muttermundes. Wenn ich diese ausschliesslich der Wirkung der organischen Geburtsvorgänge zuschreibe, so ergiebt sich, dass es diese allein sind, welche in der ersten Geburtsperiode thätig und wirksam sind. Erst in der zweiten oder Austreibungsperiode, in der die organischen Geburtsvorgänge keineswegs zurücktreten, sondern ununterbrochen fortdauern, gesellen sich die übrigen drei Factoren hinzu. Freilich sind die dynamischen Vorgänge bereits in der ersten Periode thätig, allein sie bleiben hier wirkungslos und nutzlos, doch sind sie genetisch mit den organischen Vorgängen so eng verknüpft, dass die Coexistenz beider nicht umgangen werden kann, obwohl die dynamischen teleologisch recht gut fehlen könnten, ja vielleicht besser gar nicht vorhanden wären. Erst mit dem Verstrichensein des Muttermundes tritt ihre eigentliche Wirksamkeit in Kraft und diese wird damit zugleich wieder die Ursache der mechanischen Vorgänge, welche in Folge der Gegenwirkung von Widerständen zu entsprechenden bestimmten Bewegungen resultiren. Es ist bereits bei den mechanischen Vorgängen betont worden, dass dieselben lediglich der zweiten oder Austreibungsperiode der Geburt angehören, wie es auch schon eo ipso im Ausdruck liegt. Das Gleiche ist endlich von dem vierten Factor, von den plastischen Vorgängen, zu sagen, da sie, abgesehen von einem additionalen Causalmomente, auf den nämlichen Ursachen beruhen wie die mechanischen, welche Ursachen beider nur in der Richtung ihrer Resultate auseinander gehn. Ich wiederhole also, dass die erste Periode einzig aus dem einen Factor, den organischen Geburtsvorgängen, besteht, dass dagegen die zweite Periode alle vier

Factoren umfasst. Die dritte oder Nachgeburtsperiode will ich hier als unwesentlich ganz aus dem Spiele lassen. Wenn wir nun die durchschnittliche Geburtsdauer einer Erstgebärenden auf 18 Stunden setzen und diese wieder mit 16 Stunden auf die Eröffnungsperiode, und mit 2 Stunden auf die Austreibungsperiode vertheilen, so ergiebt sich, selbst abgesehen von dem Antheile der organischen Vorgänge an der Austreibungsperiode, mit Evidenz die ausserordentlich grosse Bedeutung und Wichtigkeit der organischen Vorgänge für die Geburt, tritt das bedeutende Uebergewicht dieses Geburtsfactors über die drei übrigen Factoren zu Tage. Da indess wie bereits bemerkt die allerersten Anfänge der organischen Geburtsvorgänge auch beim Menschen der Wahrnehmung sich entziehen, so ist, wie schon berührt, wahrscheinlich die Geburtsdauer länger, als man gewöhnlich annimmt. Wohl wissen die Hebammen, dass „es noch nicht zur Geburt ist," so lange sie Muttermund fühlen; wohl beachtet der Geburtshelfer, — und dies hat Hohl mit gebührendem Nachdruck hervorgehoben — dass er niemals eine entbindende Operation bewerkstelligen kann, so lange der Muttermund nicht verstrichen ist, und dass hier selbst das Messer keinen völligen Ersatz gewährt — eine tiefere und eine richtigere Einsicht aber in die letzten Gründe seines Handels wird seiner Empirie erst die wissenschaftliche Grundlage verleihen.

Je länger aber die organischen Vorgänge in der Erweiterung des Muttermundes beschäftigt waren, desto mehr haben sie bei ihrer gleichzeitigen Wirkung auf Scheide und Beckenboden auch bereits die letzteren vorbereitet und dehnungsfähig gemacht. So erklärt sich die Richtigkeit des von Wigand aufgestellten Satzes, dass je länger die Geburt bis zum Verstreichen des Muttermundes gedauert habe, um so rascher die Austreibungsperiode zu verlaufen pflege und umgekehrt. Diese Wechselbeziehung zwischen der ersten und zweiten Geburtsperiode, welche wiederum die hervorragende und massgebende Bedeutung der organischen Vorgänge beweist, scheint auch schon von Harvey angedeutet zu sein in den Worten: „Quanto diutius retinent et morantur, tanto facilius et felicius rem expediunt."

9. Bedeutung der Graviditätshyperplasie für die organischen Vorgänge.

Die bereits angedeutete Schwangerschaftshyperplasie sämmtlicher Geschlechtsorgane, selbst der Beckenfugen, darf ich als zu bekannt voraussetzen, als dass ich sie hier im Einzelnen darzulegen versuchen sollte. Ich beschränke mich daher auf die Bemerkung, dass diese Graviditätshyperplasie in allen Stücken als Vorbedingung, Einleitung, Theilerscheinung der organischen Geburtsvorgänge aufzufassen ist. Ja es ist zwischen dem Grade ihrer Entwickelung, d. h. dem Schwangerschaftstermine der Geburt und der Intensität der organischen Geburtsvorgänge eine gewisse Reciprocität nicht zu verkennen. Denn die lange Dauer einer Frühgeburt, einer Fehlgeburt und vorzüglich eines Abortus ist meines Erachtens zum grossen Theil unzweifelhaft auf Rechnung des respectiven Grades der in allen diesen Fällen unvollständig entwickelten Schwangerschaftshypertrophie der betreffenden Körpertheile zu setzen.

Diese Schwangerschaftshyperplasie kann sogar sich zu transitorischer Geburtsthätigkeit in jeder Zeit der Schwangerschaft acutificiren, der Scheidentheil verstreichen, der Muttermund sich weit ausdehnen, ohne dass es wirklich zur Früh- oder Fehlgeburt oder zum Abortus kommt, sondern der Muttermund sich wieder schliesst, der Scheidentheil sich wieder formirt, aus dem drohenden Abortus später eine rechtzeitige Geburt wird. Besonders häufig habe ich diesen Vorgang einige, meist vier Wochen vor dem rechtzeitigen Schwangerschaftstermine zu beobachten Gelegenheit gehabt.

10. Bedeutung des puerperalen Rückbildungsprocesses für das Verständniss der organischen Vorgänge.

Ein wesentliches Moment das Verständniss der organischen Vorgänge zu fördern ist die Berücksichtigung des Rückbildungsprocesses der Geburtstheile im Wochenbette. Es erscheint mir in Rücksicht des heutigen Standpunktes der Wissenschaft nothwendig, weiter unten ausführlicher darzulegen, dass, abgesehen von der Schwangerschaftshyperplasie der übrigen Geburtstheile, die Vergrösserung des Uterus in der Gravidität nicht durch mechanische Ausdehnung seitens des Eies bedingt werde, sondern dass die Gebärmutter eben mit dem Ei organisch wachse.

„Die reductive Metamorphose, welche sich in der Gebärmutter während der Wochenperiode ergiebt," sagt Kiwisch [1]), „ist eine der eigenthümlichsten und grossartigsten, welche im menschlichen Organismus vorkommt. Ein aus sehr zusammengesetzten Gewebstheilen bestehendes Organ wird nicht nur in der Frist weniger Wochen in constanter Weise auf weniger als den 20sten Theil seines Volumens reducirt, sondern auch in seiner Gewebsanordnung wesentlich verändert, indem sowohl das Muskelgewebe, als auch die Schleimhaut und die Gefässe und höchstwahrscheinlich auch die Nerven eine bedeutende Umgestaltung erleiden. Diese Metamorphose setzt einen anhaltenden Schmelzungsprocess, eine Verflüssigung und ein Zerfallen der Gewebstheile in ihre Moleküle voraus, wodurch dieselben der Resorption zugeführt werden und hiedurch die Reduction des ganzen Organs möglich wird."

Wo wäre denn der mechanische Factor, welcher die Verkleinerung der Gebärmutter auch nur im geringsten förderte? Doch wohl nicht etwa der Druck der Bauchdecken, oder der Contenta der Bauch- und Beckenhöhle! Hier versteht es sich für jedermann ganz von selbst, dass die Rückbildung auf dem gewöhnlichen Wege der regressiven Metamorphose geschieht, dass die nutritiven Gefässe das Bildungsmaterial, welches sie während der Schwangerschaft und Geburt zuführten und absetzten, im Puerperium umgekehrt resorbiren und abführen. Ja es wird der puerperale Rückbildungsprocess sogar in einer bestimmten und constanten Zeitperiode vollendet, welche unverhältnissmässig viel kürzer ist als der der vorhergehenden Vergrösserung, und deren markanteste Epochen, indem sie sich auch im Allgemeinbefinden der Wöchnerin reflectiren, man erfahrungsmässig in den Stadien des Wochenbettes ausdrückt und weiterhin als diätetische Stationen der Wöchnerin (Aufstehn, Ausgehn) in die gewohnte äussere Erscheinung

---

[1]) Kiwisch. Die Geburtskunde. Bd. 1. Erlangen 1851. S. 415.

treten lässt. Ich darf an diesem Orte jene puerperalen Stadien nicht weiter verfolgen. Die Andeutung derselben scheint mir auch schon zu genügen um für die Identität der organischen Vorgänge in der Schwangerschaft, bei der Geburt und im Wochenbett zu argumentiren. Ja es ist wahrscheinlich nicht unberechtigt selbst die Lactation mindestens analog den drei genannten Generationsphasen auf die organischen Vorgänge wesentlich zu begründen. Man könnte sich den Unterschied der organischen Vorgänge der vier Generationsphasen ganz wohl dadurch verdeutlichen, dass man die der Schwangerschaft als chronisch, die der Geburt als peracut, die des Wochenbettes als subacut und die der Lactation wieder als chronisch bezeichnete. — Es ist bereits oben auf den sympathischen Connex hingewiesen worden, welcher zwischen der Mamma und den übrigen Geschlechtsorganen besteht. Dieser Connex manifestirt sich bereits dadurch, dass die Brustdrüse an den Schwangerschaftsveränderungen und -vergrösserungen in stärkerem oder geringerem Grade participirt. Niemals aber tritt die Reciprocität zwischen beiden intensiver und extensiver hervor als im Wochenbett und zwar ganz vorzugsweise in der ersten Zeit nach der Niederkunft. Nachdem mit der letzteren die hyperplasirende Tendenz in den Geburtstheilen nicht bloss cessirt hat, sondern sich sogar in ihr Gegentheil, in eine Resorbirung verwandelt hat, wird die bisherige Fluxion in den Geburtstheilen bedeutend reducirt und in anderer Richtung nach den Brüsten hin abgelenkt, wo sie als secretorische Thätigkeit der Drüse sich manifestirt. Der geringe Rest aber erhöhter Circulation in den Geburtstheilen, namentlich im Uterus, wird durch Reizung der Brustwarze und Brustdrüse zeitweilig wiederum in intensiverer Weise in die alten Bahnen zurückgelenkt, soweit dieselben nicht thrombotisch verlegt sind. So erklärt sich die bekannte Erscheinung, dass durch Anlegen des Kindes Nachwehen hervorgerufen, respective verstärkt werden, vorzüglich da, wo sie nach ungewöhnlich starker Ausdehnung des Uterus in der Schwangerschaft, nach raschem Geburtsverlauf ohnehin gern auftreten, oder am häufigsten, wo in Folge wiederholter Schwangerschafts- und Geburtshyperplasieen die betreffenden Gefässe vergrösserte Caliber zurückbehalten haben, welche die Hyperämisirung der Organe begünstigen, Verhältnisse, welche durch die bei den Dynamischen Vorgängen darzulegende Theorie der Nachwehe eine grössere Klarheit gewinnen werden. Diese transitorische, mehr oder weniger partielle Wiederherstellung der Circulation bringt aber auch andererseits eine Beschleunigung ihrer resorbirenden Thätigkeit mit sich. Hierauf beruht wiederum die ebenfalls bekannte und neuerdings durch Schneider auf dem Wege der Messung bestätigte Erfahrung, dass bei Stillenden der puerperale Rückbildungsprocess rascher und besser von statten geht als bei Nichtstillenden.

Wegen dieser längeren Dauer des Puerperiums bei Nichtstillenden ist hier auch die puerperale Absonderung eine grössere. Nach Gassner[1]) beträgt die Gesammtmenge der Lochien hier 1,88, bei Stillenden hingegen 1,085 Kilogramm.

Gewöhnlich zwar wird der Uterus durch den puerperalen organischen Involutionsprocess nicht völlig in integrum restituirt, sondern behält der Form und dem Volumen nach etwas andere und grössere Dimensionen zurück als er im jungfräulichen Zustande besass. Aber es liegt auch bekanntlich die gynäkologische Erfahrung vor, dass jene Processe im Gegentheil ausnahmsweise im Stande sind die uterinen Dimensionen unter die Norm zu reduciren, die Gebärmutter sogar kleiner zurückzulassen als sie vor der ersten Schwangerschaft gewesen ist. Barnes[2]) bemerkt bei Gelegenheit der Besprechung der mechanischen Behandlung cervicaler Stenosen, dass gewiss keine Dilatation eine wirksamere sei, als die durch den Durchtritt eines ausgetragenen Kindes bewirkte. Und dennoch nahm in mehren Fällen der Cervix bald nach der Geburt seine frühere fehlerhafte Form wieder an. Bekannt auch ist die

[1]) U. K. Gassner. Ueber die Veränderungen des Körpergewichtes bei Schwangeren, Gebärenden u. Wöchnerinnen. Monatsschr. f. Geburtsk. Bd. 19. S. 51. 1862.

[2]) R. Barnes. Menorrhagie, Ovariitis und Sterilität bedingt durch eine eigenthümliche Gestaltung des Cervix uteri. Transactions of the Obstetrical Society of London. Vol. III. p. 120. 1866.

heilsame Einwirkung des Puerperiums auf Fehler der Form und der Lage der Gebärmutter, indem man dadurch die Heilung von Versionen und Flexionen, vorzüglich, wie auch Scanzoni[1]) und Martin[2]) bestätigen, beim Selbststillen zu Stande kommen sieht.

Nach dem Gesagten leuchtet es ein, dass die puerperale Rückbildung der Gestationshyperplasie der Gebärorgane lediglich vermittelst der organischen Vorgänge geschieht. Es erschien mir nicht überflüssig dies ausdrücklich auszusprechen, da man diese Wirkung bisher irrthümlicherweise noch vielfach ebenfalls mechanisch und dynamisch auffasst, indem man sie den puerperalen Uteruscontractionen, den Nachwehen zuschreibt. Diese aber haben genau genommen überhaupt keinen Zweck, sie sind noch zweckloser als die Wehen der s. g. Eröffnungsperiode, oder vielmehr sie haben nicht die fragliche reductive Wirkung, wenn wir es vermeiden wollen uns teleologisch auszudrücken, sondern sie sind nur unvermeidlich wegen der Solidarität der betreffenden Gefässverbindungen. Wie aber die Akme der Fluth, welche der s. g. Austreibungsperiode angehört, nach Vollendung derselben plötzlich in die Ebbe abfällt, deren Wellen in den ersten Tagen des Puerperiums am höchsten gehend noch Wehen bewirken, in ihrer Intensität in umgekehrter Progression zur Extensität, d. h. zur Dauer des Puerperiums stehen, so schwinden auch die Nachwehen viel zu rasch, als dass die fragliche Rückbildung schon vollendet wäre. Ausser auf den Uterus können dieselben auf die Rückbildung der übrigen Gebärorgane natürlich ohnehin keinen Einfluss üben, endlich fehlen sie häufig gänzlich. So ergiebt sich, dass die Nachwehen mit der puerperalen Rückbildung überall nichts zu schaffen haben, dass dieselben lediglich als Nebenerscheinung der organischen Vorgänge aufzufassen sind und dass endlich den letzteren die rückbildende Thätigkeit ganz allein obliegt.

[1]) v. Scanzoni. Lehrbuch der Krankheiten der weiblichen Sexualorgane. 4. Aufl. I. Bd. S. 99. Wien 1867.

[2]) Ed. Martin. Die Neigungen u. Beugungen der Gebärmutter nach vorn u. hinten. S. 56 u. 148. Berlin 1866.

Wenn ich somit die puerperalen organischen Vorgänge als identisch mit den tokologischen organischen Vorgängen ohne weiteres von vorne herein angesehen habe, so glaube ich damit lediglich eine nothwendig allgemeine und unbestreitbare Anschauungsweise concret gestaltet zu haben, deren Begriff bisher nur eines bestimmten Ausdrucks entbehrte.

Nach den Forschungen von Schneider[1]) ergiebt sich, dass dieser puerperale organische Verkleinerungsprocess am Uterus von Anfang an constant vor sich geht. Und zwar beträgt die Verminderung der Höhe der Gebärmutter von der Symphyse zum Fundus gemessen, vom ersten bis fünften Tage 5,1 Centimeter und verläuft in der ersten Zeit rascher, als in den letzten vier Tagen, wo sie ungefähr nur halb so schnell fortschreitet. Vom ersten bis vierten Tage nimmt die Höhe etwa einen Centimeter täglich ab. Die Breite schwankt in viel geringeren Grenzen. Sie vermindert sich im Ganzen nur um 3 Centimeter in acht Tagen. Vom 3. bis 4. Tage bleibt sich die Breite gleich, vom 5. auf den 6. und vom 7. auf den 8. steigt sie minimal. Im Ganzen nimmt die Breite viel gleichmässiger ab als die Länge. Wenn die Höhe wenig abnimmt fällt im Allgemeinen die Breite desto mehr. Mit dem 10. Tage ist der Fundus gewöhnlich unter die Eingangsebene des Beckens hinabgesunken. Auch macht Schneider wieder darauf aufmerksam, dass die regelmässige Verkleinerung der Gebärmutter durch puerperale Krankheiten gestört und verlangsamt werde.

---

[1]) J. Schneider. Beobachtungen über die Verkleinerung des Uterus in den ersten acht Tagen des Puerperiums. Monatsschr. f. Geburtsk. Bd. 31. S. 357. 1868.

II. Besondere Betrachtung der organischen Geburtsvorgänge an den einzelnen Geburtsorganen.

1. Die organischen Geburtsvorgänge am Uterus.

Die chronische Schwangerschaftshyperplasie, welcher sämmtliche Geburtstheile mit Einschluss der Adnexa und selbst des Corpus luteum am Eierstock unterworfen sind, betrifft in weitaus vorwiegender Weise die Gebärmutter. Es wird schon an dem Wachsthum der Gebärmutter einleuchtend, dass dasselbe nicht mechanisch bedingt sein kann, sondern nach dem Schema des immanenten specifischen Bildungstriebes organisch vor sich geht, nach welchem beim Wachsthum des Organismus überhaupt jedes Organ und jede Höhlung, welche von einem Organe gebildet wird, je nach der Besonderheit derselben histologisch und morphologisch sich entwickelt. Selbst der Schädel wächst und vergrössert seine Höhle normaler Weise entsprechend dem Wachsthum des Gehirns und ich glaube nicht, dass man behaupten kann das Wachsthum der Schädelhöhle werde durch den Binnendruck des Gehirns auf mechanische Weise gefördert. Verkleinert sich denn der Schädel um das atrophische Gehirn! Diese Voraussetzung, welche schon a priori die nächstliegende und natürlichste sein sollte, wird auch dadurch bestätigt und diejenige einer mechanischen Bedingung widerlegt, dass, wie bereits bemerkt, auch bei extrauteriner Schwangerschaft die Graviditätshypertrophie des Uterus zu Stande kommt. So ergab beispielsweise die Section in dem Falle von Bauchhöhlenschwangerschaft, welchen Fick[1]) kürzlich beobachtete, dass der hypertrophirte Uterus eine Länge von 14 und eine Breite von 9 Centimeter erreicht hatte und auf seiner Innenfläche Deciduareste zeigte. Auch die Fälle, welche sich bei

---

[1]) Fick. Ein Fall von Graviditas extrauterina. Berl. klin. Wochenschr. Nr. 16. 1867.

Baart de la Faille[1]) zusammengestellt finden, liefern hierfür Belege. Es würde auch ferner das junge wachsende Ei von den mechanisch gespannten Wandungen des Uterus eher erdrückt werden, als dass es im Stande wäre dieselben mechanisch aus einander zu drängen, oder, wie bei der Tubenschwangerschaft, bis zum Bersten zu verdünnen. Diese Vergrösserung der Uterushöhle und Gebärmuttersubstanz kommt indess hier nur per analogiam in Betracht. Derjenige Theil des Uterus, welcher für die vorliegende Frage ein grösseres Interesse bietet, ist die Pars cervicalis uteri.

A. Die organischen Vorgänge am Cervix uteri.

a. Schwangerschaftsveränderung der Portio supravaginalis.

Die organischen Schwangerschaftsveränderungen am Cervix uteri sind bisher fast nur an der Portio vaginalis desselben studirt worden. Wenigstens scheinen über die Vorgänge an seiner Portio supravaginalis, obgleich Hohl mehrfach darauf hindeutet, noch nicht exact untersucht zu sein. Indess bin ich von der Richtigkeit der älteren geltenden Anschauung dahin überzeugt, dass der supravaginale Theil des Mutterhalses in den letzten Monaten der Schwangerschaft sich verkürzt und ausdehnt, dass in Folge davon der innere Muttermund erweitert ist, wenn er auch immerhin oft durch einen leistenförmigen Vorsprung nach innen angedeutet bleibt, und der Schluss des Cervicalkanales gegen die Uterushöhle sich in die Uterinöffnung der Vaginalportion verlegt, welche bis zum Beginn der Geburtsthätigkeit persistent bleibt. Jedenfalls nimmt der Cervix und namentlich seine Vaginalportion an der bezeichneten Schwangerschaftshypertrophie des Uterus einen verhältnissmässig nur geringen Antheil.

Man war nämlich früher der Meinung, dass die Schwangerschaftsausdehnung des Cervix sich auch auf den Scheidentheil erstrecke (Röderer), dergestalt dass derselbe am Ende

---

[1]) J. Baart de la Faille, jr. Verhandeling over Graviditas tubouterina, naar aanleiding van en waargenomen geval. Te Groningen 1867.

der Schwangerschaft im Allgemeinen verstrichen sei. Diese Annahme haben Holst[1]), und später Duncan[2]), Taylor[3]), Spiegelberg[4]) und Schröder[5]) zu widerlegen sich bemüht und ich bin mit ihnen einverstanden, sofern sie nicht die Portio supravaginalis, sondern nur die Portio vaginalis des Cervix meinen. Die letztere bleibt in der That mit Ausnahme einiger wenigen Fälle Erstgebärender als solche bestehen, nach Kehrer auch bei den Säugethieren, und ich kann mit V. Hüter[6]) nur zugeben, dass der Kanal des Scheidentheils und vorzugsweise der äussere Muttermund sehr häufig und namentlich bei Mehrgebärenden eine Schwangerschaftserweiterung erfährt, während die uterine Mündung des Cervicalkanals geschlossen bleiben kann.

b. Die organischen Geburtsvorgänge an der Portio vaginalis.

Nachdem nun die chronische Schwangerschaftshyperplasie acut geworden, d. h. als organischer Erweichungsprocess aufgetreten ist, ergreift die Wirkung des letzteren vorzugsweise den von ersterem weniger betroffenen Scheidentheil. Dieser erfährt in Folge von Ansammlung interstitiellen Plasmas in seinem Gewebe eine Anschwellung und Verdickung, wie schon von Wigand hervorgehoben worden ist, sowie auch eine ungemeine Verstärkung der Absonderung von Cervicalschleim.

---

[1]) J. Holst. Der vorliegende Mutterkuchen u. s. w. Monatsschr. f. Geburtsk. Bd. 2. S. 250ff. 1853. — Ueber die Veränderungen der Portio cervicalis in den letzten Monaten der Schwangerschaft. Beiträge zur Gynäkologie u. Geburtskunde. I. Heft. S. 130. Tübingen 1865.

[2]) M. Duncan. On the Cervix Uteri in Pregnacy. Edinb. Med. Journ. March. 1859.

[3]) Taylor. Americ. Med. Times. 1862.

[4]) O. Spiegelberg. De Cervicis Uteri in graviditate mutationibus earumque quoad diagnosin aestimatione. Regimonti Pr. 1865.

[5]) K. Schröder. Schwangerschaft, Geburt und Wochenbett. S. 9. Bonn 1867.

[6]) V. Hüter. Der Muttermund der Erstgeschwängerten am Ende der Schwangerschaft. Monatsschr. f. Geburtsk. Bd. 14 S. 33. 1859.

aa) Eigenthümliche Anordnung der Cervicalgefässe.

Es scheint mir nahe zu liegen die äusserst merkwürdige Erscheinung der peracuten Erweichung eines Organs von so straffer, ja nicht selten knorpelartig beschaffener noch dazu nicht bindegewebiger, sondern muskulöser Structur, wie es der Scheidentheil ist, auf die ganz eigenthümliche und von den Gefässen des Uterinkörpers durchaus abweichende Anordnung der Cervical gefässe zurückzuführen. Nach Henle[1]) fallen bekanntlich besonders die arteriellen und capillaren Aeste des Halses und der Labia orificii durch die relative Mächtigkeit ihrer Wandungen auf. Ein ebenso ungewöhnlicher ist der Verlauf der Gefässe, indem in den Muttermundslippen innerhalb der Muskelschicht aus den Arterien eine Anzahl von Stämmchen hervorgeht, welche in leichtgeschlängelter, paralleler Richtung und in ziemlich gleichmässiger Entfernung von einander bis dicht unter die Oberfläche verlaufen und ebenso dicht unter der Oberfläche die verhältnissmässig weiten Venenstämmchen entspringen, welche den Arterien parallel in die Tiefe dringen. Die Capillargefässe liegen unter dem Epithelium und dringen schlingenförmig in die Papillen vor. Die Sinusbildung tritt im Cervix und namentlich in der Portio vaginalis desselben gegen diejenige im übrigen Uterus zurück. Die Wichtigkeit dieses anatomischen Verhaltens in Bezug auf die organischen Vorgänge wird einestheils erst bei den dynamischen Vorgängen in's Klare gebracht werden können, anderntheils indess hier darzulegen sein.

Die Absonderung des Cervicalschleims im Besonderen anlangend, so findet sich überall die Angabe, dass dieselbe durch cervicale Schleimdrüsen bewirkt werde. Solche Drüsen existiren aber nach Henle nicht und er spricht daher die Vermuthung aus, dass man wohl die Buchten der Palmae plicatae als eine Art von Drüsenbläschen anerkennen müsse, so weit sie sich auch durch ihre Structur von den

---

[1]) J. Henle. Handbuch der system Anatomie des Menschen. Bd. 2. Eingeweidelehre. Braunschweig 1864. S. 468.

gewöhnlichen secernirenden Organen entfernen. Es sei schwer zu entscheiden, ob zu dieser Function der Schleimhaut der muskulöse Bau ihrer Gefässe in Beziehung steht. Jedenfalls ist zu berücksichtigen, dass diese Gefässe eine bei weitem grössere Widerstandsfähigkeit besitzen müssen als andere, da sie bei der verhältnissmässig ausserordentlich raschen Geburtserweiterung des Cervix und namentlich des Muttermundes in dem aufgelockerten Gewebe dieser Gebilde, in welchem sie verlaufen, eine unendlich viel grössere und raschere Nachgiebigkeit entfalten müssen, als sie irgend sonst Gefässen zugemuthet wird. „Wo ungewöhnliche Mittel zur Contraction verwandt werden, da ist auch ungewöhnliche Erschlaffung und Erweiterung möglich; vielleicht hängt von der Erschlaffung der Gefässe die Bildung des Secrets auf der Schleimhaut des Cervicalcanals ab, und entspricht der contrahirte Zustand der Gefässe dem gewissermaassen ruhenden Zustande der Schleimhaut, in welchem die Absonderung stockt. Doch könnte der wechselnde Contractionsgrad der feineren Gefässe auch dazu dienen, der Cervical- und Vaginalportion eine Art Erectionsfähigkeit oder doch eine gewisse Schwellbarkeit zu verleihen.“ Dieses anatomisch basirte physiologische Raisonnement Henle's, welches sich mit der klinischen Erfahrung in genauer Uebereinstimmung befindet, scheint mir nicht allein für die Erweichungsvorgänge am Scheidentheile von äusserster Wichtigkeit, sondern überhaupt für das Verständniss der organischen Geburtsvorgänge von principieller Bedeutung zu sein.

bb) Besondere Beschaffenheit der Cervicalwandungen.

Florinsky [1]) und neuerdings Martin [2]) haben durch ihre Untersuchungen an puerperalen Gebärmüttern einen bedeutenden Dickenunterschied zwischen der Wandung des Gebärmutterkörpers und der des Mutterhalses nachgewiesen. Es zeigte sich, dass, während bekanntlich der das Corpus an

[1]) W. M. Florinsky. Ueber die Veränderungen des Mutterhalses sowie der Gebärmutter überhaupt in der Nachgeburtsperiode. Petersb. medic. Zeitschr. V. 6. S. 375. 1863.

[2]) Ed. Martin. Die Neigungen und Beugungen der Gebärmutter nach vorn und hinten. S. 43 u. 140. Berlin 1866.

Grösse überwiegende Cervix uteri der Neugeborenen und bis zur Pubertät auch eine beträchtlichere Dicke und Derbheit in seinen Wandungen besitzt, dies Verhältniss an puerperalen Organen ein umgekehrtes ist, dass hier der Mutterhals relativ dünnwandig, der Körper dagegen sehr dickwandig, ja dass der Uebergang von dem Halse zum Körper in der Gegend des inneren Muttermundes bisweilen so jäh ist, dass dieselbe einen förmlichen Vorsprung bildet. Man könnte demnach, wollte man das Verhältniss extrem auffassen, auch sagen, dass der eigentliche Uterus nur bis zum Orificium internum reiche und der Cervix lediglich als ein selbständiges Anhängsel aufzufassen sei, welches die Verbindung zwischen Uterus und Scheide auf eine die Function der Organe geeignete Weise vermittelte. Das bezeichnete anatomische Verhalten des Cervix dürfte geeignet erscheinen die organischen Vorgänge zu begünstigen.

cc) Circuläre Anordnung der Muskelfasern des Cervix.

Da die Anordnung der Muskelfasern des Scheidentheils eine vorwiegend circuläre ist, so hat die Verlängerung und Erschlaffung derselben, welche durch den Schwellungsprocess entstanden ist, eine Vergrösserung des Lumens des Cervicalkanales zur Folge, und indem der letztere dem von oben drückenden Eitheile nunmehr nachgiebt, legt er sich um die Rundung desselben an und hört als solcher auf zu existiren, er verstreicht. Der letztere Vorgang ist indess, wenn auch der gewöhnliche, doch ein keineswegs nothwendiger, sondern mehr zufälliger. Denn die Erweiterung des Cervicalkanals, welche nach dem Gesagten unabhängig von einem etwa auf ihn drückenden Eitheile vor sich geht, vollzieht sich auch in dem Falle, wo derselbe entweder von dem vorliegenden Theile nicht ausgefüllt wird (Arm, Bein), oder gar kein vorliegender Theil mit demselben in Berührung ist (hohe Längslage, besonders Steisslage; Querlage); ja sogar da, wo bei Extrauterinschwangerschaft die Geburtsthätigkeit eintritt. In einem solchen Falle am rechtzeitigen Ende der Abdominalschwangerschaft einer Erstgebärenden habe ich nicht nur die organischen Vorgänge in voller Entwickelung angetroffen, sondern sogar Wehen bemerkt. In dem weiter oben angeführten Falle von Fick hatte sich der Scheidentheil der Zweitgebärenden in regelrechter Weise von unten nach oben eröffnet. In derlei Fällen von Leerheit des unteren Uterinsegmentes finden wir denn auch den erweichten Scheidentheil nicht eigentlich verstrichen, sondern die schlaffen Wandungen desselben, die breiten Lippen des Muttermundes, hängen soffitenartig herab und seine Lichtung lässt sich alsdann mit dem Finger in beliebiger Richtung mechanisch vermehren, so dass es schwierig wird zu sagen, ob der Scheidentheil verstrichen, oder wie gross der Muttermund eröffnet sei. Dieser Befund ist mir besonders häufig in Fällen von verengtem Becken aufgefallen. Die cylindrisch durchtretende Blase bringt dann wohl den Kanal einigermassen zum Verstreichen, doch stellt sich letzterer nach erfolgter Berstung der Blase wieder her und seine Wandungen hängen als dicke äusserst weiche Lappen herab.

c. Verstreichen des Scheidentheils von oben nach unten und von unten nach oben.

Die Erweiterung des Kanals des sich ausdehnenden Scheidentheils geht nun nicht gleichmässig und gleichzeitig in der ganzen Länge desselben vor sich, sondern ungleichmässig und zwar auf zweifache Weise, entweder von oben nach unten oder von unten nach oben. Die fast allgemeine und von altersher geltende Annahme, dass die Erweiterung des Kanals des Scheidentheils nur von oben nach unten erfolge, ist eine theoretische und als Consequenz jener irrthümlichen Voraussetzung zu betrachten, welche die Erweiterung lediglich als die Wirkung der mechanischen und dynamischen Vorgänge ansieht, vermittelst welcher der vermeintlich kautschukartig beschaffene elastische Scheidentheil und Muttermund über dem vorliegenden Theile als einem Hypomochlion emporgezogen würde, eine Hypothese, deren Unhaltbarkeit weiter unten bei der Darstellung der dynamischen Vorgänge weiter entwickelt werden soll. Der klinischen Erfahrung zufolge ist vielmehr das Umgekehrte, die Eröffnung von unten nach oben, als Regel aufzustellen.. Indess kommt auch das organische Verstreichen der Vaginalportion von oben nach unten bisweilen vor und zwar wie es scheint vorzugsweise bei Erstgebärenden. Hier findet sich in der That der Scheidentheil öfter trichterförmig, indem das Lumen der eröffneten Supravaginalportion ununterbrochen in die Vaginalportion übergeht und sich trichterförmig verjüngend bis zu den grübchenartigen äusseren Muttermunde, als der engsten Stelle des ganzen Cervix, herabreicht.

Die Ursache dieser Verschiedenheiten ist bislang dunkel und man hat wohl auch noch keine Vermuthung darüber ausgesprochen. Ich glaube den Grund davon in dem verschiedenen anatomischen Verhalten der Schleimhaut des Cervicalkanals und der des Orificium uteri externum finden zu dürfen.

Bekanntlich liegt die Schleimhaut des Cervicalkanals, welche von der des Gebärmutterkörpers durch grössere Festigkeit des Gewebes unterschieden ist, und deren Bindegewebsbündel kaum eine Spur von elastischen Fasern enthalten, als Arbor vitae in hahnenkammförmig gefalteten Vorsprüngen und Wülsten zusammen, welche gegen das Ormcium externum hin feiner werden, sich netz- oder gitterförmig verbinden und in einer circulären Schleimhautfalte endigen, welche die Grenze zwischen der inneren und äusseren Haut der Scheidenportion bezeichnet. Ich bin nun der Meinung, dass das angedeutete anatomische Verhalten der Kanalschleimhaut, welche am Ende der Schwangerschaft bereits geschwollen und gelockert ist, leicht gestattet der Lockerung und dem Auseinanderweichen der muskulösen Kanalwandungen nachzugeben und zu folgen, indem sie sich wie man annimmt entfaltet, ausgleicht, indem die Palmae plicatae verstreichen. Anders dagegen die Schleimhaut des Muttermundes. Der bereits erwähnte ringförmige Schleimhautvorsprung desselben, welcher keine Verticalfaltung besitzt, setzt da, wo er wie bei Erstgebärenden gleich einem intacten Hymen noch ganzrandig ist, dem Auseinanderweichen des äusseren Muttermundes bisweilen einen erheblicheren Widerstand entgegen als jene Kanalschleimhaut, wodurch das Orificium in seiner Eröffnung länger zurückgehalten wird als der Cervicalkanal. Die Spannung dieses, wenn ich es so nennen darf, Hymen uterinus wird in den betreffenden Fällen sehr deutlich fühlbar, sobald der Muttermund so weit eröffnet ist, dass er die Spitze des Zeigefingers zulässt. Denn derselbe befindet sich innen am Uebergange der Lippen in den eigentlichen Kanal. Er hat gewöhnlich eine etwas schräge Richtung mit dem freien Rande nach oben und innen, mit der Basis nach unten und aussen. Der freie Rand fühlt sich gespannt und scharf an, gegen seine weichere Umgebung abstechend. Diese Haut wird erst später als der übrige Scheidentheil durch den Erweichungsprocess überwunden und bildet demnach bis zum gänzlichen Verstreichen desselben die engste Stelle.

Nur selten dagegen wird diese Erscheinung bei Mehrgebärenden beobachtet. Denn in Folge der Ausdehnung durch die vorangegangene Geburt scheint der Hymen uterinus die bedeutende mechanische Spannung beim Durchgange der Frucht durch den Muttermund kaum ohne Einreissen zu ertragen, ja, analog dem Hymen vaginalis, meist einer Ertödtung und Abstossung zu unterliegen, weshalb derselbe nur äusserst selten noch bei Mehrgebärenden angetroffen wird. Bei der puerperalen Rückbildung des Scheidentheils erfährt sodann auch die geheilte Schleimhaut des Orificium eine Verticalfurchung in im Allgemeinen der Zahl und Tiefe nach unregelmässiger Weise. Fast constant und am tiefsten legt sich die Schleimhaut beider Seits zusammen, dergestalt dem mehrgebärenden Muttermunde die Mundwinkel und die Form einer Querspalte, bei den höchsten Graden die des Os Tineae verleihend. Dieser Umstand, wodurch schon der Verschluss des äusseren Muttermundes in der wiederholten Schwangerschaft viel weniger dicht ist als in der ersten, wird der Grund des leichteren Auseinanderweichens desselben bei wiederholter Geburt, welches sich am Muttermunde viel rascher vollzieht als am übrigen Scheidentheil und namentlich an seiner uterinen Oeffnung, wodurch derselbe die Form eines umgekehrten Trichters bekommt, die Eröffnung also von unten nach oben fortschreitet. Dieser Vorgang wird übrigens auch sehr häufig bei Erstgebärenden beobachtet, bei denen dann der Hymen uterinus entweder leicht nachgiebt oder ganz fehlt.

Die Tonnenform des Scheidentheils, welche man mitunter antrifft, ist der Geburt nicht eigenthümlich, sondern gehört der Schwangerschaft an.

Die Thatsache der Erweiterung des Scheidentheils von unten nach oben ist eins der stärksten Argumente gegen die dynamische und für die organische Erklärung des Verstreichens der Scheidenportion.

Der Mechanismus des Verstreichens des Scheidentheils geht übrigens weiterhin so vor sich dass derselbe sich von unten nach oben mehr und mehr verkzurk indem das schrittweise Auseinanderweichen seine Wand ungen in dieser Richtung fortgeht und schliesslich den mitunter bereits in der Schwangerschaft weniger oder mehr eröffneten inneren Muttermund in sich aufnimmt, so dass nunmehr kein Kanal, sondern nur noch eine ringförmige Oeffnung des Uterus, der Muttermund, vorhanden ist.

d. Verstreichen des Muttermundes.

Der Mechanismus der weiteren Eröffnung des Muttermundes, wie sie nach dem Verstrichensein des Scheidentheils, und bis zum Verstreichen des Muttermundes selbst vor sich geht, besteht hier im Wesentlichen in dem nämlichen Vorgange wie dort. Indem die Ringfasern so wie die Schleimhaut desselben immer mehr erweichen und erschlaffen, haben sie dadurch eine Vergrösserung des Orificiallumens zur Folge, welche bis zum Verstreichen des Muttermundes stetig fortschreitet und welche nur durch die Wehencontraction eine periodische und graduell zu der zunehmenden Eröffnung in abnehmender Proportion stehende contractive Unterbrechung erleidet. Dieser Erweiterungsmodus schreitet so lange fort bis die Ringfasern dem aufliegenden Eitheile keinen Widerstand mehr leisten und der letztere in den Muttermund sich hineinlegt und durch denselben hindurchgeht. Dies geschieht, da meist eine tiefe Fruchtlage besteht, in der Regel etwas früher, als die Nachgiebigkeit des Muttermundes sich gänzlich vollendet hat, so dass der hindernde Rest, der letzte Saum des Muttermundes unter Andrängen des Eies von oben mechanisch überwunden, und wobei der oben bezeichnete Schleimhautsaum mehr oder weniger zerstört wird. Die hohe

Fruchtlage dagegen lässt dem Muttermunde oft Zeit sein Verstreichen durch ausschliessliche Thätigkeit der organischen Erweichung zu bewerkstelligen.

Dass die geschiderten Schwangerschafts- und Geburtsvorgänge am Scheidentheile und Muttermunde auf dem Schwellungs- und Erweichungsprocesse beruhen, wie Wigand darthat, ist auch bereits von Birnbaum[1]) und Holst[2]) angedeutet worden.

Die grosste Ausdehnung des Orificium entspricht dem Querschnitte des hindurchgehenden Eitheiles. Der Durchmesser des vollig erweiterten Muttermundes wird von Poppel[3]) auf 10 Centimeter Länge angegeben.

e. Terminologische Bezeichnung.

Man bringt für den fraglichen Vorgang verschiedene Benennungen in Anwendung. Sehr gebräuchlich ist in neuerer Zeit der Ausdruck „Retraction des Muttermundes." Dieser gefällt mir deshalb nicht, weil er die irrthümliche Vorstellung zu involviren scheint, dass der Vorgang ein dynamischer sei. „Verstreichen" dagegen, sowie „Auseinandergehen", „Auseinanderweichen", wie man bei älteren Autoren liest, sind Ausdrücke, welche deshalb vorzuziehen sind, weil sie die richtige Auffassung sehr wohl zulassen, jedenfalls aber wenigstens nichts präjudiciren.

f. Zeitdauer der ersten Geburtsperiode.

Das Verstreichen des Scheidentheils und des Muttermundes ist ein organischer Vorgang, welcher unseres höchsten Erstaunens und unserer grössten Bewunderung werth ist. Als Hauptvorgang des gesammten Geburtsactes ist es daher

---

[1]) Fr. H. G. Birnbaum. Zeichenlehre der Geburtshülfe. S. 237. Bonn 1843.

[2]) J. Holst. Ueber die Veränderungen der Portio cervicalis in den letzten Monaten der Schwangerschaft. Beiträge zur Gynäkologie und Geburtskunde. I. Heft. S. 135. Tübingen 1865.

[3]) J. Poppel. Ueber die Resistenz der Eihäute, ein Beitrag zur Mechanik der Geburt. Monatsschr. f. Geburtsk. Bd. 22. S. 14. 1863.

nicht unverständlich, wenn das Zustandekommen desselben wenigstens die bei weitem grösste Zeitdauer des Gebäractes in Anspruch nimmt, des Geburtsactes, dessen Gesammtdauer demnach dem Beobachter als eine um so kürzere erscheinen muss, je vertieftere Kenntniss der Beurtheiler desselben besitzt. Es ist schwer zu sagen wie lange die Geburt dauert. Wenn wir aber wegen des Bedürfnisses des Schematismus von aller Skepsis absehen, so dürfen wir wohl die Dauer des normalen Geburtsverlaufes bei Erstgebärenden auf 18, bei Mehrgebärenden auf 12 Stunden setzen. Hiervon fallen für jene 16, für diese 11 Stunden auf die erste Geburtsperiode, d. h. also das ist der Zeitraum, innerhalb welches jener Cardinalvorgang sich zu vollziehen pflegt. Mit Recht ist schon mit der Vollendung desselben an sich, mit der der ganze Charakter der Geburt eine so wesentliche Veränderung erfährt und für die klinische Praxis ein Markstein gesetzt ist, die natürlichste und schärfste Grenze zwischen zwei Geburtsperioden gegeben, ein Hauptabschnitt der Geburt beendet.

Ueber die Dauer der Säugethiergeburten herrschen nach Kehrer vielfach irrige Vorstellungen. Da die erste Geburtsperiode hier noch eher und vollständiger unserer Wahrnehmung entgeht, so berücksichtigt man gewöhnlich nur die zweite Periode allein und berechnet danach eine viel zu kurze Geburtsdauer. Kehrer [1]) aber behauptet, dass das Eröffnungsstadium bei den Säugern, gleich wie beim Menschen, sich gewöhnlich über Stunden, selbst über einen oder mehre Tage erstreckt.

B. Weitere Argumente für die organischen Vorgänge am Uterus.

Wenn ich es nun nach dem im Vorhergehenden Gesagten schon als zweifellos constatirt erachten muss, dass das Verstreichen des Scheidentheils und Muttermundes als alleiniger Effect der organischen Geburtsvorgänge zu betrachten ist, der freilich durch das gleichzeitige Vorhandensein eines Eitheiles im Muttermunde, sowie durch die gleichzeitige

---

[1]) F. Kehrer. Beiträge u. s. w. Heft 2. S. 15. Giessen 1868.

Wehenthätigkeit leicht maskirt und missverstanden werden kann, so will ich doch als weitere Argumente hier noch einige besondere Verhältnisse berücksichtigen.

a. Fortschritt der Geburt bei Fehlen mechanischer und dynamischer Einwirkung.

Das Zustandekommen der fraglichen Erweiterungen bei Abwesenheit eines Eitheils im unteren Uterinsegmente, wie bei der hohen Fötuslage und der Abdominalschwangerschaft, also die Abwesenheit des vermeintlichen mechanischen Factors derselben ist bereits oben berührt worden. Aber auch bei Abwesenheit des vermeintlich dynamischen Factors braucht das Zustandekommen jener Erweiterungen keineswegs eine Störung zu erleiden. Ohne subjectiv oder objectiv wahrnehmbare Wehen kann der Muttermund seine völlige Ausdehnung erreichen und dann bei plötzlichem Eintritt der Wehen jene präcipitirten Geburten veranlassen, welche durch ihre Folgen bisweilen forensische Bedeutung erlangen. Diese übereilten oder Sturzgeburten kommen aus bereits erörterten Gründen zwar meist bei Mehr- oder Vielgebärenden vor, allein ich habe doch auch nicht wenige Fälle beobachtet, bei denen die Gesammtgeburtsdauer der Erstgebärenden sich auf nicht länger als eine Stunde berechnete. Oft auch habe ich mich förmlich geweidet an dem Erstaunen der Hebamme darüber, dass ungeachtet gänzlichen Wehenmangels ein ihr unbegreiflicher Fortschritt „der Geburt", d. h. also hier der organischen Erweiterung des Muttermundes, so unverkennbar vor sich ging; oft genug aber auch die Behauptung des Arztes gänzlich grundlos gefunden, dass dieser Muttermund nicht im Stande sei sich spontan völlig auszudehnen, und ich begrüsse es bereits als ein wenn auch negatives Symptom tieferer tokologischer Einsicht, dass die problematische Lehre von der Rigidität des Muttermundes nach und nach und ohne Geräusch sich zu beseitigen beginnt, wenigstens auf wirklich pathologische Zustände des Muttermundes sich zu reduciren scheint.

b. Einfluss der Placenta praevia auf die organischen Vorgänge.

Ein besonderes Verhalten der organischen Vorgänge bedingt die Placenta praevia. Bekanntlich ist es eine klinische Thatsache, dass Placenta praevia die einzige Bedingung ist, unter welcher eine künstliche, eine mechanische Ausdehnung des Muttermundes unter Umständen selbst bei noch nicht verstrichenem Scheidentheile möglich sein kann. Bei dem Accouchement forcé dringt bekanntermassen nicht allein die Hand des Geburtshelfers bereits im Beginn der Geburtsthätigkeit, also bei noch nicht verstrichenem Muttermunde, ja bei noch nicht verstrichenem Scheidentheile in die Uterinhöhle ein, sondern extrahirt auch den Fötus ohne unüberwindliches mechanisches Hinderniss von Seiten des Muttermundes. Diese besondere Beschaffenheit des Scheidentheils erklärt sich wohl auf folgende Weise. Es ist wahrscheinlich und wird von Hohl[1]) für das untere Uterinsegment bestätigt, dass das Areal der Ansatzstelle der Placenta an den Uterus nicht nur eine besondere Entwickelung desjenigen Gewebtheils und derjenigen Gefässe erfährt, welche die Placenta materna und die Sinus bilden, sondern dass auch die eigentliche Gebärmuttersubstanz und deren nutritive Gefässe an jener hervorragenden Entwickelung nicht ganz unbetheiligt bleiben. So wird die fragliche Beschaffenheit des an sich minder mächtigen unteren Uterinsegments und vermöge seiner oben erwähnten eigenthümlichen Vascularisationsverhältnisse, namentlich die des Scheidentheils, bei Placenta praevia nicht unverständlich sein, welche zu einem rascheren und intensiveren Zustandekommen der organischen Vorgänge eine grössere Prädisposition in sich trägt, als irgend welche anderen Verhältnisse. Deshalb tritt nach Beginn der Geburtsthätigkeit die Lockerung, Weichheit und Dehnsamkeit in der acutesten Form auf. Aber wie ein nicht organisch erweichter Muttermund niemals durch mechanische Gewalt ohne Verletzung zu erweitern ist, sondern mit einer Festigkeit Widerstand leistet

[1]) A. Hohl. Lehrbuch der Geburtshülfe. 2. Aufl. Leipzig 1862. S. 864.

wie ein „metallener Ring,“ ja nicht einmal durch Incision überwunden werden kann, so bedarf es andererseits gar keiner erheblichen mechanischen Kraft um den erweichten Muttermund beliebig auszudehnen. Eine solche Unterstützung fehlt so zu sagen bei Placenta praevia. Von mechanischer Seite wird der Druck eines Fötaltheils auf den unteren Abschnitt durch den vorliegenden Mutterkuchen nicht direct gestattet; von dynamischer Seite wird hier gewöhnlich eine ausserordentlich geringe Wehenintensität beobachtet. Dazu kommt, dass die Verbindung zwischen kindlicher und mütterlicher Placenta auch nicht ohne Weiteres und namentlich nicht plötzlich sich löst, wodurch die spontane Erweiterung des vaginalen Mutterhalses sogar mechanisch zurückgehalten wird, wozu es eben, wie sich noch zeigen wird, einer nur sehr geringen Kraft bedarf. So wird also die organische Erweichung schon frühzeitig bewerkstelligt, die spontane Ausdehnung dagegen ungewöhnlich verzögert, der operirenden Hand jedoch nicht schwierig.

c. Erscheinungen bei der Conglutinatio oris uteri.

Noch eklatanter zeigt sich die Selbständigkeit der organischen Geburtsvorgänge durch ein so zu sagen natürliches Experiment, welches uns in der Conglutinatio oris uteri gegeben ist. Der bekannte Zustand der Verklebung des äusseren Muttermundes hält den letzteren gewissermassen auf künstliche Weise mechanisch verschlossen. Das Verklebungsmedium ist ein keineswegs festes (obturation muqueuse — Lachapelle), denn durch eine leichte Zerrung am Muttermunde kann es sofort mit dem Finger gelöst werden. Demnach leistet es sowohl dem andrängenden Eitheile, als auch den Wehencontractionen einen Widerstand, welcher bisweilen erst nach langer Geburtsthätigkeit, vielleicht überhaupt nicht ohne Intervention der Kunst überwunden wird. Daraus folgt, dass, wenn ein Einfluss des mechanischen und dynamischen Factors auf die Eröffnung des Muttermundes überhaupt existirt, derselbe jedenfalls nicht erheblich sein kann. Dass aber die Wirkung der organischen Vorgänge einen sehr hervorragenden Rang einnehmen müsse, beweist positiv der Umstand, dass dieselbe auch hier in unabhängiger Weise den vaginalen Mutterhals erweicht und zwar um so intensiver, je länger dieselbe andauert. Der erweichte Muttermund wird nur durch die Verklebung an seiner Erweiterung verhindert. Dies beweist die Erfahrung, dass das kaum bemerkbare Grübchen des conglutinirten Muttermundes nach Lösung der Verklebung mittelst des Fingers, wobei ich beiläufig in den wenigen von mir beobachteten Fällen niemals, wie Andere angeben, ein Geräusch wahrgenommen habe, sofort sich vergrössert, der Muttermund rasch auseinandergeht und spontan diejenige Weite annimmt, welche er auch ohne stattgehabte Verklebung nach Massgabe der Geburtsdauer etwa erreicht haben würde. Eine neuere Beobachtung theilt Schröder [1]) mit.

d. Ausbauchung des unteren vorderen Uterinsegments bei excessiv tiefer Kopflage.

Wegen der Richtung der Uterusaxe gegen den unteren Theil des Kreuzbeins, welche durch die Richtung des Scheidentheils repräsentirt wird und welcher entsprechend, wie wir bereits beim Mechanismus sahen, der Fötus nebst vorliegendem Kopfe gelagert ist, beginnt das Verstreichen des Muttermundes für den Untersucher scheinbar am hinteren Umfange desselben, thatsächlich aber gleichmässig in seinem ganzen Umfange. Diese Richtung des Uterus ist eine constante und unveränderliche. Wenn demnach der Uterus mit seinem Contentum sich tief in's kleine Becken einlagert, so dass der Kopf mit dem unteren Uterinsegment unmittelbar auf dem Beckenausgange ruht, so kann der Uterus die der Führungslinie entsprechende Curve mit consecutiver Richtung des Scheidentheils in die Ausgangsaxe nicht bewerkstelligen, sondern indem er wie gesagt seine ursprüngliche normale Richtung beibehält, geschieht die tiefe Senkung desselben ausschliesslich auf Kosten der vorderen Wand des unteren Uterinsegmentes. So entsteht der bekannte Zustand, welcher nicht selten, aber fast nur bei Erstgebärenden beobachtet wird und bei der Geburt

---

[1]) K. Schröder. Schwangerschaft, Geburt u. Wochenbett. Bonn 1867. S. 80.

zum tiefen Querstande führen kann, dass der hart auf dem Ausgange liegende Kopf in einer taschenförmigen Ausbauschung des Uterus liegt und man zur Auffindung des Muttermundes den Finger um die kugelförmige Wölbung nach hinten herum und höher hinauf in die Kreuzbeinhöhle führen muss, wo der Scheidentheil bisweilen durch das Andrücken desselben gegen das Kreuzbein an seiner Basis eine Knickung nach unten erfährt. Dieses vorgewölbte Uterussegment, welches also absolut der am tiefsten herabreichende Theil der Gebärmutter ist, verschmilzt nach verstrichenem Scheidentheile mit der vorderen Muttermundslippe, welche dadurch eine sagittale Länge von ungefähr 10 Centimeter erhält. Wenn wir nun das normale spätere Verstreichen der vorderen Lippe als ein scheinbares bezeichnen müssen, so ist die längere Persistenz das fraglichen Zustandes zwar eine wirkliche, dass aber die organischen Vorgänge auch meist im Stande sind diese zu beseitigen, scheint mir in bündiger Weise für die Intensität ihrer Wirksamkeit zu zeugen.

e. Incarceration der vorderen Muttermundslippe.

Der geschilderte Zustand kann aber auch noch in negativem Sinne für die organischen Vorgänge argumentiren. Denn bei demselben, sowie auch bei der ursprünglichen zungenförmigen Verlängerung der vorderen Lippe, kommt es besonders nach vorzeitigem Blasensprunge vor, dass dieselbe in Folge einer Quetschung zwischen Kopf und Symphyse anschwillt, dick, hart und fest die anliegende Schädelpartie umschliesst, ja als blaurothe glatte glänzende Geschwulst unter dem Schambogen sichtbar wird. Indem hier durch die Incarceration der Rückfluss der Säfte in der vorderen Lippe stockt, wird die acute Form des Stoffwechsels beeinträchtigt und so das Zustandekommen der organischen Erweichung, welche auf jener beruht, und damit der Mechanismus des Kopfes in oft erheblicher Weise verzögert.

f. Pathologisch-anatomische Veränderungen des Uterus.

Die Wirkung der organischen Vorgänge beschränkt sich

nicht bloss auf die histologisch normale Uterussubstanz, sondern kann sich bekanntermassen sogar auf pathologische Veränderungen derselben erstrecken und zwar nicht nur auf einfache Hypertrophieen des Muttermundes (Kaufmann und Strassmann[1])), sondern auch auf wirklich heteroplastische Zustände desselben. Fibroide, namentlich interstitielle des Cervix nicht allein, als des Uterus überhaupt unterliegen, wie dies neuerdings Hecker, Klob und Spiegelberg bestätigen, nicht nur der Schwangerschaftshyperplasie, sondern sogar dem puerperalen Rückbildungsprocesse, ja sie können durch den letzteren sogar gänzlich verschwinden. Am Muttermunde wird ihre Erweichung bei der Geburt bemerkbar.

g. Wirkungsweise mechanischer und thermischer Reizung des Uterus. Künstliche Frühgeburt.

Ferner ist auch die Erfahrung zu berücksichtigen, dass thermische und mechanische Reize die organischen Vorgänge zu verstärken und zu beschleunigen vermögen. Injectionen warmer Flüssigkeit gegen den Muttermund z. B. erhöhen die organische Erweichung desselben, indem sie die Congestion in demselben befördern, vielleicht auch direct mit erweichend auf die Substanz einwirken. Das Einlegen eines fremden Körpers in die Scheide (Kolpeurynter) vermehrt gleichfalls die locale Fluxion.

Diese Reize sind nicht allein im Stande die organischen Vorgänge zu unterstützen, wenn sie bereits vorhanden sind, sondern sogar sie hervorzurufen, wo sie nicht bestehen. Auf diesem Verhalten beruhen alle die zahlreichen Methoden der künstlichen Frühgeburt und des künstlichen Abortus. Die ursprüngliche und wohl bis zur Stunde allgemeine geltende Annahme, dass die Wirkung jener Methoden eine direct mechanische sei, d. h. dass sie den Scheidentheil und Muttermund wie ein Keil auseinanderdrängten und dadurch die Veranlassung zum Eintritt der Wehen würden, ist mir nicht verständlich und gründet sich meines Er-

[1]) Kaufmann u. Strassmann. Verhandlungen der Gesellschaft für Geburtshülfe in Berlin. Monatsschr. f. Geburtsk. Bd. 21. S. 241. 1863.

achtens auf eine entschieden irrthümliche physiologische Anschauungsweise. Es muss bei dieser Sachlage als ein Zeugniss tieferer tokologischer Einsicht dankbar gerühmt werden, dass Hohl in seinem Lehrbuche wenigstens insofern ein besseres Verständniss anbahnte, als er mit Nachdruck leugnet, dass die Wirkung der Methoden der künstlichen Frühgeburt eine unmittelbar mechanische sei, hingegen behauptet, dass sie zunächst lediglich auf eine Reizung des Muttermundes hinausgingen, welche dann auf den Uterus, vielleicht auch auf die übrigen Geschlechtsorgane sich verbreitend reflectorisch die Wehen, äqual Geburtsthätigkeit, und deren Consequenzen hervorriefen. Wir könnten uns auch sehr wohl mit dieser Darlegung begnügen, falls man den Ausdruck Geburtsthätigkeit nicht mehr so eng und einseitig nehmen, sondern vielmehr als Collectivbegriff auffassen wollte, welcher alle vier Factoren der Geburt in sich vereinte. Wenigstens muss ich von meinem Standpunkte aus die collective Bedeutung jener Bezeichnung für die dynamischen und organischen Geburtsvorgänge in Anspruch nehmen. Dann aber brauchen wir nur einen kleinen Schritt weiter zu gehen als Hohl, indem wir den initialen und superioren Charakter, welchen ich den organischen Vorgängen überhaupt zu vindiciren mich genöthigt sehe, auch hier gebührend berücksichtigen, um zu sagen, dass die mechanische Reizung, auf welcher die Methoden der künstlichen Frühgeburt beruhen, wie die Reizung durch alle fremden Körper, eine locale Fluxion im vasculären Bereiche der Geschlechtssphäre zur Folge habe, welche als organische und als dynamische Geburtsvorgänge am Scheidentheil und am gesammten Uterus u. s. w. in die Erscheinung tritt. Auf dieser Wirkungsweise müssen in letzter Instanz überhaupt alle Ursachen beruhen, welche die Schwangerschaft vorzeitig zu beenden im Stande sind. Ob zu denselben sogar, wie man annimmt, psychische Affecte gehören, will ich dahin gestellt sein lassen. Nur als Curiosum will ich den von Domrich[1]) citirten Fall somatisch reflectirten psychischen Affectes

---

[1]) O. Domrich. Die psychischen Zustände u. s. w. Jena 1849. S. 221. Aus Hecker's Lit. Ann., 4. Jahrg. 1828. S. 116.

wiedergeben: Eine 48jährige, hysterische, seit mehren Jahren nicht mehr menstruirte Frau, welche der sehr schweren Geburt ihrer Tochter beiwohnte, bekam Geburtswehen, Blutfluss aus der Gebärmutter, nach drei Tagen Milchfieber mit Anschwellung der Brüste und Absonderung einer milchartigen Flüssigkeit, welche nach sechs Tagen wieder verschwand. — In beachtenswerther Weise dürfte endlich der bekannte Vorschlag Scanzoni's für meine Behauptung argumentiren, die Geburtsthätigkeit auf sympathischem Wege, durch Reizung der Brustwarzen, hervorzurufen. — Die gynäkologische Praxis liefert noch zahlreiche Belege für meine Behauptung (Pressschwamm, Laminaria, Gentiana).

Uebrigens giebt es auch noch einige excretorische Vorgänge, welche physiologisch ebenfalls auf der Reflexerregbarkeit beruhen. So ist die bekannte Erscheinung, dass Klystire, oder Stuhlzäpfchen Stuhlgang bewirken, grösstentheils auf eine Reizung der Darmschleimhaut zurückzuführen, welche Fluxion dahin und peristaltische Bewegung bewirkt. Krankheiten des Mastdarms sind häufig mit Stuhlzwang und Durchfall verbunden. Dieser Reflexmechanismus spielt sogar bei der normalen Entleerung des Stuhlganges, des Urins und des Samens eine Rolle.

h. Puerperales Verhalten des Cervix.

Die organischen Rückbildungsvorgänge am Cervix uteri im Wochenbette sind nur ungenügend bekannt. Nach Florinsky[1]) zeigt die Innenfläche der Vaginalportion mehr oder weniger grosse nach Richtung und Form verschiedene Einrisse von 2 bis 5 Centimeter Länge und bis mehre Millimeter Tiefe, d. h. bis in die Muskelschicht; sie enden gewöhnlich am äusseren Muttermunde. Die Palmae plicatae der Portio supravaginalis cervicis sind in den ersten Tagen des Puerperiums verstrichen und bilden sich erst vom 5. bis 7. Tage

[1]) W. M. Florinsky. Ueber die Veränderungen des Mutterhalses sowie der Gebärmutter überhaupt in der Nachgeburtsperiode. Petersb. med. Zeitschr. V. 6. S. 375. 1863.

an. Die Rückbildung des Scheidentheils geschieht durch allmälige Verengerung des Kanals. Schon in den ersten zwei bis drei Tagen bemerkt man, dass der Cervicalkanal sich in Falten legt, welche sich mit denjenigen vergleichen lassen, die sich an einem mit Schnüren zusammenziehbaren Tabacksbeutel bilden, dessen Oeffnung nicht vollkommen geschlossen ist. Der so zu sagen neue Gebärmutterhals, welcher bei der puerperalen organischen Rückbildung entsteht, muss bei seiner Formirung sich in den verkürzten Formen dieser Faltenbildung halten, welche nach beendetem Process als die bekannten Einkerbungen erscheinen. Es ist wohl nicht zweifelhaft, dass die genannten Veränderungen des Cervix, welche gleich wie die übrigen puerperalen Rückbildungen durch diejenigen physiologischen Vorgänge geschehen, die ich als organische beschreibe, für die Existenz der letzteren beweisend sind.

i. Ergebniss der Erörterungen.

Nach alle dem Dargelegten, resumire ich, müssen wir uns nicht nur von der allgemein verbreiteten und freilich nahe liegenden Vorstellung gänzlich frei machen, als sei der Cervix und insbesondere der Scheidentheil und der Muttermund in ihren Wandungen elastische Körper, die nach Art eines Kautschukkanales oder Kautschukringes mittelst mechanischer Gewalt beliebig auszudehnen seien. Vielmehr müssen wir auch positiv festhalten, dass die Erweiterung zunächst nicht einmal durch die Wehencontractionen bewirkt wird, sondern einzig und allein durch den geschilderten organischen Erweichungsprocess. Der Muttermund besitzt keine Elasticität, und selbst wenn ich zugäbe, dass die Erweiterung des erweichten Muttermundes durch den vordringenden Kindstheil mechanisch und durch die Wehencontraction dynamisch unterstützt und gefördert werde, so wäre ich doch sehr geneigt auch noch hier weniger eine directe Einwirkung, als vielmehr in der Weise einen secundären Effect anzunehmen, dass der im Muttermunde befindliche Eitheil nach Art eines fremden Körpers, sowie auch die Muskelcontractionen, auf

Nerven und Gefässe einen Reiz ausüben, welcher reflectorisch die Fluxion der Säfte und den erhöhten localen Stoffwechsel zu bedingen geeignet ist, die ich als organische Geburtsvorgänge bezeichne.

2. Die organischen Geburtsvorgänge an der Scheide und am Hymen.

Nach dem über die organischen Geburtsvorgänge bis jetzt Dargelegten, das im Wesentlichen auch auf die noch übrigen hier in Frage kommenden Geschlechtstheile Anwendung findet, wird es erlaubt sein das Folgende mit noch grösserer Kürze abzuhandeln.

Ihrer Stuctur nach besteht die Vagina bekanntlich aus zwei nicht zu isolirenden ungefähr gleichmässigen Lagen und einer bindegewebigen Adventitia. Die innere Lage besteht aus Bindegewebe mit zahlreichen elastischen Fasern, die äussere besitzt eingestreute Bündel organischer Muskelfasern. Gegen die innere Oberfläche herrschen die longitudinalen, nach aussen die kreisförmigen Faserzüge vor. Die Bindegewebs- wie die Muskelschichte nehmen gegen das Orificium vaginae an Mächtigkeit zu, auch erfährt die Scheide am unteren Ende durch die vordere und hintere cavernöse Columna vaginalis eine erhebliche Verdickung. Ausserdem finden sich auf der inneren Fläche der Vagina und vorzugsweise auf den Columnen dichte Querwülste oder Kämme und mikroskopische Gefässpapillen. Die durch ihre Dicke ausgezeichnete Vaginalschleimhaut besitzt keine secernirenden Drüsen.

Zufolge dieser histologischen Beschaffenheit der Vagina, sowie der anatomischen Form dieses von vorn herein relativ stark luminirten, schlauchartigen, wenn auch im inhaltlosen Zustande ähnlich der Speiseröhre zusammengefalten Organes, ist die Art der Einwirkung der organischen Vorgänge und der Effect derselben verhältnissmässig leicht erklärlich und ihre Ausdehnungsfähigkeit zumal nach den Schwangerschaftsveränderungen, welchen auch sie unterworfen ist und wodurch sie gleichfalls eine Massenzunahme erfährt, so dass die Mächtigkeit ihrer Wandung nach Kehrer 2 bis 8 Millimeter beträgt, wohl verständlich. Obschon der Scheide nach Obigem ein gewisser Grad von Elasticität nicht abzusprechen ist und wir somit die Möglichkeit einer rein mechanischen Erweiterungsfähigkeit nicht in Abrede stellen wollen, so kann diese Eigenschaft in Vergleich mit dem bei der Geburt von ihr aufzunehmenden Fötalvolumen immerhin nur innerhalb einer beschränkten Grenze liegen; der wesentlichste Antheil gebührt auch hier entschieden den organischen Geburtsvorgängen, indem die organische Durchtränkung, Schwellung und Lockerung die Hauptrolle bei der ungemeinen Erweiterung und Ausdehnung des Scheidenlumens spielen. Dieser Antheil der organischen Erweiterung bleibt indess, wenn derselbe auch lange nicht an die heutigentags noch fast wunderbar erscheinende organische Erweiterung des Muttermundes hinanreicht, bei der immer doch kolossalen Ausdehnung der Scheide ein für sich selbst um so mehr beweisender, als die Wehencontractionen, welche man als Ursache des Verstreichens von Scheidentheil und Muttermund irrthümlich in Anspruch zu nehmen so sehr geneigt ist, als Causalmoment für die Ausdehnung der Scheide hinwegfallen. Dieser Umstand hinwiederum dürfte den Rückschluss aufdrängen, dass die Wehencontractionen mindestens kein wesentlicher Factor auch bei den Erweiterungsvorgängen am Uterus während der Geburt zu sein brauchen.

Die organische Erweiterung der Scheide, welche durch die Schwangerschaftshyperämie und Schwangerschaftshyperplasie prädisponirt ist und auch noch durch den reichlich abgesonderten Cervicalschleim, eventuell durch das abfliessende Fruchtwasser unterstützt wird, geht verhältnissmässig frühzeitig und rasch von statten. Dieselbe schreitet von oben nach unten vor. Schon ziemlich früh nimmt das Scheidengewölbe eine so bedeutende Weite an, dass es der tastende Finger mit Leichtigkeit ringsum bis an die Wand des Beckens drängen kann (B. Schultze 1865). Diese Weitung trifft fernerhin die ganze Scheide. Ja sogar bei Scheiden, welche in hohen und höchsten Graden verengt sind, namentlich wenn die Stenose eine angeborene und somit histologisch normal ist, aber auch oft bei pathologischer Beschaffenheit acquirirter, narbiger Stricturen, sehen wir die organische Erweichung und Erweiterung so mächtig wirken, dass dadurch das mechanische Geburtshinderniss sich beseitigen kann.

Uebrigens ist nicht ausser Acht zu lassen, dass die Scheide der Hauptsache nach ihre Weitung bereits in den letzten Schwangerschaftswochen erfährt. Denn der Umstand, dass bei der Kopflängslage und regelrechter Haltung des Kopfes in der grossen Mehrzahl der Fälle die normale Beckenhöhle einen mehr oder weniger entsprechend grossen Theil des unteren Uterinabschnittes in sich aufnimmt, setzt eine correspondirende Accommodation des Scheidenlumens voraus, welche die eintretende Geburtsthätigkeit somit bereits vorfindet.

Instructiv für das Verständniss der organischen Geburtsvorgänge ist vorzüglich die Scheidenklappe. Ueber den Einfluss der Generationsacte auf das Verhalten dieser von der Scheide gebildeten und daher ihrer Structur nach derselben homologen Falte, welche bekanntermassen von vorn herein sehr verschiedenen individuellen Formen und Grössen unterworfen ist, war man bisher allgemein der Ansicht, dass das Hymen durch den ersten Coitus vernichtet werde und bei der Geburt demnach nicht mehr in Frage käme. Diese Anschauungsweise muss zufolge der neueren Untersuchungsergebnisse von Lex [1]) und von Schröder [2]), welche letzteren von Bidder [3]) bestätigt werden, wesentliche Modificationen erfahren. Demnach ist die Oeffnung des unverletzten Hymen meist so beträchtlich, dass sie die vorsichtige Einführung des Zeigefingers, und nach meinen Erfahrungen meist schon bei zwölfjährigen Mädchen, gestattet; bei Erwachsenen ist sie mitunter sogar so gross, dass man ohne weiteres sehr bequem

---

[1]) Lex. Die Abtreibung der Leibesfrucht. v. Horn's Vierteljahrsschr. für gerichtl. u. öffentl. Medicin. Berlin. April 1866. S. 204.

[2]) K. Schröder. Schwangerschaft, Geburt u. Wochenbett. Bonn 1867. S. 6.

[3]) E. Bidder. St. Petersb. med. Zeitschr. Bd. 14. S. 50. 1868.

den Finger einbringen kann. Beim Coitus reisst ein grosses Hymen ein bis mehre Male ein, jedoch nur an seinem freien Rande, während die Basis unversehrt bleibt, bei kleinem Hymen wird nicht selten die Integrität desselben vollständig erhalten. Bei dem öfteren Vorgedrängtsein des Harnröhrenwulstes sowie der vorderen oder hinteren Scheidenwand wird das Hymen bisweilen von seiner Basis aus vorn oder hinten entfaltet und zum Verstreichen gebracht. Erst bei der Geburt wird durch den Druck des Kindskopfes auch die Basis mortificirt und im Wochenbett abgestossen, doch kommt es auch vor, dass bei der Geburt selbst eines reifen Kindes der Ansatz des Jungfernhäutchens unzerstört bleibt. Relativ zahlreich sind immerhin die Fälle, in denen selbst nach wiederholtem Coitus das Hymen nicht verletzt ist und Credé[1]) hat verschiedene Fälle von Persistenz der Scheidenklappe in der Schwangerschaft zusammengestellt.

Bei dem immerhin offenbaren mechanischen Missverhältniss zwischen den bei der Cohabitation in Frage kommenden Organen ist nun für die partielle und totale Conservirung des Häutchens die Mitwirkung eines anderen Factors nicht zu verkennen, und dieser liegt, wie bereits oben berührt, in den organischen Vorgängen, welche durch den erotischen Affect u. s. w. vermittelt werden, der den Coitus begleitet oder vielmehr demselben vorangeht. Auf alle Fälle würden wir sonst erheblichere mechanische Verletzungen auch in anderen als Nothzuchtfällen wahrnehmen, in welchen letzteren der fragliche Factor als fehlend wohl vorauszusetzen ist. Wo dagegen die zu geringe Intensität der erotischen Erregung des priapischen Effectes, zumal bei grossem Hymen mit enger centraler Oeffnung, der elastischen Nachgiebigkeit des letzteren ungenügend zu Hülfe kommt, da führt der mechanische Insult je zu der entsprechenden mechanischen Lädirung, die jedoch, wie Schröder nachgewiesen, beim Coitus der Regel nach eine partielle bleibt. Wenn man diese Beihülfe der or-

---

[1]) Credé. Verhandlungen der Gesellschaft für Geburtshülfe zu Berlin. 4. Jahrg. S. 57. 1851.

ganischen Vorgänge gebührend in Rechnung zieht, so haben die Fälle von unverletztem Hymen in der Schwangerschaft keineswegs mehr das Wunderbare, das die Phantasie einst zu der sublimirten Annahme der Aura seminalis verleiten konnte, welche ein Böswilliger noch heute in dem Falle von „bestimmt nachgewiesener Unmöglichkeit einer stattgehabten Immissio penis," welchen Scanzoni [1]) berichtet, redivivirt zu zu finden vermöchte.

Der Einfluss der organischen Geburtsvorgänge nun vollends tritt am Hymen so schlagend hervor, dass die bestehende Integrität desselben bei der Geburt mehre Monate alter Früchte erhalten werden kann, wie mehrfache Fälle zeigen, namentlich der berühmte Fall eines fünfmonatlichen Fötus von Tolberg [2]) und Meckel, von dem ich nicht sagen kann, ob es der nämliche sei, den Schröder aus Hyrtl [3]) citirt und der gar als siebenmonatlicher angegeben wird. In dem bereits angedeuteten Scanzoni'schen Falle fand man bei einer im fünften Monate Schwangeren ein Hymen mit nur Hirsekorn grosser Oeffnung, die sich bei der Geburt schon spontan auf 5 Centimeter Durchmesser ausgedehnt hatte, als man sich die schöne Beobachtung mit dem Messer selber zerstörte. Dass die Continuität der Basis des Hymens bei der Geburt reifer Früchte bestehen bleiben kann, hat gleichfalls Schröder dargethan.

3. Die organischen Geburtsvorgänge am Beckenboden.

A. Begriff des Beckenbodens.

Unter Beckenboden verstehe ich die Gesammtheit der Weichtheile, welche den Verschluss des Beckenausgangs bilden. Dieselbe wird bekanntlich zusammengesetzt durch die gurtartig angebrachten animalischen Perinealmuskeln, durch

---

[1]) v. Scanzoni. Allgemeine Wiener medic. Zeitung. 1864. Nr. 4.
[2]) Tolberg. De varietate Hymenum. Dissert. inaug. Halae 1798.
[3]) J. Hyrtl. Topographische Anatomie. Bd. 2. S. 150.

organische Muskeln, durch die Fascia pelvis mit dem Arcus tendineus und die Fascia perinei, durch die Ligamenta arcuatum pubis und transversum pelvis, sowie die Aponeurosen des Diaphragma urogenitale mit den Cowper'schen Drüsen, durch das aus Bindegewebs- und elastischen Fasern und vielfach durchkreuzten organischen Muskelbündeln bestehende Septum transversum perinei, durch reichliche Fettablagerungen, welche im Cavum rectoischiadicum und dem laxen Bindegewebe der Labia majora in besonderer Mächtigkeit auftreten, endlich die äusseren Geschlechtstheile und die äussere Haut.

B. Modus der organischen Vorgänge am Beckenboden.

Es leuchtet ein, dass der Beckenboden seiner histologischen wie anatomischen Beschaffenheit nach, obwohl er im gewöhnlichen Zustande eine tonische Wirkung ausübt, doch bei Minderung oder Aufhebung der letzteren einer ungemeinen Nachgiebigkeit fähig werden kann. Derjenige Factor nun, welcher die postulirte Atonie des Beckenbodens herbeizuführen vermag, sind die organischen Geburtsvorgänge. Vorbereitet durch die Schwangerschaftshypertrophie auch dieser Gebilde des Beckenbodens, sowie durch die hier nicht zu unterschätzende Schwangerschaftsatrophie und Resorption der Fettmassen, tritt die Wirkung der organischen Geburtsvorgänge in ihren mehrfach erwähnten Effecten um so intensiver in die Erscheinung, als die betreffenden Weichtheile mit starken Arterien und mächtigem Venenplexus durchsetzt sind. Auch der Zeitdauer nach ist in Vergleich mit den übrigen Organen, welche betroffen werden, gerade ihnen die längste Frist gewährt, bevor Ansprüche von mechanischer Seite an dieselben sich geltend machen. Trotz der begünstigenden anatomischen Beschaffenheit und ungeachtet der verhältnissmässig langdauernden Einwirkung der organischen Geburtsvorgänge, ist der Effect der letzteren auf den Beckenboden und zwar ganz vorzugsweise bei Erstgebärenden ein so unvollkommener, dass der mechanische Insult des vorangehenden Kindstheils zu der nöthigen Dehnung und Ausweitung nicht allein ein intensiver und lange dauernder sein muss, sondern sogar die Grenzen der Dehnungsfähigkeit des Beckenbodens dergestalt überschreiten kann, dass der letztere nicht immer ohne die bekannten mehr oder weniger intensiven Verletzungen bleiben kann. Dieser erhebliche Widerstand des Beckenbodens wirkt aber auch seinerseits, wie bei den mechanischen Geburtsvorgängen bereits ausgeführt worden ist, zur Zeit des Ausgangsmechanismus entsprechend verlangsamend auf die Bewegung des vorliegenden Theiles zurück. So ist, wie dort der Excursionsgrad der Bewegung, so hier der jedesmalige Spannungsgrad des Beckenbodens wiederum als die Resultante zu betrachten, welche sich aus den beiden momentanen Kräften von Druck und Elasticität componirt, und welche je nach dem Uebergewichte der einen Kraft über die andere nach der ersteren hinüber schlägt und mit dem Siege derselben verschwindet.

C. Ungenügendes Zustandekommen der organischen Vorgänge.

Abgesehen von dem mehrfach begründeten Unterschiede der Erst- und Mehrgeburt, welcher hier am Beckenboden am evidentesten in die Erscheinung tritt, beruht der zögernde oder ungenügende Effect der organischen Vorgänge am Beckenboden auf einer doppelten Ursache, auf der Mächtigkeit und auf der peripherischen Lage desselben, welche schon in der Schwangerschaft dahin wirksam ist, dass von allen Geburtsorganen der Beckenboden an der Graviditätshyperplasie den geringsten Antheil nimmt.

In ersterer Beziehung ist es ganz besonders der hintere Theil des Beckenbodens, der Damm, welcher den bedeutendsten und andauerndsten Widerstand leistet, bevor seine von der hinteren Commissur aus treppenförmigen Schichten nachgeben und verstreichen.

Sind es dort die tieferen Schichten des Beckenbodens, so sind es hier vorwiegend die äusseren Lagen und der vordere Theil desselben, die Vulva, welche in ihrer peripherischen Lage dem Zustandekommen der fraglichen Effecte nachtheilig und hinderlich sind. Da die letzteren durch hohe Temperatur und Feuchtigkeit offenbar ungemein gefördert werden, so treten beide sich bedingenden Factoren an der äusseren Körperfläche in Vergleich zu den übrigen besprochenen Gebilden entschieden in den Hintergrund. Die Abkühlung ist bedeutend, die Feuchtigkeit gering, ja das Vorhandensein der letzteren dient nur dazu, um durch Verdunstung die Temperatur an dieser Stelle noch beträchtlicher herabzumindern.

Nichtsdestoweniger kann, vorausgesetzt dass der Einwirkung der organischen Vorgänge die dem einzelnen Falle entsprechende Zeitdauer vergönnt ist, der Effect derselben bei der starken Entwickelung der Venennetze namentlich in den Labien so vollständig zu Stande kommen, dass eine Verletzung der Weichtheile, selbst des Frenulum labiorum keineswegs bedingt ist und unter sonst normalen Verhältnissen bei geschickter und namentlich langsamer Hindurchleitung selbst des grössten Kopfes in der ungünstigsten Stellung und selbst der breitesten Schultern kein Damm „zu breit" und keine Schamspalte „zu eng" ist. Der Grad der bei diesem Vorgange stattfindenden Verdünnung der betreffenden Gebilde braucht nicht über die Festigkeitsgrenze derselben hinauszugehen. Bei den Thieren soll nach Kehrer die Verdünnung minder beträchtlich, sollen Verletzungen seltener sein als beim Menschen.

D. Princip des Dammschutzes.

Aus diesen Prämissen ergiebt sich leicht, worauf ich hier nur oberflächlich hindeuten darf, die so vielfach vergebens versuchte Lösung des Räthsels vom Dammschutzverfahren von selbst. Unter der Application z. B. von warmem Breiumschlag auf Damm und Genitalien in einer entsprechenden Zeitdauer während der Geburt und bei langsamer vorsichtiger Durchleitung von Kopf und Schultern conservire ich das Schamlippenbändchen. Die Verwerflichkeit der Episiotomie und verwandter blutiger Eingriffe (Methoden von Michaelis, v. Ritgen, B. Schultze, Cohen), welche somit lediglich auf einem mangelhaften Verständniss des Geburtsherganges beruhen, bedarf selbst für die kleinsten Schamspalten und grössten Köpfe meines Erachtens somit keines weiteren Beweises.

E. Restirende Elasticität des Beckenbodens.

Der Unterschied der Elasticität des Beckenbodens Mehr- und Erstgebärender ist äusserst erheblich und tritt wie bereits bemerkt auch hier unter sämmtlichen Geburtsvorgängen, welche dem fraglichen Processe unterliegen, am ausgesprochensten hervor, so dass ein Damm, welcher bei der ersten Geburt unverletzt geblieben, bei einer folgenden nicht leicht mehr gefährdet ist. Auf demselben beruht zum Theil die Differenz in der Zeitdauer, welche der Gesammtverlauf des Gebäractes in Anspruch nimmt, sowie auch nach der einen Seite die weiter oben berührte Reciprocität zwischen der ersten und zweiten Geburtsperiode, vorzüglich aber die Dauer der zweiten Periode oder der Periode des Mechanismus an sich.

F. Bildung des Dammkanals.

Die in Folge der bezeichneten restirenden Elasticität des Beckenbodens, welche bei der Erstgeburt sich vorzugsweise geltend macht, entstehende Hervorstülpung und Taschenbildung des Beckenbodens habe ich wegen ihrer mechanischen Bedeutung bei dem Dammmechanismus Seite 68 bis 73 bereits dargelegt. Ich habe hier indess noch einiges hinzuzufügen, und lege dabei einen speciellen Fall zu Grunde, den ich zu diesem besonderen Zwecke mit grösster Genauigkeit beobachtet habe, um mich auf möglichst realem Boden zu bewegen.

Eine etwas über mittelgrosse erstgebärende Ostfriesin von 29 Jahren gebar einen 3350 Gramm schweren Knaben in erster Scheitelstellung. Die Bildung des Dammkanales war sehr deutlich und bot wegen des äusserst langsamen Fortschritts der Geburt, des gänzlichen Fehlens der proklitischen Oscillation des Kopfes und bei genügender Ruhe der Kreissenden die günstigsten Beobachtungsbedingungen. Ich fand dabei die folgenden Verhältnisse. 1. Zur Zeit als das Frenulum labiorum auf der kleinen Fontanelle lag: Länge des Dammes vom vorderen Rande des Afters bis zur hinteren Commissur mit Ausschluss des Bändchens = 9,5 Centimeter; Länge mit dem Hinterdamm, also von der Steissbeinspitze über den After zur hinteren Commissur = 14,0; Breite über dem Frenulum, desgleichen vor demselben = 19,0. 2. Einige Zeit später, nachdem das Frenulum 3 Cm. weit auf die Pfeilnaht getreten und ein grösseres Segment des Hinterhauptes in der erweiterten Schamspalte sichtbar war: Länge des Vorderdammes = 11,0; mit dem Hinterdamme = 19,0, Breite über dem Bändchen = 17,5; über dem Hinterhaupt = 20,5. Das Schamlippenbändchen wurde bei Durchtritt weder des Kopfes noch der Schultern und überhaupt kein Theil der Schamtheile verletzt. Es ist selbstverständlich ungemein schwierig den äussersten Spannungsgrad, den die Elasticität des Beckenbodens zu ertragen noch fähig ist, durch Messung zu bestimmen, doch glaube ich, dass in obigem Falle die Grenze der Dehnungsfähigkeit bis zur Ruptur noch nicht erreicht worden ist. Bekanntlich gestattet ja der Damm für sich allein eine so mächtige Ausdehnung, dass bei Centralrupturen desselben sogar das Hindurchgehen des ganzen Kindes durch den Riss anstatt durch die Schamspalte beobachtet worden ist, ohne dass die hintere Commissur oder der After verletzt wären. Wir werden also sagen müssen, dass die Dehnungsfähigkeit des Beckenbodens im Wesentlichen der Entwickelung der organischen Geburtsvorgänge proportional ausfällt; oder dass die Bildung des Dammkanals um so hochgradiger sich zeigt, je grösser die Elasticität des Beckenbodens geblieben ist; oder dass die Extensität des Dammkanals zu der Intensität der organischen Vorgänge sich umgekehrt proportional verhält.

Ueber die Art der Betheiligung und Verwendung der **Vulva** bei der Bildung des Dammkanals will ich hier einiges einfügen. Bekanntlich wird bei normalen Nymphen die Schamspalte für gewöhnlich durch die Labia majora gebildet und man scheint die Annahme zu hegen, dass bei der Bildung des Dammkanals, indem die kleinen Schamlippen verstreichen und in der inneren Schleimhautfläche der grossen aufgehen, nur die letzeren die unmittelbare Seitenwandung des Kanales ausmachten und die äussere Peripherie der früheren Schamspalte auch jetzt noch die Kanten der grossen Schamlippen seien (z. B. Kiwisch). Diese Auffassung, zu welcher man durch das scheinbare Verschwinden der Nymphen freilich verleitet werden kann, wenn man sich lediglich auf die Palpation verlässt, ist eine durchaus irrthümliche. Die Sache verhält sich vielmehr umgekehrt, wie sich leicht ergiebt, wenn man die Verhältnisse eines Blickes mit den Augen würdigt. Die kleinen Lippen bleiben ganz und gar persistent und in ihrer Duplicatur unverändert, die grossen dagegen entfalten sich und gehen so zu sagen verstreichend in der Basis jener auf. Die kleinen Lippen treten zwischen den grossen hervor und bilden mit ihrem scharfen Rande die Mündung, die äusserste Peripherie des Kanals. Die grossen Lippen pflegen indess nicht so vollständig zu verstreichen, dass sich jede Spur von ihnen verwischte. Vielmehr bleiben sie als langgestreckte polsterförmige platte Wülste zu den Seiten und nach hinten von den kleinen liegen und nach den Schenkeln zu bemerkbar, indem der Uebergang der kleinen in die grossen Lippen nicht bloss durch die verschiedene Hautfarbe, sondern auch meist durch einen mehr oder weniger erhabenen Absatz von der kleinen zur grossen Lippe sich kennzeichnet. Die grösste Breite der Nymphen in obigem Falle, welche an der Vereinigung des vorderen und mittleren Drittels der Schamspalte lag, betrug 1,5 Cm.; sie verschmälerte sich nach vorn und oben, wo sie als solche in der Gegend der Klitoris nicht ganz verschwand, sondern die vordere Commissur der Spalte bildete. Nach unten hört die Nymphe im unteren Drittel der Schamspalte auf, jedoch nicht so, dass sie sich verschmälernd in die glatt auf der inneren Fläche der grossen Lippen etwa aufliegende Schleimhaut flach ausliefe, sondern vielmehr in der Art, dass sie in ihrem Dickendurchmesser sich verfeinernd in eine in derselben Weise wie sie selbst vorgeschobene Schleimhautfalte von 0,5 Cm. Breite übergeht, welche ihrerseits zur hinteren Commissur verläuft, an dieser sich ein wenig verbreiterend als Frenulum labiorum erscheint und so eine vollständige Contitinuität zwischen Nymphen und Frenulum vermittelt. Oder man könnte das Verhältniss auch so auffassen, dass die kleine Schamlippe nicht bloss die oberen zwei Drittel der Schamspalte einnehme, sondern die ganze innere Peripherie derselben umgiebt und nur zur Zeit als sie nicht functionirt, also ausser dem Momente, wo sie zur Bildung des Dammkanales verwendet wird, in ihrem hinteren Drittel ein- oder doppelseitig gewöhnlich latent und scheinbar mangelnd anzusehen ist, während sie an der hinteren Vereinigung beider kleinen Lippen, als Schamlippenbändchen, wie im vorderen Theile der Spalte, als Praeputium clitoridis, eine beständige sichtbare Existenz führt. Wenn ich somit das Frenulum labiorum anatomisch als integrirenden Theil der Nymphen anspreche, so ist das meines Wissens eine völlig neue Auffassungsweise, der gegenüber die bis jetzt geltende Anschauung, zufolge welcher das Frenulum anatomisch den grossen Lippen angehört, als irrthümlich zu betrachten ist. Auch muss ich nochmals hervorheben, dass der gegebenen Schilderung gemäss die Art der Function der Nymphen bei der Bildung des Dammkanales als eine der früheren Annahme entgegengesetzte sich herausstellt. Die Nymphen verstreichen nicht und verschwinden nicht, sondern im Gegentheil sie vergrössern und verbreiteren sich und treten im ganzen Umfange der Schamspalte die äusserste Mündung derselben construirend hervor. Die kleinen Schamlippen gewinnen somit eine hervorragende Bedeutung. Bekanntlich ist bei den meisten Säugethieren nur ein Paar Schamlippen vorhanden und man hat diese wegen ihrer Form für die grossen gehalten, bis Rathke nachwies, dass sie genetisch als Nymphen aufzufassen sind. Dieser Umstand scheint mir die Wichtigkeit derselben zu bestätigen, zumal da die Bildung des Dammkanales bei den Thieren vielfach noch extensiver vor sich geht als beim Menschen.

Aus dieser Betrachtung ergiebt sich noch eine merkwürdige Analogie zwischen den Mündungsweisen der drei Kanäle, welche die Geburtswege in successiver Continuität zusammensetzen: des Cervicalkanales, des Scheidenkanales und des Dammkanales. Alle drei münden mit unverstreichbaren Schleimhautfalten, welche dieselben diaphragmatisch gegeneinander abgrenzen und welche, weil sie zugleich den Isthmus des betreffenden Kanales bilden, mehr noch als die übrigen

Theile der Kanäle der Effecte der organischen Geburtsvorgänge bedürfen um den an sie gestellten hervorragendsten mechanischen Anforderungen gegenüber ihre Integrität zu bewahren, die sie denn auch thatsächlich leichter und früher und häufiger einbüssen als ihre Schwestergebilde.

Wegen der anatomischen wie functionellen Analogie der fraglichen drei Mündungsapparate erscheint es nicht unpassend auch in der terminologischen Bezeichnung derselben eine Gleichmässigkeit eintreten zu lassen und sie sämmtlich geradezu als Hymena einzuführen. Während man demnach die Scheidenklappe als bislang einzige bekannte der Drei schlechthin Hymen nannte, bezeichne ich sie nunmehr genauer als Hymen canalis vaginalis, oder kurz als Hymen vaginalis; die Seite 165 beschriebene Schleimhautfalte des Orificium uteri externum als Hymen canalis cervicalis, oder, wie ich schon dort mich auszudrücken keinen Anstand genommen habe, als Hymen uterinus; endlich das zuletzt besprochene Verhältniss als Hymen canalis perinealis seu Hymen nymphalis; welches im Zustande ausser der Geburt gewissermassen rudimentär oder latent besteht, wie denn der Dammkanal ebenfalls für gewöhnlich nur rudimentär vorhanden und als das mit Schleimdrüsen ausgestattete Vestibulum vaginae bekannt ist.

6. Puerperales Verhalten des Beckenbodens.

Mit der Geburt des Kindes ist der Dammkanal collabirt und stellt sich auch beim Durchgange der Nachgeburt nur andeutungsweise wieder her. Mit diesem Collapsus ist indess der normale Tonus des Beckenbodens noch keineswegs wiedergewonnen, wie das der Fall sein könnte, wenn die Bildung des Dammkanales lediglich auf Grund der Elasticität des Beckenbodens ausschliesslich mechanisch bewerkstelligt würde. Nur der Antheil, welchen die Elasticität geleistet hat, verschwindet plötzlich, der andere Antheil dagegen, welcher auf den organischen Process fällt, dieser Antheil besteht als atonischer Zustand des Beckenbodens noch fort. Die äusseren Geschlechtstheile zeigen sich demnach weich, geschwollen, klaffend und sind einer bedeutenden mechanischen Ausdehnung fähig. Die überschüssige Substanz ist besonders deutlich bemerkbar an der hinteren Commissur. Soferne diese nicht verletzt ist, geht dieselbe nicht ohne weiteres in die Raphe perinei über, sondern tritt nach aussen tutenförmig hervor und fängt den untersuchenden Finger, während beim Dammriss dieser Vorsprung der hinteren Commissur fehlt und der Finger ohne Widerstand nach dem After zu gleitet. Die organische Rückbildung tritt wie bei den übrigen Geburtstheilen auch am Beckenboden mit Beginn des Puerperiums ein und schreitet verhältnissmässig rasch fort. Besonders auffällig macht sich die Verkleinerung an der Wunde des Dammrisses bemerkbar. Während dieselbe unmittelbar nach der Geburt in bedeutendem Grade zu klaffen scheint, ist sie schon nach wenigen Tagen auf den dritten, ja vierten Theil ihrer ursprünglichen Grösse zusammengeschrumpft, ein Umstand, der auch in Betreff der Therapie der Perinealrupturen grössere Beachtung verdienen dürfte, als man demselben zu zollen pflegt.

4. Die organischen Geburtsvorgänge an Fremdbildungen und Knochen des Beckens.

Zum Schlusss will ich nur daran erinnern, dass die erweichende Wirkung des organischen Geburtsprocesses ausser auf die Gebilde, welche erwähnt worden sind, auch auf noch andere sich erstreckt, die im Bereiche des kleinen Beckens sich befinden. Als solche will ich beispielsweise nennen Fremdbildungen, als fibroplastische Geschwülste u. s. w., welche von anderen Theilen als die bereits Seite 175 berührten am Uterus, z. B. von den Knochen ausgehen. Endlich sind es die Beckenknochen selbst, welche afficirt werden, wenigstens in ihren Verbindungen. Die bekannte Schwangerschaftslockerung der Beckenfugen wird gewiss während der Geburt noch gesteigert und namentlich in den Articulationen des Steissbeins bis zur Locomotion des letzteren vollendet, wenn ich auch nicht so weit gehe mit Kehrer eine förmliche Beweglichkeit des Kreuzbeins in seiner Articulatio sacro-iliaca anzunehmen.

5. Schlussergebniss.

Aus dem Dargelegten ergiebt sich nunmehr als Resultat der Beweis für die Richtigkeit des Satzes, dass es im Wesentlichen nicht die Weichgebilde der Geburtswege sind, welche dem durchpassirenden Eitheile einen mechanischen Widerstand entgegensetzen und auf den Mechanismus der Geburt von determinirendem Einflusse sind, sondern in der Hauptsache die harten Geburtstheile, das Becken, und nur bisweilen und unter gewissen Umständen auch der Beckenboden einen nebensächlichen Einfluss übt. Dieser wichtige Satz, den wir bei den mechanischen Geburtsvorgängen vor der Hand lediglich als Voraussetzung verwerthen konnten, hat nunmehr wie mich dünkt die Bedeutung einer erwiesenen Thatsache gewonnen.

Wenn man einem Laien das Schädelskelet eines neugeborenen Kindes zeigt, so wird man ganz constant den Ausruf des Erstaunens und der Verwunderung vernehmen: „So gross ist der!“ Diese Aeusserung ist mir immer sehr charakteristisch und bezeichnend erschienen. Dieselbe ist offenbar der Ausdruck und das Resultat einer Gedankencombination, welche mit rein mechanischen Ziffern rechnet und lediglich das ungeheure mechanische Missverhältniss zwischen dem Volumen des Schädels und der engen Lichtung des Scheideneinganges, wie er sich dieselbe a priori oder nach seinen persönlichen Erfahrungen vorstellt, in Betracht zieht. Es wäre freilich undenkbar und müsste den Schein des Wunderbaren, mit dem nicht bloss das Geheimniss derselben die Geburt umschleiert, in hohem Grade rechtfertigen, wäre ein Körper von solcher Grösse ohne weiteres durch eine so enge Oeffnung hindurchzugehen im Stande. Und dennoch kennt er nicht einmal den weit engeren und festeren Verschluss des Uterus. Der Schlüssel dieses Wunders ist nun zwar die Zusammenwirkung der vier Factoren, aber unter ihnen nicht allein für ihn in weitaus hervorragendster Weise der zweite Factor, die organischen Geburtsvorgänge. Denn auch die heutige „Wissenschaft“ der Adepten dürfte nicht so ganz und gar des Laienglaubens ledig sein. Möchten sie gleich James More[1]) wenigstens stutzig werden!

---

[1]) James More. On Dilatation of the Perinaeum. Edinb. Med. Journal. Vol. XI. Part. II. p. 1125. Edinburgh 1866.

Dritter Factor.

Die dynamischen Geburtsvorgänge.

Diejenigen Kräfte, welche die Austreibung des Eies aus den mütterlichen Geburtstheilen, oder die Geburt schlechthin, bewirken, beruhen auf der Wehe und auf der Bauchpresse.

I. Dynamik der Wehe.

1. Begriff der Wehe.

Die Wehe definirt sich als eine unwillkürliche mit Schmerz verbundene Contraction des Uterusmuskels, welche sich periodisch aber unrhythmisch wiederholt. Die Wehenperiode setzt sich aus zwei Phasen zusammen, aus dem Zeitpunkt oder der Contraction oder der Wehe schlechthin, und aus dem Zeitraum oder dem Intervall oder der Wehenpause.

2. Anatomie des Uterus.

Die Structur des aus glatten Muskelfasern bestehenden Uterus ist eine sehr complicirte und im Allgemeinen der des Herzens analog. Nach den Untersuchungen von Hélie [1]) finden sich auch im Uterus drei über einander gelagerte Schichten, welche in inniger Verwebung in einander übergehen. Die äussere Lage ist die mächtigste, sie besteht hauptsächlich aus

---

[1]) Th. Hélie. Recherches sur la disposition des fibres musculaires de l'utérus développé par la grossesse. Avec un Atlas de 10 pl. lith. p. Chenantais. Paris 1864.

querlaufenden Fasern, doch zeigt sie ganz oberflächlich ein medianes Längsband, welches vom unteren Ende der hinteren Fläche des Körpers ausgeht und aus queren nach oben umbiegenden Zügen entspringt. Vorn gehen nur die mittleren Fasern bis zum Collum herab, die seitlichen schon höher in die queren über, Kreuzungen in der Mittellinie sind sehr selten. Die Querzüge laufen nur unten horizontal gegen den Rand des Organes, nach oben steigen sie schräg auf und bilden am Fundus quergespannte Bögen unterhalb der Längsschlinge. Lateralwärts gehen die Querzüge in die Ligamenta lata und ovarii über, an den Seiten des Uterus umkreisen die Querfasern die hier eintretenden Gefässe, indem sie sich aus einer Ebene in eine tiefer oder oberflächlicher gelegene ziehen und sie bilden so contractile Ringe um die Gefässe. Auch das innere Stratum besteht hauptsächlich aus Querfasern, aber auch aus regelmässig ringförmigen Bündeln, welche die Tubenöffnungen umgeben, die Hörner auskleiden und median sich kreuzen. Ausserdem liegt in dieser Schicht ein dreieckig gestaltetes Bündel, dessen Basis von einer Tubenmündung zur anderen streicht und dessen Scheitel gegen den inneren Muttermund herabsteigt. Die mittlere Schicht ist die eigentlich gefässhaltige. Sie birgt vorzugsweise die Uterinsinus, ist eigentlich nur aus muskulösen Kanälen zusammengesetzt, in denen das Blut, von jener nur durch die Intima der Venen getrennt, circulirt. — Die Vertheilung, Capacität u. s. w. dieser lacunären Räume, überhaupt die angiologischen Verhältnisse des Uterus sind noch nicht genügend bekannt. Die Tafeln Röderer's 1759 und W. Hunter's 1774 lassen hier im Stich und wir stehen noch heute wesentlich auf dem Standpunkte, welchen Kiwisch[1]) referirt hat und auf den ich der Kürze wegen verweisen darf. — Einer genaueren Erforschung haben sich in neuester Zeit die neurologischen Verhältnisse namentlich durch Frankenhäuser[2]) zu erfreuen gehabt.

---

[1]) Kiwisch von Rotterau. Die Geburtskunde. Abth. 1. S. 148—155. u. S. 210. Erlangen 1851.

[2]) F. Frankenhäuser. Die Nerven der Gebärmutter und ihre Endigung in den glatten Muskelfasern. Ein Beitrag zur Anatomie und Gynäkologie. Mit acht Tafeln Abbildungen. Jena 1867. Fol.

3. Extensität der Uteruscontraction.

Aus der anatomischen Anordnung der Muskelfasern und aus der Verbreitung der Gefässe und Nerven der Gebärmutter ist die Möglichkeit auf beliebige Provinzen des Uterus beschränkter Contractionen, die man bis heute allgemein annimmt und die namentlich Kiwisch gerade aus der vielseitigen Kreuzung des Faserzuges erklären will, schon a priori schwer verständlich. Aber auch klinisch scheint das Vorkommen dieser partiellen Uteruscontractionen nicht durch sichere Beobachtungen erwiesen zu sein. Ich wenigstens habe mich bei besonderer Aufmerksamkeit auf diese Controverse von der Existenz jener nicht zu überzeugen vermocht, bin vielmehr zu der Ansicht gelangt, dass eine gradweise Verschiedenheit der Wehencontraction niemals ihrer Extensität nach, sondern ausschliesslich der Intensität nach besteht, dass eine Uteruscontraction stets das Organ in seiner Gesammtheit, jedoch mehr oder weniger intensiv afficirt. Die Annahme partieller Uteruscontractionen scheint mir einfach auf einer Verwechselung mit Wehenregungen von geringer Intensität zu beruhen, oder mit dem Begriffe der s. g. „Abortivwehe" verwandt zu sein. Ich muss demnach den Ausdruck „partielle Uteruscontraction" fallen lassen.

4. Charakter der Wehe.

Der allgemeine Charakter der Contractionsphase der Wehe unterscheidet sich nicht wesentlich von der Contraction anderer vegetativer Muskelorgane. Nach leisem Beginnen der Contraction steigert sich diese nach und nach auf einen Höhegrad, auf dem sie eine Zeitlang verharrt um ebenso allmälig wieder nachzulassen, und mit der Erschlaffung des Organes in die andere Phase, in die Wehenpause, überzugehen. Exacte Zeitmessungen der Phasen der Wehe und der einzelnen Stadien der Contraction liegen nicht vor. Sie scheinen auch sowohl wegen der ausserordentlichen individuellen Verschiedenheit, als auch wegen der an die Geburtsstadien gebundenen Veränderlichkeit dieser Wehenmomente kaum ausführbar.

Gegenüber den gangbaren Vorstellungen von normalen und anomalen Wehen halte ich es geboten zunächst jene individuellen und casuistischen Verschiedenheiten mit besonderem Nachdruck zu betonen, welche der Charakter der Wehen darbieten kann. Von der ungeheuren Kraftentwickelung, deren jede gesunde Gebärmutter fähig ist und welche sie unter gewissen Verhältnissen abnorm starken mechanischen Widerstandes, z. B.: ungleichmässiger Beckenverengerung, Schiefstand des Kopfes, Querlage der Frucht, in so staunenswerther Weise zur Entfaltung bringt, bis zu denjenigen Fällen, in denen die Wehe der Gebärenden kaum oder gar nicht zum Bewusstsein kommt und doch die Geburt vielleicht gar rasch von statten geht, dehnt sich ein unendlich breitbasiges Bereich der normalen in unzählige Verschiedenheiten und Nüancirungen zerfallenden physiologischen Wehenthätigkeit aus, ein Gebiet, dessen Grösse, von Wigand bereits geahnt, noch heute nur ungenügend überschaut wird. Die letzten Ursachen dieser zahl- und scheinbar regellosen Mannigfaltigkeit innerhalb der weiten Grenzen des Normalen sind uns so gut wie unbekannt und wir sind demnach bis jetzt gänzlich ausser Stande irgend eine Gesetzmässigkeit in den Erscheinungen mit Sicherheit aufzustellen. Indess gehen unsere heutigen Anschauungen, und wahrscheinlich mit Recht mehr und mehr auf die allgemeine Annahme hinaus, dass die besagten letzten Ursachen weniger in den dynamischen Geburtsverhältnissen des einzelnen Falles als solcher gegeben sind, sondern vorzugsweise auf die gröberen oder feineren mechanischen Verhältnisse der Geburt, auf die freilich verhältnissmässig selten nachweisbaren individuellen Configurationsverhältnisse des Beckens, sowie auf die verschiedenen Lagen-, Stellungs- und Accommodationsverhältnisse sich gründen. Gleichwohl erscheint diese Annahme der mechanischen Ursache als alleinige Bedingung der Mannichfaltigkeit in den dynamischen Vorgängen einseitig und ungenügend. Ich halte es vielmehr für gerechtfertigt als wesentlichen Factor, mit dem wir hier nothwendigerweise zu rechnen haben, die organischen Geburtsvorgänge hinzuzufügen, deren causale Bedeutung für den Wehencharakter vorzugsweise deutlich in dem Verhalten des Muttermundes begründet ist. Drittens liegen aber auch die Ursachen in den dynamischen Verhältnissen selbst. Eine übermässige Ausdehnung des Uterus z. B., wie sie sich bei ungewöhnlicher Grösse des Eies (Hydramnion, Zwillinge) herausbildet, pflegt die Energie der Wehen ungewöhnlich lange auf einem niederen Grade zu erhalten, während die Entleerung des Fruchtwassers besonders bei verstrichenem Muttermunde den Charakter der Wehe wesentlich und meist sehr plötzlich umzuändern im Stande ist. Wahrscheinlich ist es dort die übermässige Streckung der Muskelfaser, welche sie in ihrer Contraction beeinträchtigt, während hier im Gegentheil die wachsende Mächtigkeit der Faser ihre functionelle Energie bedeutend zu erhöhen vermag, wie weiter unten genauer auszuführen ist.

Auf diese drei Causalmomente ist ausser jener individuellen Verschiedenheit auch zugleich der verschiedene Charakter und die veränderliche Wirkungsweise der Wehenphasen und Contractionsstadien zurückzuführen, welche in gewisser Gesetzmässigkeit an die einzelnen klinischen Epochen des Geburtsverlaufes gebunden sind. Man wird im Allgemeinen sagen können, dass sowohl die beiden Wehenphasen unter sich, als auch die Contractionsstadien unter einander und wieder zu den Phasen sowohl der Zeitdauer wie dem Intensitätsgrade nach in einer gewissen gesetzmässigen Proportionalität stehen. Während nämlich im Beginne der Geburtsthätigkeit die Wehenpause die Contraction in der Zeitdauer um ein unverhältnissmässig Vielfaches überwiegt und die Intensität der Contraction einen so geringen Grad erreicht, dass ihre einzelnen Stadien noch gar nicht oder kaum zu unterscheiden sind, so ändern sich diese gegenseitigen Beziehungen im weiteren Verlaufe nach und nach dergestalt, dass gegen Ende der Geburt die Wehenpause auf einen verhältnissmässig kurzen Zeitraum sich reducirt, hingegen die Contraction des Uterus ihrer Dauer und Intensität nach auf einen sehr hohen Grad sich steigert, ja die einzelnen Stadien dieser Phasen nicht nur scharf gegen einander sich abheben, sondern gar das Stadium acmes in beiden Beziehungen gegen das increscirende und decrescirende Stadium in den Vordergrund tritt. Obwohl es nach Lage der Dinge gegen Ende der Geburt schwierig ist ohne exacte Messungen Täuschungen in der Bestimmung der Zeitdauer der Phasen zu vermeiden, so scheint doch die Annahme der Wahrheit nahe zu kommen, dass absolut die Dauer der Contractionsphase im Allgemeinen eine geringere bleibt als die der Wehenpause. Man wird dasjenige Verhältniss beider Phasen zu einander wohl als ein ungewöhnliches bezeichnen müssen, wo sie von gleicher Dauer sich zeigen oder die Contraction die Pause übertrifft, wie man es meist bei mechanischen Missverhältnissen beobachtet. So habe ich es sehr deutlich gesehen z. B. in Fällen von Stirnstellung, wobei während der ganzen langen Geburtsdauer die Gebärmutter niemals völlig erschlaffte, der Wehenschmerz nie gänzlich aufhörte.

5. Periodicität der Wehe.

Aus diesen Erörterungen ergiebt sich zugleich, dass die Wehe in der Aufeinanderfolge der Phasen sowohl, als auch der Stadien der Contractionsphase einen constanten kyklischen Verlauf, eine Periodicität zeigt; dagegen aber keine Rhythmik, wie man überall angegeben findet. Denn wenn sich Rhythmus als das gleiche Verhältniss zwischen mehren Zeitmomenten definirt, so haben wir ja schon gefunden, dass die verschiedenen Momente der Wehe eben in jeder Beziehung einem unbestimmten wechselnden Zeitmasse folgen. Wir werden demnach im Gegensatze zu allen Autoren die Wehen nicht anders als unrhythmisch bezeichnen können und müssen, wenngleich es immerhin sich ereignen kann, dass sowohl die einzelnen Momente einer Wehe, als auch mehre Wehen unter einander rhythmisch ausfallen. Die Arhythmik kann in seltenen Fällen sogar so prägnant werden, dass die eine oder andere Wehenpause einer förmlichen Sistirung der Wehen gleichkommt. Man beobachtet nicht bloss Fälle, die mit grossen Wehenpausen und leichten kaum wahrnehmbaren Contractionen bis zu mehrtägiger Dauer sich einleiten, während welcher beinah nur die organischen Vorgänge und Kreuzschmerz subjectiv und objectiv wahrgenommen werden, sondern auch die bereits normale Periodicität kann sich zu jeder Zeit der Wehenthätigkeit dahin ändern, dass die Contractionen bis mehre Stunden, ja sogar Tage (Zwillingsgeburt) aussetzen, ohne dass man eine Ursache für diese Eigenthümlichkeit anzugeben im Stande wäre. Diese Verhältnisse waren schon Wigand ziemlich gut bekannt.

6. Modificationen der Wehe.

Als bestimmte Wehenarten betrachtet man die Abortivwehe und die Stellwehe.

A. Die Abortivwehe.

Wir haben gesehen, dass eine Contractionsphase ihrem Stärkegrade wie ihrer Dauer nach verschiedene Intensität zeigen kann, welche unter anderen Ursachen an die klinischen Epochen des Geburtsverlaufs gebunden ist und zur Charakteristik der letzteren wesentlich beiträgt. Wenn nun die Intensität einer bestimmten Wehe hinter derjenigen des allgemeinen Charakters der Geburtsepoche, in welche sie fällt, in bemerkenswerther Weise zurückbleibt, so nennt man sie eine Abortivwehe. Man nimmt dabei gewöhnlich an, dass dies Zurückbleiben vorzüglich in einem Ausbleiben des Stadium acmes der Contractionsphase bestehe, indem die Wehe nachlasse, bevor sie ihre Akme erreicht habe. Diese Vorstellung ist indessen offenbar unlogisch, denn wo ein Stadium incrementi und decrementi besteht, da muss nothwendigerweise auch ein Stadium acmes als logisches Correlat zwischen beiden liegen, mag dasselbe, wie eben bei der Abortivwehe mehr oder weniger der Fall ist, in seiner Intensität noch so sehr reducirt erscheinen. Wenn also beispielsweise eine Wehe mit dem Charakter, wie er für den Beginn der Geburtsthätigkeit normal ist, zwischen den normalen Wehen am Ende der Geburt intercurrirt, so werden wir ihr den abortiven Charakter beimessen, dessen Wesen somit auf einem bestimmten Verhalten seiner correlativen Beziehungen beruht. Concreter wird man als Abortivwehe eine solche bezeichnen können, welche nach Erscheinung und wahrnehmbarem Effect von erheblich geringerer Intensität ist, als ihre unmittelbaren Vorgängerinnen und Nachfolgerinnen.

B. Die Stellwehe.

Die andere Wehenart bezeichnet Wigand[1]) als Stellwehe. Hohl, welcher derselben besondere Aufmerksamkeit widmet, charakterisirt sie als wenig schmerzhaft, oft nicht sich über den ganzen Uterus verbreitend, sondern partiell in einzelnen Regionen, namentlich im unteren Abschnitte der Gebärmutter auftretend, von kurzer Dauer, meist nicht bis zur Akme sich steigernd und ohne Wirkung auf die Erweiterung des Muttermundes oder auf die Vortreibung des Eies. Er schiebt ihr die Intention unter Fehler in der Lage der Frucht zu rectificiren und besonders die Regulirung der Stellung des vorliegenden Theils, sowie die Accommodation des letzteren im Beckenkanale zu bewirken. Ich könnte indess keine wesentliche Verschiedenheit in dem Charakter der Stellwehe von dem der Abortivwehe ausfindig machen. Man müsste denn diejenige graduelle Eigenthümlichkeit, welche man Stellwehe nennt, während wir die als Abortivwehe bezeichnete gleichfalls graduelle Differenz mit den klinischen Epochen des Geburtsverlaufes in Relation brachten, in vorzugsweise Beziehungen zu den mechanischen Geburtsvorgängen setzen, welche allerdings, wie wir schon sahen, von so hervorragendem Einflusse auf den Wehencharakter sind. Stellwehe wie Abortivwehe, bei denen wir beiläufig, wie bereits dargelegt, jede partielle Uteruscontraction ausschliessen müssen, scheinen also im Wesentlichen identische Modificationen zu sein, welche durch gewisse mechanische Verhältnisse, besonders in derjenigen Geburtsepoche, in welcher die mechanischen Vorgänge stattfinden, hervorgerufen, thatsächlich jenen einseitigen Effect entfalten können, welcher ihnen von Hohl als Absicht zugeschrieben wird. Um jeden Irrthum zu vermeiden dürfte es sich übrigens empfehlen den Ausdruck „Stellwehe“ gänzlich fallen zu lassen.

---

[1]) Wigand. Die Geburt des Menschen. Bd. 2. S. 487. Berlin 1820.

7. Anomalieen der Wehe.

Wenn man die angeführten Verschiedenheiten als, wie es wohl niemand bestreiten wird, zu dem Bereiche des normalen Dynamismus gehörig bezeichnen muss, so scheint freilich für den Umfang des abnormen wenig übrig zu bleiben. Und ungeachtet schon Michaelis sich genöthigt sah den Begriff des „Pathologischen" in der Wehenlehre, eine Bezeichnung, die ich überhaupt aus der Geburtshülfe entfernt sehn möchte, wesentlich einzuengen, den des Normalen dagegen entsprechend auszudehnen, so bilden dennoch die Capitel der Wehenanomalieen unserer Lehrbücher der Geburtshülfe und der Hebammenkunst Abschnitte, welche mit besonderer Vorliebe behandelt und von den Autoren in behaglicher Breite und mit dem obligaten feierlichen Ernste unfehlbarer Wissenschaft besprochen werden. Scheuer schon und reservirter in dieser Beziehung verhalten sich die Aeusserungen der Fachmänner in der Einzelliteratur, der Fachmänner sage ich, denn der praktische Routinier liegt hier in beständigem Zangenkampfe gegen Windmühlen. Der Gegenstand würde komisch wirken, wäre er nicht in seinen Folgen so gar tragisch. Man könnte dies Capitel „Wehenanomalieen" füglich als Paradigma aufstellen für das Umlernen, welches nothwendig wird, sobald man das Glück hat den Hörsaal mit der einzigen Beobachtungsmöglichkeit einer Assistentenschaft zu vertauschen, wobei man, indem man die reine Natur unmittelbar auf sich einwirken lässt, je länger man beobachtet, desto weniger Wehenanomalieen, und sobald man nur erst von der Schuldogmatik sich emancipirt hat, gar keine mehr sieht. Ich wenigstens kann nicht anders als für meine Person constatiren, dass ich in der Anstalt in meinem Leben noch nie eine Wehenanomalie beobachtet habe. Daher nehme ich, indem ich hierin lieber zu viel als zu wenig zu sagen wünsche, keinen Anstand meinen Erfahrungen und meinem selbständigen Urtheile gemäss alle sogenannten Wehenanomalieen mit alleiniger Ausnahme des Tetanus uteri, der mir einige Male draussen bei vernachlässigten Schulterlagen meist zugleich mit Beckenverengerung vorgekommen ist, für Phantasiegebilde, für Fictionen zu erklären. Ich gehe also hier noch sehr bedeutend weiter als Michaelis [1]), dessen grossentheils richtige und treffende Aeusserungen ich als Ergänzung meiner Darstellung anzusehen bitte. Der Einfluss der verschiedenen Arten der verengten Becken auf die Wehenthätigkeit, welchen er angedeutet hat, ist, wie so vieles von ihm Angeregte, leider nicht weiter studirt worden. Seine Angabe, dass an der Grösse und Eigenthümlichkeit des Widerstandes sich die Energie der Wehe steigere und der besondere Charakter derselben bilde, dass das partiell verengte, meist rhachitische Becken die höchste Kraftentwickelung der Wehe, das allgemein verengte dagegen in der Regel eine nur geringgradige Wehenentwickelung bedingen, hat man freilich oft genug Gelegenheit zu bestätigen.

Michaelis hat auch den Versuch gemacht den fraglichen Einfluss des Beckens auf die Wehen näher zu begründen. Doch glaube ich, dass man zur Stunde von der Erklärung desselben absehn muss und noch nicht über das Constatiren der Thatsache selbst hinauszugehen im Stande ist.

8. Mechanik der Gesammtcontraction des Uterus.

Ueber die Mechanik der Wehencontractionen hat man verschiedene Ansichten aufgestellt. Während die Einen die Zusammenziehung im Fundus uteri beginnen, über das Corpus uteri hin zum Orificium sich verbreiten lassen, fängt nach Anderen (Wigand) dieselbe im Muttermunde an, um auf den Fundus zuletzt überzugehen. In beiden Fällen jedoch hielt man eine gleichmässige und gleichzeitige Contraction des ganzen Hohlmuskels, wenigstens während der Dauer des Stadium acmes für selbstverständlich, wogegen Spiegelberg eine peristaltische, wellenförmige Ringbewegung vom Fundus nach dem Orificium hin etwa in der Weise statuirt, dass die Contraction des Fundus um die Zeit der Contraction des Orificiums nachlässt, um mit der Erschlaffung des letzteren

---

[1]) G. A. Michaelis. Das enge Becken. Herausgegeben von Litzmann. 1. Aufl. Leipzig 1851.

ihren Anfang zu nehmen, ein Modus, welcher natürlich die Phasen der Wehe, eine reine Wehenpause und eine reine Contractionsphase, ausschliessen würde. Theorie wie Beobachtungsergebniss bestimmen mich, nachdem ich bereits die partiellen Uteruscontractionen geleugnet habe, mich consequenterweise der Ansicht Scanzoni's anzuschliessen, der gemäss die Contraction der gesammten Muskelfasern im ganzen Bereiche des Uterus völlig gleichmässig und gleichzeitig beginnt und in derselben Weise die einzelnen Stadien der Contractionsphase durchmacht.

9. Richtung des Nutzeffectes der Gesammtcontraction des Uterus.

Bei diesem Contractionsmodus des Uterus würden wir nun nicht umhin können als resultirende Richtung des Krafteffectes der Totalsumme der einzelnen Fasercontractionen, ungeachtet der angeblichen überwiegenden Mächtigkeit des Fundus auch des schwangeren Uterus, ohne Weiteres eine centripetale anzunehmen. In centripetaler Richtung wird also der Inhalt des Uterus so lange gedrückt, als der Druck gleichmässig und allseitig ausgeübt wird. Würde sich dagegen eine Stelle am Uterus finden, wo der Druck zum Theil oder ganz fehlte, so würde sofort die resultirende Richtung des Gesammtdrucks eine excentrische und zwar in entsprechendem Grade nach dem Punkte der Peripherie des Eies hin abgelenkt werden, welche jener Stelle am Uterus entspricht. Da wie dargelegt keine partiellen Uteruscontractionen existiren, so kann die fragliche Stelle der Hohlkugel nur dort liegen, wo sich ein Substanzdefect, eine Continuitätslücke befindet. Diese Lücke bildet sich normalerweise nur am unteren Theile, am Cervix und den Orificien der Gebärmutter. Je mehr bei der Geburt der Widerstand von dieser Seite her schwindet, d. h. nicht allein keine Contraction stattfindet, sondern auch je mehr der Muttermund sich ausdehnt, um so mehr resultirt die Gesammtdruckrichtung des Uterus nach dem Muttermunde hin. So wird der vorliegende Eitheil nach Massgabe seiner Form und der Grösse des Muttermundes in diesen hinein und, sobald dieser Muttermund die dem ganzen Ei entsprechende Weite erreicht hat, durch diesen hindurchgedrängt. Der fragliche Locus minoris resistentiae braucht natürlich keineswegs das Orificium zu sein, sondern kann sich an jeder beliebigen Stelle des Uterus befinden um genau den nämlichen Effect darzubieten. So tritt bekanntlich bei Ruptura uteri das Ei theilweise oder ganz durch den Riss hindurch frei in die Bauchhöhle und zwar um so leichter als in dieser Richtung weniger ausserhalb der Gebärmutter gelegene Widerstände gegeben sind, als in der Richtung des Muttermundes (Becken). Diese Mechanik scheint mir physikalisch vollkommen genügend um die Austreibung des Uterusinhaltes zu erklären; wie es denn auch bei denjenigen Thieren, bei denen das Ei keinen knöchernen Kanal zu passiren hat, ganz unbestreitbar zur Geltung kommt.

Spiegelberg legt zu diesem Zweck besonderes Gewicht auf den Fixirungsapparat der Gebärmutter, namentlich bringt er die Ligamenta uteri teretia in Anschlag. Die denselben von ihm beigelegte die Austreibung unterstützende Wirkung könnte indess höchstens zu seiner Theorie der peristaltischen Uteruscontraction passen, für die sie berechnet ist, für meine Auffassung der letzteren dagegen sind jene Bänder völlig gleichgültig.

Damit ist indess nicht gesagt, dass die Ligamenta rotunda für den Mechanismus der Austreibung überhaupt nicht von Belang seien. Sie sind es vielmehr in der That, jedoch nicht absolut, sondern relativ und indirect, indem sie als Regulatoren des topologischen Verhaltens des Uterus zum kleinen Becken und zwar in Gemeinschaft mit dem betreffenden Theile der Wirbelsäule wirksam sind. Es ist bereits bei den Mechanischen Geburtsvorgängen Seite 24 die Rede davon gewesen, dass bei denselben die Längsaxe des Uterus perpendiculär auf der Eingangsebene des Beckens aufgerichtet ist, und dass demnach der Neigungsgrad des Uterus zum Horizonte, dessen Mittelwerth auf 30° angenommen wurde, zu dem Neigungsgrade der Eingangsebene, der im Mittel zu 60° gesetzt wird, den Schwankungen des letzteren entsprechend ausschlägt. So wird bei kleinerem Neigungsgrade des Eingangs der Neigungswinkel des Uterus grösser (Retroversio uteri gravidi), bei grösserem kleiner (Anteversio uteri gravidi, Hängebauch). Dies geometrische Verhältniss wird schon im ruhenden Zustande der Gebärmutter wesentlich durch die runden Mutterbänder gemäss ihren anatomischen Insertionspunkten am Uterus einerseits und am Becken andererseits im Allgemeinen bestimmt, im Besonderen aber noch genauer regulirt bei dem wehenthätigen Uterus sowohl durch die eigene Contraction dieser Bänder, welche nach Hyrtl [1]) wahre Verlängerungen der Gebärmutter sind, als auch durch die Zusammenziehung der Gebärmutter. So sehen wir bei der Wehencontraction, soweit die topologischen Abweichungen über ihre compensatorische Quantität hinausgehen, den retrovertirten Uterus nach vorne hervortreten, den antevertirten nach hinten zurückweichen. Dies Bestreben ist bei excessivem Hängebauch oft ungemein ersichtlich. Die Retroversion kann niemals erheblich werden. Bei der letzteren, wie auch schon unter normalen topologischen Verhältnissen tritt indess noch ein weiteres regulatorisches Moment hinzu, welches in gemeinschaftlicher Wirkung mit den runden Bändern den Uterus gegen die Beckenebenen perpendicularisirt. Die in sagittaler Richtung besonders an der Wirbelsäule abgeplattete Form des Uterus im erschlafften Zustande erhält nämlich durch die gleichmässige Zusammenziehung des ganzen Hohlmuskels in der Art eine veränderte Gestalt, dass der sagittale Durchmesser auf Kosten des Transversalen eine Annäherung an die Kugelform bewerkstelligt, wodurch also wiederum nicht allein die vordere Wand des Uterus gegen die vordere Bauchwand hervortritt, sondern auch das ganze Organ in Folge seiner contrahirten hinteren Wand sich von der festen Wirbelsäule abhebt. Diese Formveränderung des Uterus, welche durch die Muskelcontraction schon an sich entsteht, wird durch den Mechanismus seiner Anheftung, vorzüglich der Ligamenta rotunda, zu einer förmlichen Erection verstärkt. Beiläufig bemerkt ist es noch nicht ausgemacht, worauf das Seite 29 erwähnte Phänomen der Axendrehung des

[1]) J. Hyrtl. Lehrbuch der Anatomie des Menschen. 3. Aufl. Wien 1853. S. 560.

Uterus, welche sich während der Wehe zu steigern pflegt, beruht; ob es, wie Scanzoni meint, in einer stärkeren Entwickelung der rechten Uterushälfte, in dem Vorspringen der Wirbelsäule, wie Kiwisch angiebt, oder in einer verschiedenen Länge der Ligamenta teretia und zwar einer geringeren, fast immer des linken gegen das rechte, seine Erklärung findet. Wäre eine asymmetrische Grössenentwickelung der beiden Uterushälften die Ursache, so müsste man aus der Art der fraglichen Erscheinung doch wohl eher auf ein Uebergewicht der linken über die rechte Hälfte schliessen, ein Verhältniss, welches auch bei Thieren zu bestehen scheint, wenigstens fand Schwartz bei Vivisectionen trächtiger Kaninchen, dass in der eingeschnittenen Linea alba immer das linke Uterushorn zuerst zum Vorschein kam. Die Fixirung der Gebärmutter hierbei in ihrer Insertion an der Vagina, wie Scanzoni will, zu finden, erscheint mir aus anatomischen Gründen ebenso unmöglich, wie seine aus dieser Prämisse entwickelte Mechanik physikalisch unverständlich. Nicht einmal für den nicht schwangeren Uterus bildet die Scheide den Träger, wie auch Ed. Martin 1866 bestätigt.

10. Der Modus der Eröffnung des Uterus ist kein dynamischer.

Nach dem bei den organischen Geburtsvorgängen Seite 167 in positiver Weise Dargelegten sollte es müssig erscheinen über die Art und Weise der Eröffnung des Muttermundes an einer Stelle etwas vorzubringen, die, so paradox es heutzutage noch klingen mag, genau genommen gar nicht der Ort für diese Materie ist. Doch wird es gerade deshalb nicht minder nothwendig dieselbe von diesem Standpunkt aus zu beleuchten um auch den negativen Beweis für meine Behauptung nicht schuldig zu bleiben. Das Auseinanderweichen des Muttermundes während der Geburt hat man, wie schon oben berührt worden ist, neben mechanischen Ursachen vornehmlich den dynamischen Vorgängen zugeschrieben und es dabei nicht unterlassen durch Heranziehung teleologischer Erklärungsweisen sich auch hier den

Weg zu richtiger Erkenntniss zu erschweren. Bei dieser dynamischen Erklärungsweise ist es fast lustig anzusehen wie man sich abmüht die offenbarsten mechanischen Widersprüche zu reimen. Wir haben vorhin gesehen, dass bei der Wehe die Contraction des Uterus überall gleichzeitig und gleichmässig vor sich geht, mithin auch im unteren Uterinsegmente. Dieser Vorgang kann auf den Muttermund offenbar keine andere Wirkung haben als die Verkleinerung desselben, welche selbst durch den etwa bereits in ihm befindlichen Eitheil mechanisch nicht verhindert werden kann. Die Contraction des Muttermundes vermag vielmehr im Gegentheil sogar ein Zurückweichen des vorliegenden Theiles zu bewirken (Wigand). Man konnte sich nun freilich der Thatsache nicht gänzlich verschliessen, dass man diese Contraction während der Wehe stets und so lange wahrnimmt, als noch ein Saum des Muttermundes fühlbar bleibt. Um nun die trotz der Contraction fortschreitende Erweiterung des Muttermundes zu erklären, half man sich mit der Isolirung in der Wirkung einzelner immer doch mehr oder weniger innig in einander verwebten Muskelstraten und in der Annahme eines Antagonismus derselben. Im Anfange der Geburt sollten die Zirkelfasern des Orificiums ein gewisses Uebergewicht behaupten über die Längsfasern des Uterus. Nach mehr oder weniger langem Kampfe sollten die letzteren allmälig das Uebergewicht über die erlahmenden, ja zerreissenden ersteren gewinnen, sie gewaltsam auseinanderzerren, und als endlicher Sieg derselben die Eröffnung des Muttermundes resultiren, welcher durch die mechanische Einwirkung des andringenden Eies secundirt wurde. Wenn die referirten Expositionen an sich schon als höchst gezwungen auffallen müssen und ihnen schon die Beobachtung entgegen steht, dass nicht selten das Auseinandergehn des Scheidentheils nicht von oben nach unten zu vorschreitet, sondern umgekehrt, und man den äusseren Muttermund bereits schlaff, weich, dehnsam und klaffend findet, während 1 bis 2 Centimeter höher der Cervicalkanal noch fest und hart, eine umgekehrte Trichterform darstellend, zusammenschliesst, so erscheint besagter Antagonismus bei der durch die anatomische Anordnung der Muskelfasern physiologisch nothwendigen solidarischen Gesammtcontraction vollends physikalisch paradox und geradezu unmöglich. Höchst einfach dagegen stellt sich die Sache dar, wenn wir die Eröffnung des Muttermundes, wie bereits dargelegt, auf den organischen Erweichungs- und Erweiterungsprocess zurückführen, wobei ich die secundäre Einwirkung der dynamischen und mechanischen Factoren, wie ebenfalls schon angedeutet, keineswegs unterschätzen will, wenn ich auch den Effect derselben in Vergleich zu jenen Cardinalvorgängen lediglich als einen minimalen zuzugestehen nicht umhin kann. Was man endlich unter dem Mechanismus der Retraction des Muttermundes zu verstehen hat, kann demnach nichts Anderes sein, als die völlige Ausgleichung des organisch erweichten Muttermundes mit dem über ihm befindlichen Abschnitte der Gebärmutter, welcher dem Querschnitte des von ihm eingeschlossenen Eitheiles entspricht. Diese sogenannte eigentlich mehr scheinbare Retraction des Muttermundes wird auch jetzt noch ebensowohl durch das Kreisfaserstratum, wie durch die übrigen Schichtungen insofern begünstigt und vollendet, als der vordringende Eitheil auch direct jene Ausdehnung mechanisch und als ein rollenartiges Hypomochlion unterstützt, soweit es eben die organische Vorbereitung gestattet.

11. Dynamische Bedeutung des Fruchtwassers.

Die dynamische Bedeutung des Fruchtwassers beruht auf einem regulatorischen Mechanismus desselben und zwar in doppelter Weise, erstens in Bezug auf die Gesammtcontraction des Uterus und zweitens in Hinsicht der Vertheilung des Contractionseffectes, der Druckkraft.

A. Normirung der Quantität des Gesammtdrucks.

In ersterer Beziehung verhindert die Anwesenheit des Fruchtwassers eine Verminderung des cubischen Uterusinhaltes bei der Gesammtcontraction des allseitig geschlossenen Uterusmuskels. Während der nicht contrahirte Uterus theils nach den Gesetzen der Gravitation, theils nach denen der Accommodation zu seiner Umgebung eine entsprechende Form annimmt, treten dieselben bei der Contraction mehr zurück, in den Vordergrund dagegen die rein dynamischen Bedingungen, welche der Kugelform zustreben und dieselbe auch mehr oder minder vollkommen erreichen. So lange das Fruchtwasser noch steht, kann jede Formveränderung des geschlossenen Uterus daher nur eine compensatorische sein. Wenn aber so der Inhalt ein unveränderlicher ist, so kann auch die Substanz der umgebenden Umhüllung, wenn sie sich contrahirt, keine absolute Verminderung des cubischen Inhaltes herbeiführen, es muss demnach auch das Gesammtvolumen des Uterus ausser wie während der Contraction das gleiche bleiben, wenn auch durch die angenommene Kugelgestalt die möglich geringste Oberfläche erreicht wird, da die Kugelfläche bekanntlich unter allen Begrenzungen bei gleichem Inhalte die kleinste Flächenausdehnung darbietet. Dieser Satz wird weiter unten eine Correction erfahren unbeschadet jedoch seiner Tauglichkeit an dieser Stelle. Durch die quantitative Unveränderlichkeit des Inhaltes wird auch die Contractionsquantität des Uterusmuskels auf einem bestimmten mässigen Grade erhalten. Dieser Normalgrad wird bei excessiver Vermehrung des cubischen Inhaltes, wie durch Hydramnion, Zwillinge, selbst einfache grosse Frucht, herabgemindert, bei Verringerung der ursprünglichen Inhaltsquantität schon durch Austritt eines Eisegmentes aus der Uterushöhle hingegen wird die Energie der Gesammtcontraction gehoben. Der innere Zusammenhang dieser Verhältnisse wird weiter unten eine genauere Erörterung finden. Während daher bei ursprünglichem Tiefstande des Kopfes das Vorhandensein des Fruchtwassers, wie bereits beim Mechanismus berührt wurde, auf letzteren keinen wesentlich verzögernden Einfluss übt, tritt ein solcher bei der hohen Kopflage Vielgebärender oft sehr deutlich hervor, indem hier der ursprüngliche Uterusinhalt trotz der Eröffnung des Muttermundes sich nicht vermindert. Nachdem die Blase gesprengt ist, pflegt in solchen Fällen der Mechanismus einen rapiden Verlauf zu nehmen. Durch den partiellen oder totalen Abfluss des Fruchtwassers vollends hebt sich die Wehenenergie in entsprechendem Grade, welcher vor allem geeignet ist den Inhalt des Uterus zu entleeren und welcher somit die eigentliche Geburtsdynamik darstellt.

B. Regulirung der Qualität des Gesammtdrucks.

Zweitens macht sich die regulatorische Bedeutung des Fruchtwassers insofern geltend, als der durch die Contraction hervorgerufene Druck auf den Fötus, welcher nicht die dem contrahirten Uterus und seiner centripetalen Druckrichtung entsprechende Kugelform besitzt, durch das bewegliche Medium des Wassers doch ein allseitig gleichmässiger wird und somit die schädigende Nebenwirkung des Wehendruckes auf den Fötus und seine Anhänge compensatorisch nach Möglichkeit verringert. Deshalb zeigt auch der Wehendruck so lange das Wasser steht keine nachtheilige Wirkung auf die vitalen Verhältnisse des Fötus, selbst dann nicht, wenn die Wehenenergie durch Verminderung des Uterusinhaltes, vorausgesetzt dass nicht in Folge sehr bedeutender Entleerung noch andere Verhältnisse hinzutreten, zugenommen hat (Glückshaube). Nach dem Blasensprunge dagegen können dann alle jenen nachtheiligen Druckerscheinungen eintreten, welche Schwartz [1]) und seine Nachfolger mit unvergleichlicher Meisterschaft erörtert haben. Hierbei ist es aber immer nicht gleichgültig, wieviel Wasser nach dem Blasensprung im Uterus zurück bleibt. So sind diejenigen Stellungen und Lagen die günstigeren, welche dem Wasserabfluss hinderlich, diejenigen die ungünstigeren, welche demselben förderlich sind. So ist man oft erstaunt bei gewissen Arten von Beckenbeschränkung, bei Gesichts-, bei Stirnstellungen trotz langen und kräftigen Wehendruckes nach dem Blasensprunge lebensfrische Kinder geboren werden zu sehen, während hingegen z. B. bei Steiss-, bei Fuss-, bei Querlagen die Lebensgefahr für die Frucht durch den totalen Abfluss des Wassers beträchtlich gesteigert wird.

C. Zahlenwerth des Nutzeffectes der Wehe.

Die Gesammtdruckkraft der Wehen, welche nach dem Gesagten sowohl individuell wie auch nach den verschiedenen Geburtsstadien differirt, ist in einem bestimmten, selbst nur mittleren Zahlenausdruck noch nicht bekannt. Nur ein einziger Versuch in dieser Richtung liegt vor, welcher den

[1]) H. Schwartz. Die vorzeitigen Athembewegungen. Ein Beitrag z. Lehre von den Einwirkungen des Geburtsactes auf die Frucht. Leipzig 1858.

mittleren Wehendruck zur Zeit des Blasensprunges berechnet. Da derselbe weniger wegen der gewonnenen Resultate, als vielmehr vermöge der exacten mathematisch-physikalischen Methode, mit welcher er ausgeführt ist, mir äusserst werthvoll zu sein scheint, so ist es meines Erachtens erforderlich das Wesentliche der verdienstvollen Arbeit Poppel's [1]) hier wiederzugeben.

Poppel gründet seinen Versuch auf die Untersuchung der Widerstandsfähigkeit der Eihäute. Daraus zieht er approximative Schlüsse auf den Gesammtdruck, welchen die Uteruscontraction auf das Contentum der Gebärmutter ausübt und leitet daraus selbst theilweise die Kraft ab, welche bei der Geburt seitens des Uterus zur Wirkung kommt.

Nach den Gesetzen der Hydraulik pflanzt sich bekanntlich ein auf eine ringsumschlossene Flüssigkeit ausgeübter Druck nach allen Seiten gleichmässig fort und es haben also gleich grosse Flächen des umschliessenden Gefässes einen gleich starken Druck auszuhalten. Wenn man nun das unversehrte Ei als eine mit Flüssigkeit gefüllte Blase nimmt, die durch den umschliessenden Uterus einen Druck erleidet, so muss demnach dieselbe Druckvertheilung auf der Innenwand des Uterus stattfinden. Der Versuch selbst beruht auf der Ermittelung der Tragkraft eines Stückes der Eihäute, woraus die Intensität des Gesammtdruckes berechnet wird, welchen die Wehencontraction auf die Oberfläche des unverletzten Eies ausübt. So hat Poppel für die Zeit des Blasensprunges bei eröffnetem Muttermunde einen Mittelwerth von 313,153 Kilogramm oder 6¼ Centner gefunden. Dieser Druck annullirt sich jedoch selbst in Folge gleichmässiger Vertheilung auf die Oberfläche des Uteruscontentums in analoger Weise wie der Druck der Atmosphäre auf die Körper, welche sie umgiebt und unter welchem ausserdem der intrauterine Fötus so gut wie der extrauterine Mensch steht. Die genannte Gesammtkraft kommt bei der Ruptur der Blase also nicht zur Wirkung, sondern nur ein aliquoter Theil derselben, welcher der Flächenausdehnung des geöffneten Muttermundes

[1]) J. Poppel. Ueber die Resistenz der Eihäute, ein Beitrag zur Mechanik der Geburt. Monatsschr. f. Geburtsk. Bd. 22. S. 1. 1863.

entspricht. Das gleiche Verhältniss findet statt in Bezug auf den Druck, unter welchen die Contenta des Uterus, die Frucht, die Nabelschnur und der Mutterkuchen, gerathen. Die Oberfläche eines Neugeborenen ist noch nicht berechnet. Aus der des Erwachsenen (8701,50 Quadrat-Centimeter — Funke) ergiebt sich nach Steinheil für jene ein Werth von 1260,84 Q.-C. Der Gesammtdruck auf die Frucht betrüge danach 291,249 Kilogramm; für die Placenta bei einem Flächeninhalte von 176,6 Quadrat-Centimeter = 40,947 Kilogramm; für die Nabelschnur, ihre Oberfläche zu 175,0 Q.-C. gesetzt, ungefähr dasselbe. Der intrauterine Wehendruck auf den Fötus beträgt also 291 Kilogramm oder $5\frac{4}{5}$ Centner und bildet nur einen kleinen Zuwachs seines Atmosphärendruckes, welcher für den Erwachsenen bekanntlich 300—400 Centner beträgt. Es bleibt indess wichtig nicht zu übersehen, dass diese Analogie nur durch das Fruchtwasser vermittelt wird und mit dem Abgang desselben fortfällt. Die Kraft endlich, welche den Kopf durch das Becken presst, wird von Poppel auf 4 bis 19 Pfund für leichte Fälle angegeben, wobei indess wie es scheint ein etwaiger Antheil der Bauchpresse wohl nicht berücksichtigt worden ist.

Auch Kehrer[1]) hat sich über die Bestimmung der Grösse des Wehendruckes ausgesprochen.

12. Elementarer Mechanismus der Wehe.

A. Function der Uterinsinus.

a. Bisherige Vorstellung von der Function der Sinus, sowie von der Art der Circulationshemmung durch die Contraction.

Die Effecte der Muskelaction des Uterus auf das functionelle Gefässsystem dieses Organs haben in neuerer Zeit dadurch eine epochemachende Wichtigkeit in der Geburtshülfe erlangt, dass man die Physiologie derselben einem eingehenden Studium unterworfen hat. Diese Effecte betreffen die Wechselbeziehungen, welche jenes functionelle Gefässsystem

[1]) F. A. Kehrer. Beiträge zur vergleichenden und experimentellen Geburtskunde. Heft 2. S. 119. Giessen 1868.

zwischen mütterlichem und kindlichem Organismus vermittelt. Man geht dabei ausschliesslich von der Ansicht aus, dass diese Vermittelung durch die grossen Bluträume der Uteruswandung bewerkstelligt werde, indem diese entweder unmittelbar oder doch wenigstens durch das Medium der Decidua serotina mit den Fötalgefässen in Berührung kämen und so das Blut der grossen Uterinsinus mehr oder weniger direct zwischen das fötale Placentarparenchym hineintrete. Der nächste Effect einer Uteruscontraction ist nun, wie allgemein anerkannt wird, eine Circulationshemmung in den besagten Gefässen, wodurch eine Behinderung und Unterbrechung des Gasaustausches zwischen dem maternen und fötalen Blute bedingt wird. Nur die Erscheinungen der Druckwirkung der Wehe dürfen wir als ziemlich gut bekannt annehmen, das Verständniss ihrer Bedingungen dagegen scheint mir noch nicht genügend erreicht. Während Schwartz diese in letzter Instanz in der Circulationshemmung im Uterus und der Zurückstauung des Blutes im fötalen Gefässsysteme findet, sucht sie R. v. Vivenot und mit ihm B. Schultze ausserdem noch in der Wehendruckwirkung auf die gesammten Gefässe des fötalen Körpers. Lediglich die erstere Theorie von der Hemmung der placentaren Respiration ist es, welche für den vorliegenden Gegenstand Interesse hat. Die Vorstellung nun, welche man sich von der Art und Weise des Zustandekommens und von dem Wesen dieser Circulationsstörung macht und welche auf dem angegebenen Modus der Gefässverbindungen basirt, scheint mir keineswegs so unanfechtbar, wie Schwartz [1]) u. A. glauben, und B. Schultze [2]) sie als unbedingt richtig bestätigt. Die allgemeine Annahme geht nämlich dahin, dass die Wehencontraction das Blut aus den Wandungen des Uterus ausdrücke, indem sie den Gehalt der klappenlosen Uteringefässe einestheils nach aussen in der Richtung der mütterlichen Körpergefässe, anderentheils in der Richtung nach innen zwischen das Placentaparenchym verdrängen.

---

[1]) H. Schwartz. Die vorzeitigen Athembewegungen. Leipzig 1858.

[2]) B. Schultze. Zur Kenntniss von der Einwirkung des Geburtsactes auf die Frucht, namentlich in Beziehung auf Entstehung von Asphyxie und Apnoe des Neugeborenen. Virchow's Archiv. October 1866. S. 145.

Es kommt nun darauf an diese in Geltung befindliche Theorie zu widerlegen und dafür eine neue Anschauungsweise zu substituiren, sowie die weitgreifenden Consequenzen der letzteren darzulegen.

aa) Das Entweichen des Sinusinhaltes wird durch die Contraction verhindert.

Halten wir zu dem Zwecke vor der Hand die Auffassung fest, dass die Function der Uterinsinus in der Vermittelung des fötalen Stoffwechsels und der entsprechenden Communication mit der Placenta foetalis bestehe, so ist zunächst aus anatomischen Gründen nicht ersichtlich, wie das Ausweichen des Blutes nach der Peripherie hin zu Stande kommen soll. Denn die zu- und abführenden Gefässe müssen ihren Weg durch jenes Muskelstratum hindurch nehmen, welches die grösste Mächtigkeit des ganzen Uterusparenchyms besitzt. Eine Contraction dieser Schicht wird mithin eine solche Compression der betreffenden Gefässe, namentlich der abführenden Venen bewirken, dass das in ihnen befindliche Blut nicht allein in seiner Bewegung sistirt, sondern sogar in der Richtung nach innen, der Sinusschicht entgegen, woselbst der Widerstand geringer ist, gedrängt wird. Auch B. Schultze giebt aus dem nämlichen Grunde wenigstens eine erhebliche Verengerung der fraglichen durch die peripherische Schicht der Uteruswand verlaufenden Gefässe zu.

bb) Die Sinus sind gegen die Uterushöhle nicht geöffnet.

Es bleibt nun noch die entgegengesetzte Richtung nach der Uterushöhle zu, und zwar das Ausweichen des Inhaltes der Uterinsinus in die mütterliche und kindliche Placenta hinein, übrig. Man scheint dabei zunächst übersehen zu haben, dass die Uterinsinus nicht bloss an der Placentarstelle, sondern überall in den Wandungen des Uterus vorhanden sind. Es bleibt daher jedenfalls die Frage unbeantwortet, was denn mit dem Inhalte derjenigen Maschenräume geschehe, welche ausserhalb des Bereiches der Placentarstelle liegen, und mithin des fraglichen Ausweges entbehren, man müsste denn sich mit der Annahme einer Communication zwischen den einzelnen, zum Theil sehr weit von der Placentarstelle entlegenen

Hohlräumen helfen wollen, welche gar nicht existirt. Abgesehen auch von dieser Lücke in jener gangbaren Theorie müssen wir ferner auch die Stärke des **inneren** Muskelstratums zur Geltung bringen, dessen Contraction gleichfalls keinen anderen Effect zulässt, als die Schliessung der nach dieser Seite hin führenden Gefässe, und ein Zurückdrängen ihres Inhaltes gegen die Mitte der Uteruswand, ein Aufstauen des Blutes in den Lacunen dieser Schicht.

cc) Die Sinus besitzen keine Communication unter einander.

Dass das Blut der Uterinsinus nach innen zu nicht ausweichen kann, das zu beweisen, dafür hätten wir uns die angeführten Gründe ersparen können, wenn wir sofort auf den nunmehr darzulegenden Hauptbeweis übergegangen wären. Dieser besteht darin, dass ich überhaupt jede Communication der Uterinsinus untereinander einerseits und mit der mütterlichen und kindlichen Placenta andererseits leugne, dagegen die Behauptung aufstelle, dass **die Maschenräume des Uterusparenchyms gegen einander und gegen die Höhle des Uterus hin abgeschlossen sind.**

Bei der Neuheit dieser Behauptung und bei der Tragweite ihrer Consequenzen erscheint eine eingehende Begründung derselben geboten.

Die Bildung der Gefässlücken im Uterusparenchym pflegt man sich so vorzustellen, dass die Einmündung einer betreffenden Arterie und der Anfang der zugehörigen Vene unter einem spitzen Winkel gegen einander gerichtet sind, und dass an dieser Stelle statt intermediärer Capillaren im Gegentheil eine Erweiterung des Gefässlumens, ein Sinus, vorhanden ist. Nach dieser allgemein gültigen Anschauung hat also jeder Sinus seine eigene Arterie und Vene, und ist daraus nicht zu entnehmen, dass Anastomosen unter den Sinus selbst vorhanden seien, welche eine Communication derselben gestatteten. Wenn nun diese Voraussetzung, dass die Hohlräume jeder Communication unter einander entbehren, richtig ist, so hat es natürlich schon keinen Sinn sowohl die peripher gelegenen, als auch die über den Placentarbereich hinaus entfernt vertheilten Sinus zu der fraglichen Function heranziehn zu wollen und es könnten somit höchstens die der inneren Oberfläche benachbarten Räume in Frage kommen. Es werden nun aber ferner die Gefässe eines Sinus von der Peripherie des Uterus aus niemals tiefer in die Substanz des letzteren eindringen, als der Sinus selbst gelegen ist. Es könnte somit der Inhalt eines Sinus in keinem Falle irgend wo anders hin als in seine Gefässe, niemals also tiefer gegen die Innenfläche des Uterus zu, sondern immer nur in peripherer Richtung ausweichen. Dieses gilt von allen Sinus ohne Unterschied ihrer oberflächlicheren oder tieferen Lage, namentlich auch von denjenigen Sinus, welche der Innenfläche des Uterus am nächsten liegen, und welche so gut wie alle übrigen keine andere Communication als die bezeichnete, insbesondere, worauf es gerade hier ankommt, durchaus keine solche mit der Innenfläche des Uterus besitzen.

b. Die Sinus haben nicht die Function den Verkehr zwischen mütterlichem und kindlichem Organismus zu vermitteln.

Die letztere Thatsache, nämlich dass absolut gar keine Uterinsinus auf der inneren Oberfläche der Gebärmutter ausmünden, führt uns zu dem paradox klingenden und allen geläufigen Vorstellungen geradezu widersprechenden Schlusse, dass die den Stoffwechsel zwischen mütterlichem und kindlichem Organismus vermittelnde Thätigkeit, welche man bis jetzt als einzige Function der Sinus betrachtet, gar nicht besteht. Hieraus ergiebt sich ferner, dass die Effecte der Muskelaction des Uterus auf dasjenige functionelle Gefässsystem desselben, von deren Erörterung wir ursprünglich ausgingen, nach Widerlegung ihrer bisher gültigen Erklärung, eine wesentlich andere Begründung erhalten müssen. Namentlich erfährt die Art und Weise der Muskelaction, deren Einwirkung wir nichtsdestoweniger in Geltung belassen, eine von der früheren abweichende Deutung, wie sich erst mit der ferneren Entwickelung unseres Gegenstandes herausstellen wird.

Meine so eben aufgestellte Behauptung, dass die Uterussinus die Vermittelung des Stoffumsatzes zwischen beiden Organismen nicht bewirken, drängt mit Nothwendigkeit zwei

Fragen auf, deren Beantwortung uns sowohl in Betreff der Mechanik der Wehe, als auch der anatomischen und physiologischen Verbindung zwischen Mutter und Kind, zu neuen und wichtigen Theorieen führen wird. Die erste Frage ist: wenn die Uterinsinus die ihnen bis jetzt zugeschriebene Function nicht besitzen, was ist denn ihre physiologische Bedeutung? Die zweite Frage ist: Auf welche andere Art und Weise wird der Stoffwechsel zwischen Mutter und Kind vermittelt?

Wir wollen uns zuerst der Erörterung der zweiten Frage zuwenden: welches ist anatomisch der Modus der Vermittelung des Stoffwechsels zwischen mütterlichem und kindlichem Organismus?

c. Neuer Modus der Verkehrsvermittelung zwischen Mutter und Frucht.

Wenn wir zu dem Zwecke auf den feineren Bau der Placenta zurückgehen müssen, so ist dabei nicht ausser Acht zu lassen, dass die anatomischen Verhältnisse desselben trotz der Bemühungen von Blandin, Jacquemier, Flourens, Bonami, Reid, E.H. Weber, Corte, Eschricht, Robin, Kölliker, Schröder van der Kolk, Dohrn, Hegar und Jassinsky noch keineswegs genügend aufgeklärt, und dass die darüber aufgestellten Ansichten sehr mannigfaltig sind. Diese unsere mangelhafte Kenntniss betrifft zudem vorzugsweise den mütterlichen Antheil der Placenta, den eigentlichen Mutterkuchen, welcher uns hier in erster Reihe interessiren muss. Die Lösungsweise des Fruchtkuchens zunächst anlangend, so streiten sich die Meinungen über den Modus der organischen Abtrennung meines Erachtens um des Kaisers Bart. Denn die fragliche Trennung ist einfach nichts anderes als ein rein mechanischer Vorgang und beruht auf der plötzlichen beträchtlichen Verkleinerung der Haftstelle, die mit derjenigen Wehencontraction gegeben ist, durch welche das Kind geboren wird, indem diese Haftstelle ein Areal von mindestens einem Drittel der uterinen Hohlkugel bedeckt (Hicks)[1]. Dass die Tren-

[1]) J. Braxton Hicks. Die combinirte äussere und innere Wendung. Aus dem Engl. und mit Zusätzen von W. L. Küneke. S. 29. Gött. 1865.

nung nicht genau zwischen fötaler und materner Placenta, sondern innerhalb der Placenta materna geschieht, das ist bereits seit Noortwyk, Albin, Röderer und W. Hunter bekannt. Die zur Placenta materna entwickelte Decidua serotina, deren dünner etwa 1 Millimeter haltender Theil zugleich mit der kindlichen Placenta sich ablöst und deren mächtigere Lage an der Uterinwand haften bleibt, besitzt nun in der letzteren einen grossen Reichthum an Blutgefässen, namentlich an weiten Venenräumen. In diese Räume dringen von der Seite des Uterus her zahlreiche korkzieherförmig gewundene Arterien ein, welche die Hohlräume der mütterlichen Placenta speisen. Aus diesen Lücken führt eine sehr grosse Menge weiter und vielfältig gewundener Venen denselben Weg zurück. Wir finden also auch hier analog wie in den Uterinwandungen ein System grösser Hohlräume, welches an die Stelle des Capillargefässsystems getreten ist. Aber das System des Mutterkuchens weicht von demjenigen der Uterinwandungen in zwei sehr wesentlichen Punkten ab. Einmal nämlich anastomosiren die Hohlräume des Mutterkuchens unter einander; zum zweiten sind sie gegen die fötale Placenta hin in der Art geöffnet, dass ihre Wandungen, welche sich eine Strecke weit zwischen die Gefässzöttchen des Fruchtkuchens hinein fortsetzen, diese in sich aufnehmen und so von ihnen mehr oder weniger geschlossen werden.

Es erübrigt noch auf den Verlauf der zu- und abführenden Gefässe der Placenta materna zurückzukommen. Wir kennen längst jene schraubenförmig gewundenen Arterien, welche die Uteruswandungen, Gewebe sowohl wie Sinus, und wahrscheinlich ohne weitere Beziehung zu beiden durchziehen, ihre Function jedoch scheint den Physiologen bislang wenig Sorge gemacht zu haben. Es liegt nun die Vermuthung nahe, dass diese problematischen Gefässe keine anderen als jene den Mutterkuchen versorgenden, und somit den Stoffwechsel zwischen beiden vermittelnden sind. Es ist hierüber nur noch festzuhalten, dass auch diese Arterien und namentlich die entsprechenden Venen den respectiven Einwirkungen der Muskelaction in der Uterinwand, durch welche sie verlaufen, so gut wie alle anderen Gefässe derselben ausgesetzt sind, im Übrigen aber eine völlig unabhängige und selbständige Existenz führen. Der ungemein geschlängelte Verlauf dieser Gefässe, welcher auf ihrem stark muskulösen Bau beruht, weist ferner darauf hin, dass sie einestheils eine besondere Widerstandsfähigkeit besitzen müssen gegenüber dem Drucke, welchen sie auf ihrem Wege durch das Uterusgewebe bei zeitweiliger Contraction desselben zu ertragen haben; anderentheils im Stande sind, der allmäligen Verdickung der Uteruswand, welche mit der Raumverminderung der Uterinhöhle einhergeht, sich ohne übermässige Zerrung zu accommodiren.

Die bezeichneten Gefässe, welche also, wie auch Duncan[1]) behauptet, in der Schleimhaut des Uterus frei münden, finden sich natürlich nicht bloss in demjenigen Theile der Uteruswand, an welchem der Fruchtkuchen haftet, sondern im ganzen Bereiche dieser Wandung. Doch scheinen sie an der Placentarstelle, die ja eine mehr oder weniger zufällige ist, und durch welche sie gerade ihre functionelle Bedeutung erlangen, während der Schwangerschaft sich in hervorragender Weise zu entwickeln und dabei ausserhalb des Placentarbereiches durch die hypertrophische Schleimhaut und eventuell durch die Duplicatur der Deciduen in Verschluss gehalten zu werden. Aber auch ausser der Schwangerschaft scheinen sie beiläufig nicht ohne functionelle Thätigkeit zu bleiben, denn es liegt in der That die Vermuthung nahe, dass es diese functionellen Gefässe seien, und nicht die nutritiven Gefässe der Uterusschleimhaut, welche zur Zeit der Menstruation bei der durch die Eireifung bewirkten Fluxion des Blutes nach den Genitalorganen dem Blute den Austritt in die Gebärmutterhöhle ohne weiteres gestatten. Wenigstens versetzt uns diese Theorie in die Lage, die gewaltsame Ruptur der nutritiven Uterinschleimhautgefässe, welche man bislang als Quelle der Menstrualblutung betrachten musste und die man ja mit dem nämlichen Rechte auch für die Gefässe z. B. der Scheide beanspruchen könnte, mit diesem weit natürlicheren Vorgange zu vertauschen. Nur in diesem vasculären Verhalten vermag ich eine Erklärung zu finden für die kolossalen und

[1]) M. Duncan. Medical Times and Gazette. Vol. I. 1862. No. 620.

plötzlichen Blutergiessungen, deren die Innenfläche der Gebärmutter fähig ist. Die Menorrhagieen, die Blutungen bei Polypen, bei Inversionen, Placenta praevia, die puerperalen Blutungen, die puerperalen Resorptionen von Substanzen aller drei Aggregatzustände — sie alle sind ebenso alltägliche Beispiele wie unumstössliche Beweise für meine Behauptung. Jedermann sind die starken Lumina der Gefässe der Placentarstelle bekannt, in denen die mächtigen puerperalen Thromben stecken. Diese Gefässe nehmen zwar in hervorragender Weise an der Schwangerschaftshyperplasie und an der puerperalen Reduction Theil, allein diese Vorgänge sind unzweifelhaft nimmer im Stande die Gefässe zu öffnen oder zu schliessen, die letzteren müssen vielmehr stets gegen die Uterusinnenfläche offen sein. Die Resorption von Luft anlangend, so ist dieselbe neuerdings durch Olshausen [1]) bewahrheitet worden. Gewiss sind viele Fälle des sogenannten Collapsus post partum damit in Beziehung zu bringen, wie u. A. die Beobachtungen von Baart de la Faille [2]) und von Hervieux [3]) darthun. Ich selbst habe in auffallender Häufigkeit plötzliche Todesfälle in der zweiten Woche des Wochenbettes bei solchen gesunden Wöchnerinnen erlebt, welche Zwillinge geboren hatten. Auch die puerperalen Embolieen verdienen hier Beachtung.

Bekanntlich sind schon von E. H. Weber [4]) gewisse Gebilde in der Schleimhaut der Uterusinnenfläche gesehen und als Drüsen aufgefasst, die dann von O. Funke zu einer neuen Theorie über die Nestbildung des Eies im Uterus benutzt wurden. Diese vermeintlich drüsigen Organe sind in neuerer Zeit durch Hegar für die ersten Schwangerschaftsmonate wieder aufgefunden, durch Hennig jedoch auf das entschiedenste

---

[1]) R. Olshausen. Ueber Lufteintritt in die Uterusvenen. Monatsschr. f. Geburtsk. Bd. 24. S. 350. 1864.

[2]) Baart de la Faille. Collapsus post partum. Nederl. Tijdschr. v. Geneesk. VIII. Jan. 1864.

[3]) M. Hervieux. Gazette des Hôpit. 8. 1864. — Nov. 28. 1865.

[4]) E. H. Weber in Hildebrandt's Anatomie, in der Physiologie von Joh. Müller, u. im amtlichen Bericht über die 19. Versammlung deutscher Naturforscher und Aerzte. Braunschweig 1842.

geleugnet, von Jassinsky[1]) und von Hausmann[2]) aber auch für den reifen Mutterkuchen behauptet. Diejenigen Gründe indess, welche Dohrn[3]) gegen die angenommene drüsige Natur jener Gebilde geltend macht, erscheinen völlig beweiskräftig. Es ergiebt sich also, dass schlauchförmige Vertiefungen an der Innenoberfläche der Gebärmutter münden, deren Natur, da sie keine Utriculardrüsen sind, als problematisch dasteht. Man weiss nur noch von ihnen, dass sie, wenn schon vorzugsweise an der Placentarinsertionsstelle entwickelt, doch auch ausserhalb derselben nicht fehlen, sondern vielmehr im ganzen Bereiche der Uterusinnenfläche sich vorfinden. Man weiss endlich, dass die Zotten der fötalen Placenta sich in jene Kanäle hineinsenken und so mit ihnen in Verbindung stehen; über den physiologischen Zusammenhang dieses Verhältnisses aber geben auch Diejenigen, welche die Utriculardrüsen annehmen, keine Auskunft, so wenig wie über die Function der vermeintlichen Utriculardrüsen überhaupt.

Bei diesem Stande der Sache wird es mir auch ohne Führung des allein gültigen anatomischen Nachweises erlaubt sein, vorläufig wenigstens darauf hinzudeuten, dass jene problematischen Gebilde die Mündungen derjenigen Gefässe sein können, welche ich oben als die intrauterin sich öffnenden functionellen Gefässe der Gebärmutter beschrieben habe. Diese Gefässmündungen, welche somit überall im Uterus sich befinden und der Schleimhaut ein siebartiges Aussehn geben, und die deswegen schon von W. Hunter als Membrana cribrosa bezeichnet worden ist, nehmen nun die Chorionzöttchen des Eies in sich auf um so das letztere zu ernähren. Die Berührungsstellen des Eies mit der Uterinschleimhaut sind sowohl für jenes wie für diese rein zufällige. Diesem Umstande entspricht aber auch die anatomische Einrichtung, dass einerseits jene Chorionzotten anfangs das Ei in seiner Tota-

---

1) Jassinsky. Zur Lehre über die Structur der Placenta. Virchow's Archiv f. pathol. Anat. Bd. 40. S. 341.

2) Hausmann. Beiträge zur Lehre der Decidua menstrualis. Monatsschr. f. Geburtsk. Bd. 31. S. 1. 1868.

3) Dohrn. Ebendaselbst S. 219.

lität umgeben, und dass andererseits die Vertheilung der fraglichen Gefässmündungen auf der Uterusinnenfläche eine allgemeine und allseitige ist. So kann das Ei sich an jeder beliebigen Stelle der Gebärmutter ansiedeln und überall findet es den für seine Entwickelung günstigen Boden vor. Hierbei aber kommen nur die beiderseitig sich berührenden Stellen in functionellen Zusammenhang und zu weiterer Entwickelung. Während so an der übrigen Peripherie des Eies die Zotten atrophisch werden und nach und nach verschwinden, hypertrophiren und wuchern sie dagegen an der Contactstelle und entwickeln sich zur Placenta foetalis. Während im übrigen Bereiche der Gebärmutterinnenfläche die Gefässöffnungen relativ zurückbleiben und durch die hyperplasirende Schleimhaut, die Decidua vera Hunteri, verlegt und geschlossen gehalten werden, entwickeln sich diejenigen, welche an der Contactstelle die Chorionzotten in sich aufgenommen haben, in kolossaler Weise zur Placenta materna.

Diese Theorie scheint mir einen nicht zu unterschätzenden Vorzug vor den bisherigen Annahmen wenigstens darin zu besitzen, dass sie einfacher und natürlicher ist als jene, indem sie namentlich nicht des complicirten, doch auch nur hypothetischen Apparates der Decidua reflexa und der Decidua serotina bedarf.

Es ist somit unsere discutirte Frage dahin zu beantworten, dass es die Function der Uterinsinus n i c h t ist den Stoffverkehr zwischen beiden Organismen zu vermitteln, dass vielmehr dieser Function e i n a n d e r e s b e s o n d e r e s G e f ä s s s y s t e m vorsteht. Dieses negirende Resultat genügt für unseren Zweck. Die Consequenzen aber, welche aus den dargelegten Erörterungen und neuen Ergebnissen für die vitale Wechselwirkung zwischen mütterlichem und fötalem Organismus weiter zu ziehen sind, und namentlich die demzufolge ganz veränderte Vorstellungsweise von den mechanischen Effecten der Muskelaction auf die zwischen beiden Organismen vor sich gehenden respiratorischen Functionen — diese Verhältnisse weiter zu verfolgen ist hier nicht der Ort, und ich muss diesen so anziehenden wie wichtigen Gegenstand demnach fallen lassen.

Dagegen haben wir nunmehr auf die zurückgestellte andere Frage einzugehen: welches ist die physiologische Bedeutung der Uterinsinus?

d. Physiologische Bedeutung der Uterinsinus.

aa) Anordnung und Vertheilung der Sinus.

Die Anordnung und Vertheilung der Sinus im Uterusgewebe ist eine derartige, dass dieselben im Allgemeinen überall in dem Organe vorkommen, vorzugsweise aber nach Zahl und Grösse im Fundus und Corpus uteri, während der Cervix und besonders die Portio vaginalis in beiden Beziehungen zurückstehen. Doch scheinen sie im Bereiche der Placentarstelle immer relativ stark und zahlreich entwickelt zu sein. Der Dicke der Uteruswand nach sind sie wie schon erwähnt vorzugsweise angehäuft in der mittleren ihrer drei Schichten, und bilden hier gleichsam die Gefässschicht zwischen dem äusseren und inneren Muskelstratum. Dennoch ist dieser Ort kein exclusiver, und nicht etwa der Diploë zwischen den beiden Platten der Schädelknochen vergleichbar, sondern sie liegen auch in den übrigen beiden Schichten in beliebiger Höhe oder Tiefe, nur in relativ geringerer Anzahl, so jedoch, dass das innere Stratum die wenigsten und kleinsten Gefässlücken besitzt (Henle).

bb) Füllung der Sinus.

Es ist bereits im Vorhergehenden nachgewiesen worden, dass in Folge der Muskelcontraction eine Circulationsstörung des Blutes in sämmtlichen Gefässen des Uterus ohne Ausnahme hervorgerufen wird. Hier handelt es sich jedoch nur um die Uterinsinus, betreffs welcher wir ebenfalls schon gefunden haben, dass die fragliche Circulationsstörung nicht in einer Entleerung jener Bluträume durch Entweichen des Blutes in die Gefässe extra uterum bestehen kann, sondern im Gegentheil durch Schliessung der betreffenden Blutbahnen ein Zuströmen zu den Lacunen und eine möglichst starke Füllung derselben geschehe, indem die zuleitenden und namentlich die dünnwandigen ableitenden Gefässe der Maschenräume durch die Contraction jenes mächtigen äusseren Muskelstratums, durch welches sie hindurch verlaufen, zuerst betroffen werden und eine vollständige Compression erfahren müssen. Aber auch die Sinus selbst unterliegen direct der allseitigen Compression, welche sowohl die ihre Wandungen mit construirenden starken Muskelfaserzüge als auch die entlegeneren Muskelschichten auf sie ausüben.

cc) Dynamische Sinustheorie.

Die beschriebene anatomische Anordnung und Vertheilnng der Uterinsinus innerhalb des Uterusmuskels und die erörterten gegenseitigen Beziehungen derselben leiten uns nun auf die Function dieses Sinussystems hin, welche wohl mit nichts anderem als den eigentlichen dynamischen Vorgängen in Beziehung gebracht werden kann und die feinere und elementare Mechanik bedingt, auf welcher die Dynamik in letzter Instanz beruht. Ich will versuchen nunmehr meine neue Theorie über die dynamische Function des Sinussystems zu entwickeln.

B. Elementare Mechanik der Contraction.

a. Muskelfaser und Sinus, die zwei Factoren der Contractionsmechanik.

Man ist bis zur Stunde der ausschliesslichen Meinung, dass die Mechanik der Contraction und Relaxation des Uterusmuskels keine andere sei, als die jedes Muskels, des animalischen wie vegetativen, überhaupt. Insbesondere hat man den Contractionsmodus des Uterus gern mit demjenigen anderer Hohlmuskeln, namentlich mit dem Herzen analogisirt. Die elementare Contractionsmechanik der Muskeln beruht aber einfach auf der willkürlichen und unwillkürlichen Verkürzung der einzelnen Muskelfasern des Fasercomplexes. Die Uebertragung dieses Vorganges auf den Uterusmuskel ohne weiteres ist indess nach meiner Auffassung einseitig, unrichtig und somit nicht statthaft. Die Muskelfaser bildet bei der Contractionsmechanik des Uterus vielmehr nur einen Factor derselben, während der andere nicht minder wesentliche Factor in dem Sinussysteme der Gebärmutter zu suchen ist. Hiermit stelle ich also eine ganz neue Theorie der Contractionsmechanik auf, welche ich als Sinustheorie der Wehe bezeichne, und deren nähere Begründung mir nunmehr obliegt.

b. Dynamisches Element und dynamischer Apparat.

Die Function der Sinus des Uterus besteht nach meiner Vorstellung zunächst darin, dass die mit Blut gefüllten Sinus den Muskelfasern bei ihrer Verkürzung einen solchen Widerstand gewähren, dass die functionelle Wirkung der Contraction schon bei einem verhältnissmässig geringen Grade derselben erreicht wird, ohne also durch excessive Kraftäusserung der Faser ihr stoffliches Substrat zu sehr in Anspruch zu nehmen. Vergegenwärtigen wir uns die bekannte Art der Muskelaction, so besteht sie darin, dass in Folge von Verkürzung der Faser die beiden Endpunkte, respective Insertionspunkte der letzteren sich nähern, wobei die Nothwendigkeit selbstverständlich ist, dass die kürzeste Entfernung beider Punkte, d. h. die gerade Linie der Muskelfaser entweder gegeben oder zuvor durch eigene Action hergestellt ist. Wenn wir uns nun ein schematisches Bild entwerfen von dem Verhalten einer betreffenden Muskelfaser zu einem gefüllten und geschlossenen Sinus, über welchen jene bogenförmig ausgespannt ist und sodann die Contraction jener eintreten lassen, so wird zunächst die Tendenz der Faser sich ergeben ihren Bogen in die Sehne zu verwandeln, um dann erst ihre Endpunkte einander näher bringen zu können. Diese Tendenz aber kann wegen des Widerstandes, welchen jener gefüllte Sinus leistet, nicht realisirt werden. Dieser scheinbare Mangel erscheint auch um so eher in diesem Falle statthaft, als derselbe gerade durch den Widerstand selbst ersetzt und compensirt wird, indem diese additionale entgegenstehende Kraft vielmehr einen Stützpunkt, ein Hypomochlion, für die Muskelfaser gewährt, so dass sich aus diesen beiden Kräfterichtungen ein Effect componirt, welcher der Wirkung der Muskelfaser auch ohne ihre stärkste Verkürzung, ohne ihren höchsten Contractionsgrad in Anspruch zu nehmen den nämlichen Erfolg garantirt. Die Einheit eines Sinus mit seinen zugehörigen Muskelfasern will ich als dynamisches Element oder als Contractionselement oder als Wehenelement schematisiren und bezeichnen. Das

System dieser Wehenelemente in seiner Gesammtheit bildet den dynamischen Apparat oder den Contractionsapparat oder den Wehenapparat und die functionelle Thätigkeit desselben die Wehe.

c. Ökonomie des Stoffes und Erhöhung der Kraft.

Es ergiebt sich demnach aus diesem Mechanismus eine nicht unbedeutende Ersparniss an Kraftäusserung der Muskelfaser. Diese Ökonomie kommt zwar den um die Hohlräume zunächst befindlichen Fasergruppen vorzugsweise zu Gute und schwächt sich mit der wachsenden Entfernung mehr und mehr ab; wenn wir jedoch die Gesammtwirkung aller Muskelfasern und aller Sinus in Rechnung ziehen, so dürfte die Summe von Kraft, welche durch die Vertheilung der Uterinsinus in der Substanz des Muskels zu Gunsten der Muskelwirkung gewonnen wird, eine namhafte sein. Abgesehen ferner davon, dass mit der Ersparniss der Muskelkraft nothwendig auch eine Ersparniss des Muskelstoffes gegeben ist, erscheint die letztere noch insofern durch das Vorhandensein der gefüllten Hohlräume bedeutend erhöht, als bei Abwesenheit dieser ihre Stelle wahrscheinlich durch Muskelsubstanz ersetzt sein müsste.

d. Das Sinussystem wirkt der Raumverminderung der Uterinhöhle, insbesondere der Placentarstelle entgegen.

Das System der gefüllten Hohlräume in den Uterinwandungen hat weiter noch die nicht zu unterschätzende Wirkung, dass es, da dieselben als nicht contractile und nicht compressibele Gebilde der Verkleinerung entzogen sind, in seiner Gesammtwirkung einer übermässigen Kraftentwickelung und consecutiven zu starken Raumverminderung und Verengerung der Uterushöhle hemmend und vorbeugend entgegentritt, die Pressung des Eies in den nöthigen Schranken hält. In specie tritt der bezeichnete Effect besonders deutlich und heilsam an der Placentarstelle in die Erscheinung. Hier nämlich finden sich jene Maschenräume vorzugsweise mächtig und zahlreich entwickelt, so dass sie räumlich ungefähr die Hälfte des Uterusparenchyms und mehr repräsentiren. Die beträchtliche

Steigerung der bezeichneten Wirkung, welche mit dieser Anordnung einhergehen muss, verhindert in entsprechendem Grade die übermässige Verkleinerung der dem Sitze des Mutterkuchens correspondirenden Uteruspartie. Durch diesen Mechanismus werden zweierlei Vortheile ermöglicht, welche für die vitalen Verhältnisse des Fötus von der allergrössten Wichtigkeit sind, nämlich erstens eine rasche Ausgleichung der durch die Contraction gesetzten Circulationshemmung, und zweitens das Bestehenbleiben der Verbindung des Mutterkuchens mit dem Uterus, eines Organes, dessen Turgescenz nur einen geringen Grad der Compression seiner Haftfläche erlaubt, wenn anders es nicht in seiner Insertion mehr oder weniger umfänglich gelöst und von der Uteruswand abgedrückt werden soll.

e. Successive Modification der elementaren Mechanik.

Inniger werden diese beiden Wechselbeziehungen berührt, sobald eine Verminderung des Uteruscontentums, z. B. in Folge von Abfluss des Fruchtwassers eintritt. Seltener und auch dann nur in unwesentlichem Grade wird hier durch das engere Umschliessen des Fötus seitens des Uterus die Verbindung dieses mit der Placenta betroffen; tiefer dagegen werden in Folge dieses theilweisen Collapsus der Uteruswandungen die Circulationsverhältnisse afficirt. Denn Sinus sowohl wie Muskelfasern büssen von der Spannung ein, welche zu verlassen das intacte Ei bis zu einem gewissen Grade verhinderte. Der Collapsus der Uterinwandungen betrifft vorzugsweise die Hohlräume derselben insofern, als diese überhaupt weder ihre frühere Capacität behaupten, noch jene prompte Herstellung ihrer Communicationswege mit den extrauterinen Gefässen zu bewerkstelligen im Stande sind, weil die Muskelfaser nunmehr ihrerseits einen Nachlass ihrer bogenförmigen Extensionen erfahren und damit eine grössere Verkürzung und bedeutendere Mächtigkeit erlangt hat. Hiermit gewinnt der Muskel hinwiederum eine erhöhete Contractionsenergie, sowohl der Intensität als der Zeitdauer nach. Hieraus folgt weiterhin die schädigende Wirkung dieser modificirten Wehenmechanik auf die vitalen, besonders respiratorischen Wechselbeziehungen zwischen beiden Organismen, indem die zum Mutterkuchen durch die Uteruswand verlaufenden Gefässe eine grössere Streckung und intensivere und anhaltendere Compression erfahren. So ergiebt sich der Charakter der Treibwehe.

In dieser Richtung schreitet die Modificirung jener Mechanik progressive fort proportional der wachsenden Verkleinerung des Uteruscavums, die mit seiner ferneren successiven Entleerung gegeben ist, und mit der Steigerung der eben bezeichneten interindividuellen Consequenzen einhergeht. Am eclatantesten springen jene Veränderungen des Contractionsmechanismus in die Augen, wenn wir uns sofort zur Betrachtung des extremen und finalen Stadiums der Wehenthätigkeit wenden, ich meine die Contraction der Gebärmutter nach ihrer gänzlichen Entleerung. Wenn man die Ausdehnung des Uterusmuskels während der Integrität des Eies und nach der völligen Ausstossung desselben vergleicht, so würde der Unterschied in dem Verhalten des Muskelfaservolums so kolossal erscheinen, dass man ihn physiologisch kaum für möglich halten sollte. Und in der That kommt die bedeutende Verkleinerung des Organs im Wesentlichen auf Rechnung der grossen Gefässlacunen, deren schliesslicher gänzlicher Collapsus die Reduction des Uterusvolumens gestattet und ermöglicht, ein Vorgang der durch die Muskelcontraction selbst nur zum kleineren Theile coëfficirt wird. Wenn auch die Mächtigkeit der Uteruswandungen in der fraglichen Geburtsepoche um ein Mehrfaches zugenommen hat, so ist dieses Mehrfache doch offenbar noch lange nicht genügend um sich dem Grade der Verkleinerung proportional zu verhalten. Umgekehrt wäre es denkbar, aus der verloren gegangenen Differenz, vorausgesetzt dass sie zu ermitteln wäre, die Gesammtcapacität der uterinen Hohlräume, und damit die circulirende Blutmenge nebst deren ferneren Effecten, z. B. für die Zeit vor der Berstung des Eies zu berechnen und auf einen Ausdruck zu bringen.

Ohne .die in Rede stehende Function der Uterinsinus würde ferner, wie aus Obigem hervorgeht, sich sowohl eine vorzeitige, nutzlose, ja schädigende Energie der Wehenthätigkeit entwickeln können, als auch andererseits die Contraction der Muskelfaser mit der successiven Verkleinerung der Uterushöhle nicht Schritt zu halten im Stande sein, und so würde schliesslich eine Hypercontraction der Faser erforderlich werden, welche zu einer Insufficienz ihrer dynamischen Function und damit einer Gefährdung des kindlichen Lebens in den letzten Monaten der Geburt führen müsste. Diese Insufficienz kommt selbst bei den bestehenden Einrichtungen in den Fällen wirklich zur Erscheinung, wo die Faser wegen raschen Geburtsverlaufes Erstgebärender in ihrer während der Geburt selbst vor sich gehenden Entwickelung gehemmt, nach so zu sagen vorzeitiger Entleerung der Gebärmutterhöhle unfähig ist, die klaffenden Gefässe erfolgreich und dauernd zu comprimiren und so eine Nachblutung zu verhindern, oder wo es sich darum handelt einen verhältnissmässig kleinen, weichen und resistenzlosen Körper wie die Nachgeburt auszutreiben. Mit dem völligen Collapsus der Sinus fällt auch ihre die Abtrennung der Placenta verhindernde Wirkung fort und die erhebliche Verkleinerung der placentaren Haftstelle, welche auf diese Weise gleichzeitig mit dem Austritt des Kindes einhergeht, hat die völlige Lösung des Mutterkuchens zur Folge.

13. Cavernös-erectiler Charakter des Uterusgewebes.

Sowohl die dargelegten anatomischen Verhältnisse als auch die eruirten physiologischen Functionen lassen ferner recht wohl die Annahme zum mindesten einer Analogie zu, welche zwischen dem Gewebe des schwangeren Uterus und dem cavernösen Gewebe des Penis und der Clitoris zu bestehen scheint. Diese Aehnlichkeit beider Gebilde springt vorzüglich in dem gleichartigen Charakter der grossen lacunären Bluträume in die Augen, welche bei beiden an Stelle des Capillargefässsystems auftreten. Und während in den Balken der Corpora cavernosa auch die organische Muskelfaser nicht vermisst wird, scheint freilich andererseits keine der beiden Arten des eigentlich cavernösen Gewebes als Bestandtheil des Uterusparenchyms bis jetzt nachgewiesen worden zu sein. Wenigstens giebt uns die Histologie des schwangeren Uterus, ein Grenzgebiet, welches bei der Ueberweisung desselben von Seiten der Anatomen an die Tokologen und umgekehrt ohnehin in der Cultur zurückgeblieben ist, deshalb keine genügende Auskunft über die Gewebselemente dieses Organes, als ja die Forschungen noch nicht durch den von mir aufgestellten Gesichtspunkt des erectil-cavernösen Gewebscharakters geleitet werden konnten. Allein wir dürfen es ja auch als fraglich ansehen, ob jenes aus einem Gemisch von Bindegewebs-, elastischen Fasern und organischen Muskelfasern zusammengesetzte Fasergewebe, welches die Substanz der Balken der bekannten cavernösen Körper bildet, ein charakteristisches, unbedingt nothwendiges Requisit erectiler Gebilde sei, und ob nicht die Structur des Uterusparenchyms, selbst wenn es nur aus Gefässen und organischen Muskeln bestände, ausreichende Anhaltspunkte darbietet dem Uterus, vielleicht sogar dem nichtschwangeren, für den es Sims [1]) ohne weiteres thut, den Charakter eines erectilen Organes zu vindiciren, wie denn auch die Structur der erectilen Brustwarze von der jener Körper erheblich abweicht. Es hindert uns endlich nichts uns den Begriff von Erectilität anzueignen, wie er allerneuestens von Legros [2]) definirt wird, wenn er das eigentlich erectile Gewebe einfach dadurch charakterisirt, dass die in die Bahn des Gefässsystems eingeschobenen Erweiterungen unmittelbar nach den kleinsten Arterien kommen und die gewöhnlichen Capillaren ersetzen, als deren mehr oder weniger modificirte Repräsentanten jene Erweiterungen anzusehen sind. Immerhin erscheint es zulässig eine Contractilität zu constatiren, welche bei jedem der betreffenden Organe den specifiken Functionen entsprechende histologische Modificationen ihrer materiellen Grundlage darbietet. — Henle 1864 deutet schon auf eine Art von Erectionsfähigkeit der Cervical- und Vaginalportion des Uterus hin, die er freilich der Thätigkeit der nutritiven Gefässe zuschreibt, also auf Rechnung der organischen Vorgänge setzt. Dieser Auffassung muss ich meine Sinustheorie substituiren, deren Wirkung

---

[1]) Marion Sims. Klinik der Gebärmutterchirurgie von H. Beigel. Erlangen 1866. S. 177.

[2]) Charles Legros. Le Tissu érectile. Journ. de l'Anat. et de la Phys. V. 1. p. 1—27. 1868.

jedoch in allen übrigen Theilen des Uterus mehr zur Geltung kommt, als gerade in dem sinusarmen Cervicalgebiete. Der Hauptgrund der Eigenthümlichkeit des erectilen Gewebes liegt übrigens bekanntlich in der Veränderlichkeit der Blutzufuhr, die für gewöhnlich gering ist und nur zum Behufe der Erection rasch zunimmt, ein Vorgang, welcher auf dem Bau, dem Verlaufe und den Reactionen der Arterien beruht. Ich weiss nicht ob die starke Ringfaserschicht, welche die Arterien des Corpus cavernosum penis besitzt, sich an den Uterinarterien ebenfalls vorfinde, auf alle Fälle erscheint die Anordnung der Muskelfasern, welche die Arterien von ihrem Eintritt in das Uterusparenchym an umgeben und contractile Ringe um sie bilden, jene Ringfaserschicht zu vertreten vollkommen geeignet. Dass die Längsfaserschicht der Arterien stark entwickelt sein muss, dafür spricht schon der rankenförmige Verlauf derselben vor ihrem Eintritte in die Gebärmutter, vielleicht auch die korkzieherartige Gestalt derjenigen Arterien innerhalb der Gebärmutterwandungen, welche zum placentaren Systeme hin verlaufen. Diese Uebereinstimmung der vasculären Verhältnisse des Uterus und der erectilen Körper lässt wohl den Schluss zu auf das Bestehen einer Analogie im Mechanismus ihrer beiderseitigen Wirkungsweise. So lange nämlich jene zuführenden Gefässe den Widerstand leisten, welcher ihnen nach Massgabe ihres Baues und Verlaufes eigenthümlich ist, gestatten sie lediglich die Zuleitung einer Blutmenge, welche die Maschenräume der Gebärmuttersubstanz in einem nur sehr unerheblichen Grade zu füllen im Stande ist, während dagegen die betreffenden Venen das etwa eingedrungene Blut in so genügender Weise abzuführen vermögen, dass keine wirkliche Füllung und Spannung in jenen Räumen entstehen kann. Durch Aufhebung dieses Widerstandes aber, durch eine Erschlaffung der Muskulatur der Gefässe und Ausgleichung ihrer Krümmungen erfolgt ein vermehrter Zufluss des Blutes und eine Füllung und Anspannung sämmtlicher Maschenräume. Die letzteren üben eine Reizung auf die sie umgebenden Muskelfasern aus, veranlassen diese zu einer Reflexaction, zur Contraction, welche sich auf das ganze Organ ausdehnt. Diese Contraction, welche in der mächtigen äusseren

Muskelschicht am stärksten einwirkt, comprimirt die in ihr befindlichen zu- und abführenden Gefässe und sistirt so wie wir schon sahen die Circulation so lange als die Contraction andauert um erst mit ihrem Nachlass auch jene wieder freizugeben. So werden nach Auslösung der respectiven Reizungen auch die Reflexwirkungen derselben, die wir in dem Phänomen der Wehencontraction collectiv vereinigen, in umgekehrter Reihenfolge regressiv und lösen sich in die negative Phase der Wehe, in die Wehenpause auf. —

Ich darf mir noch gestatten im Umrisse auf die Analogie hinzuweisen, welche der von mir entworfenen Theorie zufolge man zwischen der elementaren und der Gesammtmechanik der Wehe constatiren kann, indem man eine Vergleichung anstellt zwischen dem einzelnen Wehenelement und dem Uterus in seiner Totalität. Dort ein kleiner mit Blut gefüllter Sinus, hier ein grosser das wasserhaltige Ei bergende Hohlraum; dort wie hier allmälige und gleichzeitige Verminderung des Inhalts und gleichzeitige gänzliche Entleerung desselben, gleichzeitiger Collapsus der Höhlen; der Sinus umgeben von einem entsprechenden Muskelfaserquantum, das Ei vom Gesammtmuskel des Uterus u. s. w. Selbst der Modus der Thätigkeit des Elementes, seine Arbeit, würde völlig übereinstimmen mit der des Uterus, wenn nicht nach der Eröffnung des Muttermundes sich dahin ein Unterschied ergäbe, dass der Uterusinhalt gerade während derselben sich nach und nach vermindert, was freilich eben den Effect des ganzen Vorganges ausmacht. So erweist sich die Gesammtmechanik ebenfalls als eine Wiederholung der elementaren Mechanik im Grossen.

14. Theorie der Nachgeburtswehen und der Nachwehen.

Mit dem völligen Collapsus der Sinus fällt auch ihre bisherige, die Ablösung der Placenta verhindernde Wirkung fort, und die erhebliche Verjüngung der placentaren Haftstelle, welche auf diese Weise gleichzeitig mit dem Austritte des Kindes einhergeht, hat wie schon bemerkt die völlige Abtrennung des Fruchtkuchens zur Folge. Aber die gelöste Nachgeburt nebst dem bei diesem Vorgange aus den offenen Gefässen der Placentarstelle etwa noch ausgetretenen und geronnenen Blute bilden ein Contentum, welches die Uterinhöhle annoch auf einer entsprechenden Ausdehnung erhält. Der Grad derselben gestattet immerhin eine, wenn auch geringe Füllung der Uterinsinus, deren Reizung genügt, um auch jetzt noch Contractionen auszulösen, welche ihrerseits die Ausstossung auch dieses Inhaltes bewirken.

Mit dieser gänzlichen Entleerung der Gebärmutter und möglichster Verkleinerung ihrer Höhle wäre nun eigentlich jedes Object für die dynamische Thätigkeit geschwunden und dieselbe daher als erloschen zu betrachten. Dies ist auch in der That als die Regel, besonders bei Erstgebärenden im Allgemeinen der Fall. Allein die Erscheinung der Nachwehen bildet eine Ausnahme, deren Vorgang wir uns zu erklären versuchen müssen. Die klinische Beobachtung giebt uns zunächst die Thatsache an die Hand, dass die Nachwehen selten bei Erstgebärenden auftretend mit der Zahl der Geburten an Häufigkeit, Dauer und Intensität zu wachsen pflegen. Hiermit geht die fernere Thatsache einher, dass auch bei Erstgebärenden da Nachwehen vorkommen, wo die Gebärmutter durch die Schwangerschaft eine excessive Ausdehnung oder auch bei der Geburt eine abnorm rapide Entleerung erfuhr, und gegentheilig bei Mehrgebärenden unter Umständen vermisst werden, welche eine verhältnissmässig geringe Vergrösserung der Gebärmutterhöhle erfordern. Man hat diese Erscheinung der Nachwehen bisher auf ein verschiedenes Verhalten der Muskelfasern des Uterus in der Weise zurückgeführt, dass dieselbe auf dem Grade der quantitativen und qualitativen Entwickelung der Muskelfaser beruhe, und zwar so, dass ein hoher Grad derselben auch einem erhöhten Grade des Rückbildungsprocesses unterliegen müsse, als dessen klinischen Ausdruck man die Nachwehe ansah. Jene gesteigerte Ausbildung der Muskelfasersubstanz glaubte man mit den vorhin erwähnten Zuständen, bei welchen die Nachwehen vorzugsweise aufzutreten pflegen, als gegeben betrachten zu dürfen. Mag dem sein, wie ihm wolle, ich für mein Theil kann auch diese Erscheinung der Nachwehen auf nichts Anderes als auf meine Sinustheorie basiren. Mit demselben Rechte, welches den oben genannten Zuständen eine höhere Entwickelung der Muskelfasern vindicirt, dürften wir wohl auch ein Gleiches für die Entwickelung der Uterinsinus beanspruchen. Allein ich bin der Meinung, dass es weniger diese ist, welche den Ausschlag für meine Behauptung giebt, als vielmehr eine durch die besagten Zustände bewirkte grössere Ausbildung derjenigen zu- und abführenden Gefässe, welche den Sinus angehören, was auch bereits bei den Organischen Vorgängen Seite 154 berührt wurde. Diese Gefässe, deren in der Schwangerschaft herausgebildete Mächtigkeit nicht mit einem Schlage reducirbar, und in denen die angedeutete Neigung des Uterusmuskels zur Erschlaffung der Thrombusbildung wenig förderlich ist, gestatten dem Blute in gewohnter Weise das Zuströmen zum Uterus. Wenn nun dieses wegen mangelhafter Contraction der Muskelfasern den nöthigen Widerstand nicht vorfindet, durchdringt es das Uterusparenchym und bringt nachträglich eine mehr oder weniger hochgradige Füllung der collabirten Sinus zu Wege, welche ihrerseits ihre functionelle Thätigkeit wieder aufnehmen, bis allmälig die Thrombusbildung vollständig und dauernd gelungen, und im Vereine mit der ferneren Rückbildung der Muskeln und Gefässe die Blutbahnen geschlossen sind, die Füllung der Sinus nicht mehr möglich ist und der Blutstrom in entfernte Bahnen abgelenkt wird.

Die beschriebenen angiologischen Verhältnisse, auf die ich meine Sinustheorie der Wehe begründet habe, sind einigermassen angedeutet und ersichtlich in den Abbildungen eines Durchschnittes der schwangeren Gebärmutter, welche nach Coste und nach Ecker von Martin [1]) gegeben worden sind. Natürlich erscheinen hier die Sinus collabirt und blutleer. Der bedeutende Unterschied in der Mächtigkeit der Uteruswandung ausser und während der Wehe ist bekannt. Dünn und häutig fühlt sich der erschlaffte Uterus an und lässt seinen Inhalt durch die Bauchdecken palpiren, er erscheint an seinem unteren Segment bei tiefem Kopfstande, bei der Con-

[1]) Ed. Martin. Handatlas der Gynäkologie u. Geburtshülfe. Taf. XI. Fig. 1 u. 2. Berlin 1862.

glutination des Muttermundes so dünn, dass man ihn mit den Eihäuten verwechseln konnte und Nähte und Fontanellen oft mit grosser Deutlichkeit durchzufühlen vermag. Wie Schröder war auch ich bei einem Kaiserschnitt überrascht eine so mächtige Uterussubstanz durchschneiden zu müssen, während ich vorher an dem über dem verengten Beckeneingange stehenden Kopfe die kleine Fontanelle nebst den benachbarten Nähten durch die Bauchdecken hindurch gefühlt hatte.

15. Letzte Ursache der Wehenthätigkeit. Vasomotorisches Nervensystem.

Haben wir somit wie ich annehme den Mechanismus der Wehencontraction zwar fundamental dargelegt, so erübrigt doch ein Punkt, welcher mir bis jetzt jenseits der Grenze unserer Erkenntniss zu liegen scheint, nämlich die Ursache, welche in letzter Instanz jene Veränderung an den Gefässen zu Wege bringt, deren Effecte im Vorhergehenden geschildert worden sind. Während wir uns bei der Erection der betreffenden übrigen Organe mit der geschlechtlichen Erregung vermittelst desselben räthselhaften Nervenantagonismus, der sich in so vielen anderen die Affecte und die Reizung sensibler Nerven begleitenden localen Gefässerweiterungen kundgiebt, helfen können, dürfte es schwierig, ja unmöglich sein, eine analoge Erklärung auch für die nämlichen Vorgänge im Uterus ausfindig zu machen.. Wir sind aber auch der Beantwortung dieser Frage hier überhoben, weil dieselbe bereits bei den Organischen Vorgängen Seite 141 geschehen ist. Es erübrigt daher nur zu constatiren, dass beide Vorgänge, die organischen wie die dynamischen, insoweit identische sind, als sie in der unserem heutigen wissenschaftlichen Standpunkte gemässen letzten Instanz beide auf den gleichen vasculären Veränderungen im Bereiche der Geburtstheile beruhen, deren gemeinsame letzte Ursache wir nicht kennen, dass aber beide Vorgänge sich dadurch von einander unterscheiden, dass dasjenige Gefässbereich, welches den organischen Vorgängen angehört, dem gewöhnlichen nutritiven, dasjenige, welches den dynamischen Vorgängen eigenthümlich, hingegen einem besonderen functionellen Systeme, dem Sinussysteme des Uterus zuzuschreiben ist. Beide Vorgänge, welche vermuthlich das gleiche neurologische Incitament besitzen, haben die engste vasculäre Blutsverwandtschaft und ihre separaten Erscheinungen gestatten demnach kein isolirtes Auftreten, sondern bedingen ein solidarisches Nebeneinanderbestehen. Auch kann man die dynamischen Vorgänge nicht etwa mehr als einen intensiveren Grad in der Entwickelung der organischen auffassen, und nur das ist zuzugeben, dass die Effecte der organischen in der Regel ein wenig früher in die Erscheinung treten als die der dynamischen, was weiter oben bereits ausgeführt worden ist.

16. Die drei Gefässsysteme des Uterus und ihre Bedeutung.

Zu der Bezeichnung „functionelles Gefässsystem" will ich noch ausdrücklich hervorheben, was bereits im Vorhergehenden implicite gegeben worden ist, dass der Uterus drei Gefässsysteme besitzt, ein nutritives und zwei functionelle. Ausser diesem Organe giebt es kein anderes im thierischen Körper, welches mehr als zwei, ein nutritives und ein functionelles System aufzuweisen hätte, und es ist somit der Gebärmutter eine völlig exceptionelle Stellung zu vindiciren. Kein anderes Organ aber auch besitzt wie der Uterus die Function für etwas anderes als den eigenen Organismus zu sorgen, während dagegen der Gebärmutter ausserdem die ganz ausnahmsweise und specifische Rolle zufällt die Vermittelung der Existenz eines zweiten fremden Organismus zu bewerkstelligen. Von den beiden functionellen Gefässsystemen des Uterus, demjenigen, welches dem placentaren Kreislaufe, und demjenigen, welches dem Sinussysteme angehört, ist es das letztere, welches, wie wir schon sahen, als der eine Factor der Mechanik der dynamischen Vorgänge neben dem anderen Factor derselben, der Muskelfaser, oben allein gemeint sein kann. Selbst das nutritive Gefässsystem, obgleich es für gewöhnlich keine andere als die seinem Namen entsprechende, von der in anderen Organen im Wesentlichen nicht abweichende Thätigkeit besitzt und vielleicht nur graduell und zwar geringer im nichtschwangeren Zustande, im graviden und puerperalen unverhältnissmässig mehr in Anspruch genommen wird, gewinnt tokologisch eine Bedeutung, die man nicht mit Unrecht gleichfalls als eine functionelle bezeichnen könnte, da auf ihr wie wir gesehen haben der zweite Factor, die organischen Geburtsvorgänge beruhen.

Es ist vielleicht mehr als blosser Zufall, dass den drei von mir aufgestellten Gefässsystemen des Uterus auch drei verschiedene arterielle und venöse Hauptgefässe, wenigstens der Zahl nach entsprechen, indem ihr verschiedener ganz gesonderter Ursprung wohl einen beachtenswerthen Anhaltspunkt für die naheliegende Vermuthung bietet, dass diese drei verschiedenen Gefässe je einer der drei aufgestellten Functionen vorstehen. Alle drei Gefässe, die Arteria spermatica interna aus der Aorta, die Arteria spermatica externa aus der Epigastrica inferior, aus der Cruralis, und die Arteria uterina aus der Hypogastrica, sowie die entsprechenden Venen stehen freilich, wie es die Anatomie nachweist, nicht allein mit dem gleichnamigen Gefässe der anderen Seite, sondern überhaupt unter sich in anastomotischer Verbindung. Aber dieser Nachweis ist wohl nur für den Verlauf der Gefässe ausserhalb der Gebärmutter bündig; für das Verhalten derselben innerhalb der Uterussubstanz hingegen scheint derselbe wenigstens noch nicht sicher geführt zu sein. Dieser letztere Umstand genügt vollkommen, dem Postulate meiner physiologischen Theorie zu indulgiren, und den drei getrennten physiologischen Functionen auch anatomisch drei separate Gefässsysteme entsprechen zu lassen. Welches bestimmte Gefäss jedoch speciell und ausschliesslich diesem oder jenem der angenommenen Systeme vorsteht, und ob die bezeichneten extraparenchymatösen Anastomosen bloss eventuelle, vielleicht compensatorische Bedeutung haben, ob etwa die Arteria uterina das nutritive Gefässsystem der Gebärmutter, die Spermatica externa dem Sinussysteme und die Spermatica interna dem placentaren Systeme angehöre, darüber fehlen uns die anatomischen Anhaltspunkte so vollkommen, dass wir nicht im Entferntesten wagen dürfen eine physiologische Vermuthung darüber aufzustellen.

Die anastomotische Verkettung der drei bezeichneten

Systeme sowohl, als der innige vasomotorische Zusammenhang derselben unter einander, lassen die Solidarität ihrer Füllung und deren consecutiven specifischen Effecte obligatorisch erscheinen. Nichtsdestoweniger sind hier doch quantitative und qualitative Verschiedenheiten constatirbar. Das placentare System, darf man wohl behaupten, functionirt vor wie während der Geburtsthätigkeit in ganz gleicher Weise fort. Denn die transitorischen Circulationshemmungen in seinen Gefässen durch die Wehencontraction sind so zu sagen äusserlich bedingt und beruhen auf keiner inneren vasomotorischen Ursache. Das nutritive System dagegen erfährt tokologisch eine so bedeutende Steigerung seiner Action, dass der Effect derselben in seinen Erscheinungen mit den Entzündungsphänomenen grosse Analogie bietet. Eine gleiche tokologische Erhöhung seiner Thätigkeit erfährt das Sinussystem. Wenn auch bei diesem eine völlige Leerheit der Sinus und deren zu- und abführenden Gefässe, wegen des vorhin bezeichneten Connexes mit den übrigen Systemen in der Schwangerschaft sowohl wie während der Wehenpause nicht wohl anzunehmen ist, so bedingt doch die tokologisch erst wirklich eintretende Functionirung dieses Systems eine sehr bedeutende Differenz beider Systeme. Während nämlich die Functionirung jenes die gewöhnliche continuirliche Qualität besitzt, fällt die des letzteren durch ihren periodischen Charakter auf. Ein zweiter Unterschied liegt in dem Zeitpunkte des tokologischen Eintritts der Function beider Systeme. Jenem vasculären Zusammenhange zufolge sollte man auf die Annahme geleitet werden, dass die Thätigkeit beider Systeme durchaus isochron sei. Es scheint aber, dass man die Sache allgemein so auffasst, als ob die dynamischen früher eintreten als die organischen Vorgänge. Diese Annahme ist aber gewiss eine irrige und mag ihren Grund in zwei Umständen finden. Zum ersten erfreuen sich die organischen Vorgänge bis jetzt überhaupt nicht der Beachtung, die sie verdienen, und zum anderen wird erst durch den Schmerz, welcher mit den dynamischen Vorgängen einhergeht, die Aufmerksamkeit des Beobachters, ja der Gebärenden selbst auf die Geburt hingelenkt und man denkt gar nicht daran, dass diesen Erscheinungen bereits andere, sogar objectiv wahrnehmbare vorausgegangen sein könnten. Ich bin dagegen der Meinung, dass die organischen Vorgänge nicht später eintreten als die dynamischen, ja dass hier nicht einmal Synchronismus obwaltet, sondern wiederhole vielmehr die bereits mehrfach angedeutete Behauptung, dass die organischen Vorgänge die Geburt stets einzuleiten scheinen. Wen der Zufall begünstigt, was in Anstalten am leichtesten möglich, der findet bisweilen die Erscheinungen der organischen Vorgänge bereits mehr oder weniger entwickelt, ehe noch die dynamischen sich objectiv oder subjectiv wahrnehmen lassen. Gewöhnlich treten dann freilich die letzteren sehr bald hinzu; allein es kommt auch vor, dass die letzteren noch Stunden ja Tage lang auf sich warten lassen, oder überhaupt noch nicht eintreten und die bereits eingeleiteten organischen Vorgänge wieder rückgängig werden. Ich habe öfter derartige Vorkommnisse bis zu vier Wochen vor dem normalen Eintrittstermine der Geburt zurück verfolgt. Selbst hochgradige Entwickelung der organischen Vorgänge, z. B. Verstreichen des Scheidentheils, ja fast völlige Eröffnung des Muttermundes, was ich sogar im dritten oder vierten Schwangerschaftsmonate (drohender Abortus) beobachtet habe, kann nicht nur ohne dynamische Erscheinungen vor sich gehen, sondern sogar eine so bedeutende Involution erfahren, dass der Zustand der betreffenden Theile sich in integrum restituirt, die Schwangerschaft ihren regelrechten Fortgang nimmt und ihr normales Ende erreicht. Dies kann sogar noch dann geschehen, wenn sich Wehen hinzugesellt haben. Eine Frau, die im April einen Abortus erlitten hatte, gebar im August die zugehörige Placenta und Ende October einen kräftigen lebenden Knaben (Huber)[1]. Die Priorität, welche man den Wehen gewöhnlich vindicirt, gebührt demnach in der Regel den organischen Vorgängen, und diejenigen vorzeitigen Wehenregungen, welche bis mehre Wochen vor dem rechtzeitigen Geburtstermine in seltenen Fällen beobachtet werden, müssen gleichfalls mit den organischen Vorgängen als initialem Moment der Geburtsthätigkeit auftreten, wenn letztere auch noch mehr als sonst unserer Perception sich entziehen und noch leichter übersehen werden.

[1]) U. J. Huber. Nederl. Tijdschr. v. Geneesk. I. p. 257. Mei 1868.

17. Nichtexistenz der Uteruscontractionen in der Schwangerschaft.

Die im Vorhergehenden dargelegte Wehentheorie involvirt die Nothwendigkeit, dass die Wehencontraction stets eine tokische, d. h. dass die Contraction der Gebärmutter nur als Theilerscheinung der Geburt aufzufassen ist. Ich muss dies Verhältniss deshalb ganz besonders hervorheben um zu zeigen, dass die Uteruscontractionen sich nicht wochenlang allmälig mehr und mehr herausbilden, sondern ohne factische Geburtsthätigkeit nicht denkbar sind und auch wirklich nicht vorkommen. Und wenn man seit zwanzig Jahren der Annahme huldigt, dass Uteruscontractionen zu jeder beliebigen Zeit der Schwangerschaft plötzlich und momentan auftreten, ja durch äussere Reizungen: „Auflegen der kalten Hand auf den schwangeren Bauch, active Bewegungen der Frucht“ leicht hervorgerufen werden könnten, so muss ich dies nicht bloss deshalb für eine Täuschung, für einen Irrthum erklären, weil dieser Vorgang mit meiner aufgestellten Wehentheorie schlechterdings nicht in Uebereinstimmung zu bringen ist, sondern weil ich denselben klinisch thatsächlich niemals beobachtet habe und demnach mit jener Annahme schon lange nichts mehr anzufangen wusste. Ich zweifle nicht, dass meine Leser, wenn sie sich unbefangen darüber zu Rede stellen, durch das nämliche Selbstgeständniss sich überrascht finden werden, glaube, dass selbst Credé, Scanzoni u. A. mir beistimmen können und die Uteruscontractionen in der Schwangerschaft nunmehr ihre Rolle ausgespielt haben werden. Ich darf nicht fürchten hier missverstanden zu werden, da ich das Vorkommen transitorischer wirklich tokischer Regungen bereits an mehren Stellen dieser Schrift vertreten habe. —

Die letzten Gründe der eben angedeuteten Unterschiede in der Functionirung neurologisch wie angiologisch eng zusammenhängender Gefässsysteme vermag ich nicht weiter zu verfolgen. Es dürfte indess das Verständniss derselben nicht unerheblich erleichtert werden durch Sicherstellung factischer angiologischer Separation der drei Systeme durch die Anatomie.

18. Theorie des Wehenschmerzes.

Eine weitere charakteristische mit der Wehe verbundene Erscheinung ist der Schmerz. Nur der Reichthum der deutschen Sprache gewährt den Vorzug einen einzigen prägnanten und specifischen Ausdruck für den Gesammtbegriff jenes Erscheinungscomplexes zu besitzen, welcher sich in dem Worte „Wehe“ vereinigt.

Wenn wir zunächst den Wehenschmerz auf seine eigentliche Bedeutung, nämlich auf denjenigen Schmerz beschränken, welcher bei der Wehe in den Nerven der Gebärmutter entsteht, so führen ihn die Theorieen, welche heute über die Genesis desselben in Geltung sind, auf diejenige Reizung durch Druck und Zerrung zurück, welche die sensibeln Nerven des Uterus einerseits durch die Contraction des Uterusmuskels, andererseits wie man annimmt durch ihre Pressung gegen das Contentum des Uterus erleiden. Wenn ich auch diesen beiden Causalmomenten eine Mitwirkung nicht absprechen will, so scheint mir doch die Hauptbedingung dieses Schmerzes keineswegs genügend damit erklärt zu sein. Ich muss diese vielmehr auf meine im Vorhergehenden aufgestellte Sinustheorie begründen. Wir haben gefunden, dass die letzte Ursache der Wehe auf die Füllung der Uterinsinus mit Blut zurückzuführen ist. Diese Füllung, welche auf noch unbekannte Weise durch den Sympathicus geschieht, übt denjenigen Reiz auf die sensitiven Spinalnerven des Uterus aus, welcher sich reflectorisch auf die motorischen Nerven übertragend die Contraction der Muskelfasern zur Folge hat. Durch diese Contraction hinwieder wird nach der oben dargelegten Mechanik eine sehr starke Compression jener Sinus bewirkt, welche ihrerseits als nicht elastische Gebilde, als so zu sagen straff gefüllte nicht compressibele Blasen, einen so intensiven Reiz auf die Sensibeln der Muskelfasern ausüben, dass derselbe als Schmerzgefühl zur Perception gelangt. Wir finden denn auch, dass der Wehenschmerz am empfindlichsten auftritt, wenn die Contractionsenergie einen hohen Grad erreicht, während die Integrität des Eies der Muskelfaser noch keine

Beschränkung der Capacität der Uterinsinus gestattet. Man hat freilich diese empirische Thatsache einer besonders empfindlichen Schmerzhaftigkeit der Wehen vor dem Blasensprunge und dem Verstreichen des Muttermundes bis jetzt einzig und allein auf Rechnung des unteren Uterinsegments, namentlich des Cervix gesetzt, dessen besonderer Nervenreichthum bei der dynamischen Mitleidenschaft des Muttermundes vorzugsweise afficirt werde. Wir wissen nun aber, dass diese Eröffnung im Wesentlichen den organischen Processen obliegt, aber wir müssen auch anerkennen, dass gerade deshalb, nämlich so lange diese Processe sich nicht vollendet haben, eben der besondere Nervenreichthum dieser Uteruspartie trotz der Sinusarmuth derselben, welche immerhin die Reizung dieser Nervenpartieen nur in einem geringeren Grade zulässt, als in den übrigen Uterusregionen, die beträchtliche Schmerzhaftigkeit des Muttermundes sehr wohl motivirt. Wir finden denn auch, dass diese Schmerzhaftigkeit des Muttermundes mit abnehmender Straffheit seines Parenchyms und zunehmender Succulenz sich mehr und mehr vermindert und mit seiner vollendeten organischen Erweiterung ganz aufhört. Da nun mit diesem letzteren Momente der Blasensprung und die Verkleinerung des Uteruscavums gewöhnlich zusammentrifft, die Capacität der Sinus also reducirt, der Durchmesser der Muskelfaser vergrössert wird, so erklärt sich mit der durch diese Momente bewirkten Alteration der Contractionsmechanik gleichzeitig die Aenderung, welche der Charakter des Wehenschmerzes erfährt.

Die Schmerzhaftigkeit der Wehe unterliegt übrigens vielfachen individuellen Abweichungen, deren Ursachen wohl schwer anzugeben sein möchten, und welche oft unabhängig von der Intensität und Dauer der Contraction zu sein scheinen, welchen der Schmerz im Allgemeinen proportional ist. Doch ist der Schmerz selten so unbedeutend, dass derselbe der Gebärenden kaum zum Bewusstsein kommt. Wie alle Schmerzen so kann auch der Wehenschmerz durch anästhesirende Mittel sehr bedeutend gemindert, ja gänzlich unterdrückt werden. Scanzoni [1]) will sogar die sehr merkwürdige

[1]) v. Scanzoni. Lehrbuch der Geburtshilfe. 2 Aufl. Wien 1853. S. 176.

Beobachtung gemacht haben, dass die durch Chloroforminhalation bewirkte Herabsetzung der Reizbarkeit jenen Grad erreichte, welcher nicht nur keine Schmerzempfindung, sondern im Gegentheil ein Wollustgefühl wie beim Begattungsacte hervorrief. Diese Thatsache würde uns auf die Vermuthung leiten, ob nicht bei jenem Acte wie an der Scheide, der Vulva und namentlich an der erectilen Klitoris, so auch Vorgänge in der Gebärmutter stattfinden, welche im Wesentlichen mit denen bei der Wehe übereinstimmen, und vielleicht nur dem Grade nach verschieden sind? Neben diesen während der Begattung stattfindenden Bewegungen im Uterusparenchyme wird hier die Erection der Gebärmutter durch die Ligamenta teretia unterstützt; ja es ist sogar wahrscheinlich, dass diese Unterstützung der Willkür des Weibes nicht gänzlich entzogen sei, da bekanntlich diese Ligamente neben organischen Muskelfasern auch mit animalischen versehen sind.

Derjenige Schmerz in der Gebärmutter, welcher ein constanter Begleiter der Nachwehen ist, bedarf nach der oben gegebenen Theorie der Nachwehe keines besonderen Commentars, indem er auf den nämlichen Vorgängen wie die Wehe überhaupt beruht.

19. Theorie und Erscheinung des Kreuzschmerzes.

Diejenigen Schmerzen, welche zwar die Wehe begleiten, jedoch ihren Sitz ausserhalb der Gebärmutter in benachbarten Organen haben, erheischen hier eine besondere Betrachtung, obgleich sie also im eigentlichen Sinne zum Wehenschmerze keineswegs zu rechnen sind. Ich schliesse hier gleichwohl aus diejenigen Schmerzen, welche durch directe Druckreizung von Seiten des Eies hervorgerufen werden (Schmerz im Schenkel, in den äusseren Geschlechtstheilen u. a.). Dagegen sind es die Kreuzschmerzen, welche wir zu würdigen haben. Ueber die ätiologische Erklärung der Kreuzschmerzen, welche eine äusserst constante concomitirende Erscheinung des Gebäractes sind, scheinen noch wenig Versuche gemacht worden zu sein. Hohl [1]) giebt drei Erklärungs-

[1]) A. Hohl. Lehrbuch der Geburtshülfe. 2. Aufl. Leipzig 1862. S. 613.

weisen an. Nach der ersten haben die Kreuzschmerzen ihren Grund in einer Reizung der Uterinnerven; nach der zweiten können sie Folge eines mechanischen Druckes der Uterin- oder Sacralnerven sein; und drittens werden sie durch Congestionen und Hyperämieen nach und in dem Rückenmarke bedingt. Die periphere Reizung der Nervenausbreitung im Uterus haben wir als wirklichen Wehenschmerz kennen gelernt. Die Erklärung durch mechanische Insulte auf die Sacralnerven selbst wäre wohl plausibel, wenn nicht Hohl, wie aus dem Zusammenhange erhellt, damit eine directe Einwirkung von Seiten des Uterus oder seines Inhaltes gemeint hätte. Es sind aber die angedeuteten Congestionen und Hyperämieen nach meiner Meinung das richtige, wenn auch nicht central, sondern peripher einwirkende Moment, an welches wir uns in letzter Instanz zu halten haben. Wenn es richtig ist, dass eine Ueberfüllung der Venenplexus in der Umgebung der Nerven, an den Stellen, an welchen die Nerven durch knöcherne Kanäle und Löcher treten, ja im Wirbelkanale selbst (Luschka 1850), Schmerz hervorzurufen im Stande ist, so müssen wir diese Erklärungsweise, welche bekanntlich zuerst von Henle[1]) aufgestellt, von Hasse, F. Niemeyer u. A. adoptirt worden ist, für die Entstehung der Kreuzschmerzen ganz besonders zur Geltung bringen. Der Verlauf der Nervenstämme durch die Foramina sacralia anteriora und posteriora sowohl als vorzugsweise die Ausfüllung gerade des Canalis sacralis durch Nervenstämme in der Form der Cauda equina — diese anatomischen Verhältnisse bieten wohl mehr als irgend ein anderes einen günstigen Boden für die bezeichnete Aetiologie. Es kommt dabei nur noch darauf an, nachzuweisen, dass wirklich eine abnorm starke Füllung der Sacralgefässe stattfinde. Zunächst kommen hier in Betracht die Congestivzustände, welche mit der Geburt solidarisch einhergehen. Diese Zustände, die ich bei den Dynamischen und Organischen Geburtsvorgängen ausführlich erörtert zu haben glaube, bilden auch hier theils in activer, theils in passiver Weise in letzter Instanz das Causalmoment der fraglichen Erscheinung. In ersterer Beziehung ist es schon physiologisch

[1]) Henle u. Pfeuffer. Zeitschr. f. rat. Medicin. Bd. 4. S. 446. 1846.

nicht wahrscheinlich, aber auch factisch nicht der Fall, dass bei jenen Fluxionszuständen, welche durch die Generationsvorgänge veranlasst werden, einzelne Beckengefässe, wie etwa die der Genitalorgane, eine isolirte Thätigkeit entwickeln sollten. Vielmehr participiren dabei die Gefässe sämmtlicher Beckenorgane ohne Ausnahme. Die Vasa sacralia lateralia und media, welche sich also bei diesem Processe in gleicher Weise wie die anderen Beckengefässe betheiligen, üben ihre Druckwirkung auf die Nervenstämme des Kreuzbeins in der Weise aus, dass zunächst die turgescirenden Arterien schon bei ihrem Durchtritte durch die Foramina sacralia und weiterhin im Canalis sacralis selbst die Sensibeln afficiren. Aus diesen Arterien geht das Blut in die Venen des Sacralkanals über und sucht seinen Lauf durch die Foramina sacralia fortzusetzen. So üben Venen und Arterien einen gemeinsamen Druck auf ihre Umgebung, welche ihnen nicht auszuweichen vermag. Neben dieser activen Turgescenz der Gefässe tritt nun aber ein weiteres Moment hinzu, nämlich die Compression der grösseren Beckenvenen, welche durch den Druck des Uterus und in besonders hohem Grade während seiner Wehencontraction auf dieselben stattfindet. Dass schon der schwangere Uterus an sich wie auch andere Unterleibstumoren gewöhnlich die genannte Compression der Beckenvenen ausüben, dafür liefern die Varicositäten der Schenkel und äusseren Geschlechtstheile den augenfälligen Beweis. In Folge der durch die nämliche Ursache bewirkten Behinderung seines Rückflusses wird das Blut nun auch in den Sacralgefässen zurückgestaut und der Druck der letzteren in den knöchernen Kanälen die benachbarten Nerven in hervorragender Weise treffen.

Mit der dargelegten Erklärungsweise stimmen nun auch die Erscheinungen des Kreuzschmerzes sehr gut zusammen. Doch lassen sich die beiden causalen Momente, die active und passive Hyperämie, in ihrer separirten wie combinirten Wirkung nicht immer deutlich erkennen und unterscheiden; indem sowohl die active Füllung der Blutgefässe für sich allein den Erregungszustand der betreffenden Nerven hervorrufen kann, als auch die passive, d. h. die Stauungshyperämie, oder endlich eine summirte Wirkung entsteht, welcher der Intensitätsgrad des hervorgerufenen Schmerzes entspricht. So lange jedoch der eine oder andere Factor allein einwirkt oder auch ihre Einzel- oder Gesammtwirkung sich auf niederer Stufe erhält, wie vor Beginn der Geburtsthätigkeit und auch noch bei schwacher Entwickelung der Wehencontraction, sowie in der Wehenpause, pflegt der Kreuzschmerz einen mässigen Grad nicht zu überschreiten, ja bisweilen gar nicht einzutreten. Die Eigenthümlichkeit desselben, dass er meist einen gewissen Zeitraum vor der wirklichen Entwickelung der dynamischen Vorgänge, respective vor dem Auftreten einer Contractionsphase bemerkbar wird, oder doch an Intensität zunimmt, scheint übrigens auf die Gleichzeitigkeit der Fluxionsvorgänge nach dem Uterus und nach anderen Theilen der Beckenorgane hinzudeuten. Während über dem Füllen der Sinus des Uterus und ihrer Reactionswirkung eine gewisse Zeit verstreichen muss, üben die rasch gefüllten Sacralgefässe bereits ihre Druckwirkung auf ihre sensiblen Nachbarn aus. So erklärt sich das etwas frühere Eintreten des Kreuzschmerzes vor dem Wehenschmerze derart, dass es den Anschein gewinnt, als ob der Wehenschmerz vom Kreuze aus seinen Anfang nehme,, von da weiter in andere Körpertheile sich fortpflanze, namentlich in den Unterleib und auf die Gebärmutter übergehe. Obwohl bei continuirlicher Füllung der Sacralgefässe auch der Schmerz ununterbrochen andauern kann, eine Füllung, die während der ganzen Schwangerschaftsdauer bestehen, während der Menstruation und bei krankhaften Zuständen der Beckenorgane activ und passiv vorkommen und die consecutiven Schmerzen hervorrufen kann, so beobachtet man doch während der Geburt ein periodisches Wachsen und Sinken desselben, welches namentlich durch die Wehencontraction und die damit hinzutretende viel bedeutendere Stauungshyperämie bedingt zu sein scheint, und sich auch der Intensität und Dauer der Contractionsstadien proportional zu verhalten pflegt in der Weise, dass also mit der Akme der Wehe auch der höchste Grad des Kreuzschmerzes zusammenfällt. Auf die nämliche Weise erklären sich zum Theil die Schmerzen derjenigen Nerven an entfernteren Stellen (Schenkelschmerz), deren Wurzeln im Bereiche jener Fluxionsvorgänge den Wirbelkanal verlassen.

20. Einfluss des Willens und der physiologischen Tagesschwankungen auf die Wehen.

Bei der oben aufgestellten Definition des Wehenbegriffs habe ich das Epitheton „unwillkürlich" gebraucht. Dasselbe muss insofern vollkommen richtig erscheinen, als die Bewegungselemente des Uterus ausschliesslich aus organischen Muskelfasern bestehen, und somit ein directer Willenseinfluss auf dieselben physiologisch unmöglich ist. Es ist auch nicht wahrscheinlich, dass die animalischen Muskelfasern der Ligamenta teretia, denen vielleicht, wie bereits früher angedeutet ist, eine willkürliche Bewegung des nicht schwangeren Uterus beim Begattungsacte zukommt, diese Qualification trotz ihrer höheren Schwangerschaftsentwickelung in Bezug auf die dynamischen Verhältnisse des Gebäractes bethätigen könnten, weil diese Entwickelung in Vergleich zu dem massigen Volumen des schwangeren Uterus immerhin unverhältnissmässig zurückstehen muss. Auch dürfte eine Einwirkung der bezeichneten Muskeln oder ihrer spinalen Innervation auf die vasomotorische Thätigkeit des Plexus spermaticus externus, welcher bekanntlich innerhalb dieses Ligamentes seinen Verlauf zum Uterus nimmt, nicht constatirbar erscheinen.

Wenn wir demnach auch nirgendwo einen Vermittelungsweg für den Willenseinfluss auf die Wehen ausfindig zu machen vermögen, so scheint mir nichtsdestoweniger ein gewisser psychischer Einfluss auf dieselben mindestens nicht ganz abzuleugnen. Dies geht schon aus der alltäglichen Wahrnehmung hervor, dass der Charakter der Wehe durch äussere psychische Eindrücke, durch Gemüthsaffecte, seien sie exaltirender oder deprimirender Natur, in der einen oder anderen Weise Veränderungen erfahren, die Contraction hervorgerufen, verstärkt oder geschwächt, ja mehr oder weniger plötzlich abgeschnitten werden kann. Träge Wehen, welche vielleicht stundenlange Pausen gemacht haben, sieht man bisweilen, z. B. durch das Erscheinen des herbeigerufenen Arztes, durch die Erklärung es sei eine Operation nothwendig, durch die Vorbereitungen zu dieser Operation, durch das Berühren der Kreissenden u. s. w. zu erhöhter Thätigkeit zurückkehren. Wir wollen uns mit der angeführten Thatsache begnügen und uns des Versuches enthalten, die Vermittelung des psychischen Reflexes auf die Uterinthätigkeit zu verstehen.

Ein ferneres Moment, dessen Einwirkung auf die dynamischen Vorgänge nicht ohne Einfluss zu sein scheint, schliesse ich hier an. Es sind die normalen Tagesschwankungen in der Pulsfrequenz und Temperaturhöhe der Gebärenden derart, dass mit den Exacerbationen derselben eine Verstärkung der Wehen einhergehen, ja vielleicht mit dem Beginne derselben überhaupt in Beziehung stehen, mit den Remissionen dagegen eine geringere Energie der Wehenthätigkeit wahrgenommen werden kann.

Beide Verhältnisse, deren Andeutung ich nicht unterlassen zu sollen geglaubt habe, bedürfen übrigens selbst in Bezug auf ihre thatsächliche Erscheinung noch durchaus der Aufklärung, und ich bin namentlich gänzlich ausser Stande irgend bestimmte Beobachtungen und statistische Resultate weder aus der Literatur noch eigene beizubringen. Ich entnehme jene Andeutungen auch nur aus der Erinnerung allgemeiner Eindrücke, kann sie jedoch durch die Bemerkung stützen, dass mein Lehrer Eduard v. Siebold dieselben als Thatsachen betrachtete und ihnen ein gewisses Gewicht beilegte, ja sogar dieselben bei seinem praktischen Handeln mit in Rechnung zu ziehen pflegte.

Anhang. Die Dynamik der Scheide.

In grösster Kürze nur will ich des bezüglichen Verhaltens der Vagina und ihres Vorhofes erwähnen. Man schreibt denselben eine dynamische Thätigkeit zu, allein diese Annahme ist nicht ohne Kritik zu acceptiren. So hervorragend die Rolle war, welche der Scheide bei den organischen Geburtsvorgängen zu Theil wurde, so untergeordnet ist die Bedeutung, welche wir derselben den dynamischen Geburtsvorgängen gegenüber zuzuerkennen vermögen. Freilich haben Thode, Boër, Jörg, Wigand, Nägele und Scanzoni ein Contractionsvermögen dieses Organs besonders hervorgehoben und demselben eine wesentliche Betheiligung, sowohl bei der Austreibung der Frucht im Allgemeinen, als im Besonderen auf die Stellungs- und Accommodationsverhältnisse des vorausgehenden Kindstheils zugeschrieben. Man hat indess dieser Auffassungsweise nur mit bedeutender Einschränkung der fraglichen Scheidenthätigkeit zugestimmt, welche selbst durch den von Virchow und Kölliker geführten mikroskopischen Nachweis zerstreuter organischer Muskelfasern in den Wandungen der Scheide deshalb keine ausgiebige Stütze gewann, weil die klinische Erfahrung die Bestätigung versagte. Der letztere Grund ist es auch, welcher es mir zweifellos macht, dass eine dynamische Mitwirkung der Scheide bei der Geburt des Kindes in keiner Weise deutlich zu erkennen ist, während allerdings eine solche Thätigkeit in Bezug auf kleinere in der Scheide befindliche Körper, wie die Nachgeburt, Blutcoagula, Neubildungen oder fremde Körper, auch in Bezug auf die Weichtheile des vorliegenden Theiles (Vorgeschwulst), selbst auf den vom Rumpfe getrennten Kindskopf, deren Vorbewegung durch die Contraction der Scheide bewerkstelligt werden kann, anerkanntermassen als unzweifelhaft zu betrachten ist. Ich muss demnach wie auch Hohl [1]) der Scheide jede expulsive Thätigkeit in Bezug auf die Bewegung der ganzen Frucht absprechen, und somit jede Theilnahme derselben in Abrede stellen bis auf die dynamische Wirkung der Elasticität des Dammes, welche bereits Seite 73 berührt worden ist.

---

[1]) A. Hohl. Lehrbuch der Geburtshülfe. 2. Aufl. S. 398. Leipzig 1862.

II. Die Dynamik der Bauchpresse.

Der zweite Factor der dynamischen Geburtsvorgänge ist die Bauchpresse. Derselbe ist indess dem ersten Factor, der Wehenthätigkeit gegenüber von so untergeordneter Bedeutung für den Geburtshergang, dass er sogar fehlen kann, ohne dass dadurch eine wesentliche Beeinträchtigung des Geburtsverlaufes bedingt zu werden braucht. Die Bauchpresse ist ein Act, welcher im Allgemeinen der Willkür der Kreissenden unterworfen ist. Derselbe umfasst unter Umständen das Zusammenwirken man könnte sagen des gesammten Muskelapparates des Körpers, ja unter Zuhülfenahme von Stützpunkten, welche ausserhalb des Körpers liegen. Auf der einen Seite erfordert derselbe eine gewisse Geschicklichkeit und Anstelligkeit der Gebärenden. Manche verstehen überhaupt nicht dieselbe in Anwendung zu bringen, lernen es auch trotz genügender Anweisung die ganze Geburtsdauer hindurch nicht. Andere zeigen sich weniger ungelehrig und kommen nach und nach dahinter die Bauchpresse in geeigneter Weise zu verwenden. Nur Wenige vermögen sie von vornherein und ohne Anleitung mit Geschick zu gebrauchen. Diese Verhältnisse werden fast ausschliesslich bei Erstgebärenden beobachtet, während die Mehrgebärenden die Presse meist schon von selbst in geeigneter Weise anzuwenden wissen. Auf der anderen Seite wird der Gebrauch der Bauchpresse der Herrschaft der Willkür über sie mehr oder weniger entzogen. Dieses findet statt gegen das Ende der Geburt, wo der hohe Grad der Wehenschmerzen und noch mehr derjenigen Schmerzen, welche durch die mechanische Dehnung und Zerrung der äusseren Geschlechtstheile seitens der durchtretenden Frucht hervorgerufen werden, die Willensthätigkeit betäubt und die Bauchpresse den Charakter der automatischen Bewegungen annimmt.

Wenn nun auch die Bauchpresse im Ganzen als ein willkürlicher Act aufzufassen ist, so ist doch diese Willkür keine rein physische Thätigkeit, sondern sie findet stets in gewissen somatischen Zuständen ihre letzte Bedingung und Anregung.

Wie bei der Defäcation und beim Uriniren, so scheint es auch bei der Geburt das Gefühl eines fremden Körpers im Organismus zu sein, welches die Anwendung der Bauchpresse psychisch auslöst. Eigenthümlich und merkwürdig jedoch ist dabei der Umstand, dass diese fremden Körper nur in gewisser Weise, und namentlich an bestimmten Stellen ihres Weges, welche sich in der Nähe der Körperöffnungen befinden, die bezeichnete Reflexwirkung hervorzurufen im Stande sind. So findet die Aufforderung zur Anwendung der Bauchpresse bei der Geburt nicht statt, so lange der Fötus von der Gebärmutter dergestalt umschlossen wird, dass kein Theil des Eies mit den Vaginalwänden in unmittelbare Berührung gelangen kann, mag er auch noch so tief im Becken- und Scheidenkanal sich befinden. Diese unmittelbare Berührung tritt der Regel nach erst dann ein, wenn der Muttermund über die grösste Peripherie des vorliegenden Theiles zurückgetreten ist. Auffallenderweise macht sich auch jetzt noch ein Unterschied in der Aufforderung zum Mitpressen bemerkbar, je nachdem die Fruchtblase vorhanden ist oder nicht, indem da, wo der vorliegende Kindstheil, besonders der Kopf auch von den Eihäuten befreit ist, er seine Contactwirkung auf die Vagina in unmittelbarster Weise zur Geltung bringen kann. Die Art der nunmehrigen Verwendung der Bauchpresse trifft ungefähr mit der wie wir sahen um diese Zeit wirkenden Modification der Wehenthätigkeit, mit den Treibwehen oder Presswehen, zusammen und mitbedingt auf diese Weise den bestimmten Charakter dieser Geburtsperiode.

Der Wirkungsqualitäten, welche man der Bauchpresse zuschreibt, sind drei. Zum ersten findet sich mehrfach die Angabe, dass die Bauchpresse im Stande sei Uteruscontractionen hervorzurufen und bereits vorhandene zu verstärken. Diese Wirkung muss ich trotz des von Scanzoni angeführten Beispiels ganz entschieden in Abrede stellen. Nicht ohne Bedeutung dagegen ist die Bauchpresse für die Rectification der Topologie des Uterus in der Bauchhöhle, so vorzüglich beim Hängebauch. Die Hauptwirkung der Bauchpresse ist jedoch ihre austreibende. Diese ist insofern eine indirecte als sie nicht den Fötus unmittelbar trifft, sondern zunächst den Uterus und durch diesen auf den ersteren wirkt. Ich habe es oben als irrthümlich zu erwähnen unterlassen, dass der Uterus im Stande sei durch eigene Contractionen sich in der Richtung seiner Längsaxe und zwar namentlich so stark nach unten zu bewegen, dass die Substanz desselben in der Schamspalte sichtbar würde. Eine solche Bewegung kann vielmehr lediglich durch Druck auf die Gebärmutter von oben her, durch die Bauchpresse bewirkt werden. Durch letztere nur wird der Uterus nebst Inhalt vorbewegt, respective fixirt, und also mittelbar der Fötus vorgetrieben, die Richtung seiner Bewegung jedoch bleibt hierbei stets durch die Uteruscontraction bestimmt.

Es liegt auf der Hand und bedarf keines weiteren Beweises, dass die vortreibende Wirkung der Bauchpresse lediglich dann möglich wird und thatsächlich eintritt, wenn der Muttermund seine völlige Ausdehnung erlangt hat. Vor diesem Momente hat mithin die Anwendung der Bauchpresse ebensowenig Sinn wie eine Dynamik überhaupt.

Wenn man auch zugeben muss, dass die Bauchpresse, deren expulsive Wirkung vorzugsweise dann einen ergiebigen Nutzeffect entfaltet, wenn ihre Thätigkeit mit dem Stadium acmes der Wehencontraction zusammenfällt, bei normalen Geburten und richtigen mechanischen Congruenzverhältnissen von untergeordneter Bedeutung ist, so tritt ihre hohe Wichtigkeit doch unter gegentheiligen Bedingungen scharf genug hervor. Bei verengtem Becken, bei abnormen Stellungen, beim Mechanismus des nachfolgenden Kopfes beispielsweise ist das Mitarbeiten, das Mitpressen, das Verarbeiten der Wehe keineswegs zu unterschätzen. Durch zweckmässige Regulirung des Mitdrängens, Aufforderung zum Pressen oder zum Athemholen während der Wehe wie in der Wehenpause weiss bekanntermassen der Praktiker namentlich bei operativen Fällen willkürlich den grössten Nutzen zu ziehen.

Vierter Factor.

Die plastischen Geburtsvorgänge.

Mit dem Ausdruck „plastische Geburtsvorgänge“ bezeichne ich die Veränderung der Form und Gestalt, welche bestimmte Theile des Fötus durch den Geburtsact constant erleiden. Diese hinwiederum bildet einen solidarischen Factor der Geburt. Die in Betracht kommenden Fötustheile sind der Kopf und der Rumpf, unter denen der erstere von weitaus vorwiegender Bedeutung ist.

I. Die Plastik des Kopfes.

1. Anatomie des Fötusschädels.

Indem ich die Anatomie des Fötusschädels als bekannt voraussetze, füge ich nur noch einige Punkte von speciell tokologischer Wichtigkeit hinzu.

Während die Form der vorderen und hinteren Seitenfontanellen eine wenig variabele zu sein scheint, zeigen die grosse und die kleine Fontanelle mannigfache Verschiedenheiten ihrer Gestaltung. In Betreff der Grösse der Fontanellen sowie der Weite der Suturen zunächst scheint es allgemein als ausgemacht zu gelten, dass die Schädelknochen an den bezeichneten Stellen um so weiter von einander abstehen je jünger der Fötus ist, dass sich Nähte und Fontanellen mit zunehmendem Alter des letzteren mehr und mehr verengeren, respective schliessen. Diese Ansicht ist irrig. Wie der Schädel als Ganzes an Grösse zunimmt, und die einzelnen Knochen desselben jeder wieder als ganzer an dem allgemeinen Wachsthum bis zu derjenigen Grösse und Form theilnimmt, welche der constitutionellen Anlage jedes einzelnen Organismus individuell immanent ist, und wie dieses Wachsthum extrauterin auch dann noch vor sich geht, wenn die letzte Knochenlücke, nämlich die grosse Fontanelle, gegen das Ende des zweiten Lebensjahres geschlossen ist, ja so lange die einzelnen Knochen bis zur Verschmelzung derselben durch Schwinden des Nahtknorpels und knochige Verwachsung in den Nähten ihre isolirte Existenz behaupten, so findet der nämliche Modus des Wachsthums auch intrauterin statt, nachdem schon in embryonaler Zeit die einzelnen Verknöcherungspunkte jedes Knochens zusammengeflossen sind und den bestimmten Knochen thatsächlich construirt und formirt haben. Wir finden desshalb auch bei sehr jungen Schädeln z. B. aus dem vierten und dritten Monate durchaus kein Klaffen der Nähte und Fontanellen, sondern vielmehr ein enges Zusammenschliessen der Knochenränder, sogar ein Uebereinandergreifen derselben ähnlich den Schuppenverbindungen, so dass schon in dieser frühen Zeit die kleine Fontanelle kaum mehr als Knochenlücke erscheint. Dieses Uebereinandergreifen der Knochen junger Fötusschädel verliert sich im Gegentheil mit zunehmendem Alter der Frucht derart, dass der Schädel einer ausgetragenen Frucht in mehr oder weniger hohem Grade einen Abstand der nämlichen Knochenränder zeigen kann, welche in jüngerem Alter sich deckten. Die mannigfaltigen Verschiedenheiten in der Weite der Nähte, mehr noch in der Grösse der Fontanellen, besonders des Fonticulus major sind demnach niemals Altersverschiedenheiten — und es ist somit im höchsten Grade trügerisch nach diesen Verhältnissen das Alter einer Frucht zu taxiren —, sondern stets und ausschliesslich individuelle Eigenthümlichkeiten, über deren Ursache wir keine Aufklärung zu geben vermögen ebensowenig wie über die Gestaltverschiedenheiten z. B. der grossen Fontanelle, welche in dem nämlichen Alter im einen Falle fast verschwunden, im andern über 2 Centimeter breit, sich mit den Seitenschenkeln eine Strecke weit in die Kronnaht fortsetzt, mit ihrer vorderen Spitze sich klaffend bis zur Glabella herabzieht. —

Die **kleine Fontanelle** ist nur ausnahmsweise noch eine Knochenlücke und zeigt überhaupt nur geringe Verschiedenheiten. Dagegen bleibt die Spitze der Hinterhauptsschuppe bisweilen in einen bis mehre Knochen getheilt von dem Haupttheile der Schuppe getrennt (Ossa Wormiana), was bekanntlich bei den Raubthieren und Nagethieren normal ist. Diese Schaltknochen oder Zwickelbeine pflegen den Charakter der kleinen Fontanelle wesentlich zu alteriren. Bei fast allen Schädeln findet sich an der Spitze der Hinterhauptsschuppe eine bis zu 1½ Centimeter lange mediale Fissur in der Fortsetzung der Sutura sagittalis. Diese Fissur ist — unähnlich der kleinen vom Fonticulus Casserii in der Richtung zur Protuberantia occipitalis externa 1 bis 1½ Centimeter lang in das Os occipitis sich hineinziehenden fissurartigen Sutura mendosa (Schröder)[1]) — als rudimentäre gewöhnlich nicht mehr penetrirend, sondern erscheint nur als oberflächliche Einkerbung in den Knochen. Ausnahmsweise jedoch durchdringt sie den Knochen spaltförmig bis auf einige Millimeter Weite und läuft mit divergirenden Rändern in die kleine Fontanelle aus. Ist nun gleichzeitig auch die letztere ausnahmsweise als wirkliche Knochenlücke vorhanden, so entsteht eine Form, welche grosse Aehnlichkeit mit der der grossen Fontanelle darbietet (Kölliker, Schröder). An einem vor mir liegenden Schädel, bei dem diese Bildung besteht, ist zugleich die grosse Fontanelle so klein, dass sie die kleine nur wenig übertrifft, und so sind beide in Form und Grösse fasst übereinstimmend. Im Verlaufe der Sutura sagittalis findet sich ferner eine bestimmte und constante Stelle, welche eine grosse Neigung zeigt auseinander zu weichen und so da, wo überhaupt die Knochenränder dieser Naht nicht hart zusammenstossen, eine Weiterung derselben vorzüglich zu veranlassen. Ja selbst da, wo die Ränder übereinandergreifen, sieht man an dieser Stelle gewöhnlich eine seichte Ausbuchtung der Knochenränder; auch geht hier bisweilen eine kleine Fissur auf einer oder beiden Seiten in die Knochensubstanz hinein. Der Ort dieser Abweichung liegt

---

[1]) K. Schröder. Schwangerschaft, Geburt und Wochenbett. Bonn 1867. S. 125.

auf der hinteren Hälfte der Pfeilnaht, beginnt nach hinten etwa 1 Centimeter von der kleinen Fontanelle entfernt und erstreckt sich in einer Länge von 1/2 bis 1 Centimeter. An einem ausgetragenen Schädel in der Sammlung der Göttinger Gebäranstalt bildet diese Stelle eine rautenförmige Gestalt, deren gleiche Seiten 1/2 Centimeter lang sind. An einem anderen findet sich die gewöhnlichere ovale Form, und da an diesem zugleich die Spitze der Hinterhauptsschuppe mangelt und der beide verbindende Theil der Sutura sagittalis etwas klafft, so erscheinen beide zusammen als sanduhrförmige Fontanelle.

Obwohl man die Verbindungen der Schädelknochen des reifen Fötus als Nähte bezeichnet, so sind dieselben doch *keine Suturen* im eigentlich osteologischen Sinne, sondern die Knochen sind durch bindegewebige zwischen ihren Rändern ausgespannte Membranen, durch Nahtbänder, also syndesmotisch, mit einander vereinigt, wie es nach Kehrer auch bei den neugeborenen Vögeln und bei manchen Säugethieren der Fall ist. Diese Nahtbänder erreichen in den Fontanellen eine bedeutende Flächenentwickelung. Kehrer [1]) hebt auch mit Recht hervor, dass die genannte Einrichtung nicht bloss eine einfache Depression des einen Knochens unter das Niveau des anderen, sondern auch eine Verschiebung des einen Knochenrandes im Sinne der Fläche unter den anderen erlaubt, deren Grösse von der Breite des Bandes abhängig ist, kurz dass sie dem Schädel *die anatomische Fähigkeit gewährt eine andere Form anzunehmen*, zumal dieselbe ausserdem den Knochen selbst eine besondere Elasticität verleiht. Die letztere wird auch noch durch den histologischen Bau, durch das netzförmige Gefüge der Knochen selbst, namentlich durch den Gefässreichthum derselben wesentlich erhöht.

2. Grössenverhältnisse des Fötusschädels.

Die Grösse des reifen Schädels, welche unter Zurücktreten des Gesichtsschädels so gut wie ganz durch den Hirn-

[1]) F. A. Kehrer. Beiträge zur vergleichenden und experimentellen Geburtskunde. Heft 2. S. 91 u. 92. Giessen 1868.

schädel bedingt wird, hat man bis jetzt durch Messung des basalen Umfanges des letzteren und gewisser Durchmesser zu bestimmen gesucht, wobei man darauf ausgegangen ist arithmetische Mittelwerthe festzustellen, so dass über die Grenzwerthe des reifen Fötusschädels mit Ausnahme des Umfanges weder nach der fallenden noch steigenden Richtung hin Angaben vorliegen.

Der Kopfumfang zeigt innerhalb des Bereiches der gewöhnlichen Gewichtsgrenze des Neugeborenen, also zwischen 6 und 8 Zollpfund, keine nennenswerthen Abweichungen; derselbe beträgt 34,6 Centimeter. Die extremen Grenzen liegen zwischen 32,0 und 40,0. Während 37,0 bis 38,0 bereits eine ungewöhnliche Zahl darstellt, so gehört was darüber hinaus liegt zu den grössten Seltenheiten.

Der Unterschied der Circumferenz von Knaben- und Mädchenschädeln hat nach verschiedenen Untersuchungen von Veit, Clarke und Hecker zu abweichenden Zahlenresultaten geführt. Nach den Angaben des letzteren beträgt die Differenz nicht mehr als 0,6 Centimeter. Der Kopfumfang eines Knaben stellt sich demnach auf 34,9, und der eines Mädchens auf 34,3 Centimeter.

Die Durchmesser anlangend, so beträgt der diagonale oder occipito-mentale zwischen Hinterhauptsspitze und Kinn 13,38 Centimeter; der sagittale oder occipito-frontale zwischen Hinterhauptsspitze und Stirn 11,66; der hintere transversale oder biparietale zwischen den beiden Tubera parietalia 9,22; der vordere transversale oder bitemporale zwischen den Schläfen 8,0; der verticale zwischen Scheitel und Basis cranii gleichfalls 8,0 Centimeter.

Die geschlechtlichen Unterschiede, welche Hecker auch für einzelne dieser Durchmesser gefunden hat, sind so unbedeutend, dass man sie füglich vernachlässigen kann. Den hauptsächlichsten Unterschied zeigt übrigens der occipito-mentale Durchmesser. — Ob ethnographische Verschiedenheiten der Schädeldimensionen vorkommen, darüber scheinen wir noch keine Kenntniss zu besitzen. Nur für Nordamerika liegen Beobachtungen in dieser Richtung vor von Meigs, Hawson und van Pelt. Diese Forscher fanden für den Diagonalen und Sagittalen sowie für den Biparietalen Durchschnittswerthe, welche die soeben angegebenen nicht unerheblich übertreffen. So berechnet van Pelt[1]) aus seinen Messungen an 646 Schädeln durchschnittlich für den Occipito-mentalen 14,6, für den Occipito-frontalen 12,7 und für den Biparietalen 10,1 Centimeter. Leider fehlt wie bei Hecker u. d. A. auch hier der Verticale, ferner mangelt der Umfang, und es lässt sich somit nicht entscheiden, ob die nordamerikanischen Schädel, wie es nach jenen Massen freilich den Anschein hat, wirklich absolut grösser sind als die europäischen.

3. Morphologie des Fötusschädels.

Was die normale Morphologie des Fötusschädels anbetrifft, d. h. diejenigen Formverhältnisse des Schädels, welche der letztere im Mutterleibe und bevor er durch eine Thätigkeit der Geburt etwa afficirt worden ist, ursprünglich zeigt, scheint man es bis auf die neuere Zeit ohne weiteres als selbstverständlich angesehen zu haben, dass der Schädel überall keine nennenswerthen Gestaltunterschiede darbiete. Seitdem man jedoch angefangen hat diese Ansicht nicht allein in Zweifel zu ziehen, sondern sogar mannigfache Verschiedenheiten in der ursprünglichen Formbildung des Schädels angenommen und gar für die Aetiologie der Positionen verwerthet hat, gewinnt diese Angelegenheit eine erhöhte wissenschaftliche und praktische Bedeutung. Es ist nun die Bemerkung Poppel's freilich nicht ganz unbegründet, dass der Nachweis der ursprünglichen Form des Fötusschädels seine Schwierigkeit habe, indem sich solche Schädel nur äusserst selten uns zur Untersuchung darbieten. Indess würden selbst die zur Aufklärung der Frage geeigneten Fälle, als Sectionen hochschwanger Verstorbener, Fälle von Kaiserschnitt oder Bauchschnitt, doch mit der Zeit Beobachtungsreihen liefern, welche sehr wohl die Controverse zur Entscheidung bringen könnten. Dieser Weg dürfte denn auch der einzig richtige und brauch-

[1]) Van Pelt. The American Journal of the Medical Sciences. Jan. 1860. p. 111—114.

bare und das Verfolgen desselben Aufgabe der tokologischen Forschung sein. Zur Zeit sind wir demnach noch nicht im Stande exact erwiesene morphologische Normen des Fötusschädels zu statuiren. Und von diesem Gesichtspunkte aus sind auch alle bisherigen Schädelmessungen, insbesondere die vorhin nach Hecker's Messungen angegebenen Dimensionen, da sie von Schädeln abstrahirt worden sind, die auf dem natürlichen Geburtswege geboren worden, nicht als solche zu betrachten, welche die absoluten Zahlenwerthe der fötalen Schädeldimensionen und somit die wahre Gestalt des Fötusschädels ausdrückten. Die nämliche Fehlerquelle trübt in gleicher Weise die Untersuchungen Stadfeld's [1]), welcher freilich angiebt, dass er eine Asymmetrie der beiden Schädelhälften, welche er als constant bei allen Kindern gefunden, auch bei Früchten in utero angetroffen habe, deren Mütter im Anfange der Geburt gestorben waren. Ich vermag indess den Ergebnissen Stadfeld's, wonach der Kindsschädel in seinen zwei Seitentheilen nicht symmetrisch ist, sondern das rechte Scheitelbein eine geringere Wölbung zeigt, als das linke, und namentlich die rechte Hälfte des Hinterhauptes gegen die linke zurücktritt, soweit dieselben fötale, nicht tokologische Formen betreffen, keinen grossen Werth beizulegen; selbst dann nicht, wenn wir sein weiteres Argument berücksichtigen, dass Asymmetrieen der Schädelhälften auch bei Erwachsenen vorkommen, da in dieser Beziehung ein Rückschluss von denselben auf fötale Verhältnisse gegenwärtig noch verfrüht und somit offenbar mindestens gewagt erscheint. Immerhin gewinnen Stadfeld's Resultate in der ferneren Angabe einen gewissen Halt, dass die bezeichnete Asymmetrie in grossen Zügen immer dieselbe sei, die Kinder möchten in jeder beliebigen Weise geboren sein. Auf alle Fälle scheinen diese morphologischen Modificationen des Fötusschädels niemals so hochgradig zu werden, dass sie die Form im Ganzen merklich zu alteriren im Stande wären, dass sie z. B. einmal einen runden, ein anderes Mal einen

[1]) A. Stadfeld. Undersoegelser om Barnehoved i obstetrik Henseende. Kjöbenhaven 1861. — Saerskilt Aftryk of Bibliothek for Laeger, V. R., III. Bd., 2. H. — Monatschr. f. Geburtsk. Bd. 22. S. 461. — Canstatt's Jahresbericht Bd. 4. S. 375. 1864.

elliptischen Schädel bedingten. — Die bereits angegebenen geschlechtlichen Unterschiede der Schädeldimensionen üben keinen Einfluss auf die Morphologie. — Ob endlich die bekannten morphologischen Racenverschiedenheiten des erwachsenen Schädels auch schon fötal existiren, darüber scheinen noch keine bestimmten Anhaltspunkte vorzuliegen, so wenig wie über die Frage, ob die ethnologischen Beckenformen (Kilian, Karl Martin) bereits fötal angelegt seien? —

Nach allem muss ich hier als zwar zum Theil negative, nichtsdestoweniger jedoch für unser Object fundamentale Bedeutung beanspruchende Resultate die folgenden vier Thatsachen constatiren. Erstens die ursprüngliche, genuine Form des Fötusschädels ist gänzlich unbekannt. Man hat zweitens an Fötusschädeln, welche nicht unter tokologisch-mechanischen Einwirkungen gestanden, niemals exquisite und auffällige Formverschiedenheiten, insbesondere keine Gestaltungen gefunden, wie sie solche Kinder, die auf dem natürlichen Geburtswege zur Welt gekommen, darbieten. Drittens sind alle bisherigen durchschnittlichen Mass- und Formangaben, insbesondere auch die von mir benutzten Hecker'schen, wegen der weitaus überwiegenden Häufigkeit der Hinterscheitelstellung, als Werthe zu betrachten, welche lediglich für diejenigen Schädel passen, deren Geburt in der Hinterscheitelstellung erfolgt ist. Als vierten Beweis will ich gleich den noch näher darzulegenden Umstand anticipiren, dass die tokologischen Schädelformen nach der Geburt in verhältnissmässig ungemein kurzer Zeit verschwinden um im Wesentlichen die ursprüngliche Normalschädelform wieder anzunehmen.

Normaltypus des Fötusschädels.

Nach meinen eigenen Beobachtungen solcher Schädel, welche eine tokologisch-mechanische Einwirkung nicht erlitten hatten, ist die ursprüngliche Form des reifen und gesunden Fötusschädels constant die ovoide oder ovale, welche sich auch bei allen Schädeln vorzeitig geborener Früchte zeigte, die wegen ihrer Kleinheit eine tokologische Transformation nicht zu erleiden brauchen (vergl. Schröder[1]). Obwohl ich vor der Hand nicht beabsichtige, diese meine Behauptung, welche selbstverständlich keinen Anspruch auf mathematische Genauigkeit macht, sondern lediglich ein schematischer Ausdruck ist, durch Mass oder Bild zu erhärten, so nehme ich doch keinen Anstand, dieselbe bis zum erbrachten näheren Beweise hier als Thatsache zu Grunde zu legen; doch darf ich mich auf die entsprechende Darstellungsweise nicht ohne Nachdruck berufen, welche sich bereits auf Tafel 29, 30, 31, 32, 33 und 36, vielleicht auch auf Tafel 34 und 35 der Smellieschen Abbildungen[2]) befindet. Es ergiebt sich noch die nicht unwichtige Thatsache, dass dieser Normalschädeltypus des Fötus sich in morphologischer Uebereinstimmung befindet mit dem des Erwachsenen, welcher in allgemeinster Betrachtung kraniologisch gleichfalls als eiförmiger bezeichnet wird und dass demnach der Ausspruch Welcker's, der Schädel vergrössere sich mit nicht unerheblicher Abänderung seiner ursprünglichen Gestalt, in Bezug auf letzteres Epitheton wenigstens einer näheren Erklärung bedarf.

Ich will also den für die nachfolgenden Untersuchungen fundamentalen Satz nochmals dahin formuliren: alle Fötusschädel besitzen nicht allein vor Anfang der Geburtsthätigkeit, sondern auch bis zum Beginn des Schädelmechanismus im Wesentlichen ein und dieselbe und zwar die ovale Gestalt.

4. Zur Situation des Gegenstandes.

Aus der Geschichte der Geburtshülfe ist es bekannt, dass bis zur Entdeckung des Geburtsmechanismus vor hundert und zwanzig Jahren allgemein die Anschauung herrschte, dass jedes Becken für die Geburt des Kindes ursprünglich zu eng sei und durch Auseinanderweichen seiner Knochen sich

---

[1]) K. Schröder. Schwangerschaft, Geburt und Wochenbett. Bonn 1867. S. 146.

[2]) W. Smellie. Tabulae anatomicae etc. von Huth und Seeligmann. Nürnberg 1758.

erweitern müsse. Wenn auch ein verlöschender Schein dieses Irrthums sogar bis in unsere Tage fällt, so bewirkte jenes neue, im Mechanismus gegebene Princip doch bereits die Vorstellung von einer derartigen Harmonie zwischen Kopf und Becken, dass die vorhandenen Wiederstände auf eine weniger gewaltsame Weise durch Bewegungen des Kopfes überwunden würden. Aber diese unsere Kenntniss vom Geburtsmechanismus, obwohl sie wie aus meiner Darstellung des bekanntesten Fragmentes der tokologischen Bewegungslehre erhellt, bis heute eine ungemein beschränkte geblieben ist, so gewann sie nichtsdestoweniger einen Einfluss auf die tokologische Anschauung, welcher die letztere als einseitige und ausschliesslich grobmechanische charakterisirt. In dieser Entwickelungsepoche der Tokologie befindet sich die Wissenschaft sich selber unbewusst im Wesentlichen noch gegenwärtig, und dieser Standpunkt eben bildet eine der Ursachen, welche sowohl die beklagenswerthe Stagnation unserer edlen und herrlichen Wissenschaft und Kunst verschuldet, als auch ihre Ausübung in den Händen der Chirurgen und praktischen Routiniers so gefährlich macht. Denn die von Wigand (1820) angebahnte bessere Einsicht in das Wesen der dynamischen Geburtsvorgänge, sowie vorzüglich seine Entdeckung der organischen Geburtsvorgänge und ihrer cardinalen Bedeutung, haben diejenige reformatoriche Wirkung, zu welcher sie unzweifelhaft berechtigt und berufen sind, aus dem Grunde noch immer nicht auszuüben vermocht, weil sie von der Wissenschaft allzusehr ignorirt, jedenfalls nicht weiter entwickelt worden sind.

Ich muss nunmehr den geschilderten drei Factoren in den plastischen Geburtsvorgängen einen vierten und neuen Factor hinzufügen, welcher jene angedeutete obsolete Vorstellung von der Geburtserweiterung des Beckens gewissermassen umkehrt, indem derselbe statt einer Erweiterung des knöchernen Geburtsweges eine Verkleinerung des Geburtsobjectes, eine Reduction und Accommodation der wiederstandsfähigsten Theile der Frucht, statuirt.

In analoger Weise wie die dynamischen und organischen Geburtsvorgänge in letzter Instanz auf identische Ursachen zurückgeführt wurden, zeigen hinwiederum die **mechanischen und plastischen Geburtsvorgänge** den intimsten Connex ihrer ätiologischen und correlativen Bedingungen, nur dass die plastischen Vorgänge wie wir finden werden nicht ausschliesslich mechanischer Natur sind, sondern gleichzeitig auf physiologischer Grundlage beruhn.

Die von mir für den vierten Factor gewählte Bezeichnung „**plastische Geburtsvorgänge**" ist neu und wird sich wie ich hoffe im Nachfolgenden von selbst rechtfertigen. Sie scheint mir die Sache ohne Präjudiz und mit einer gewissen Selbständigkeit und Freiheit zu treffen gegenüber den bisherigen weniger significanten und begrifflich sowohl zu engen als auch mit teleologischem Beigeschmack behafteten Ausdruckssurrogaten, als welche „Configuration" und „Accommodation" von einzelnen Autoren gebraucht werden.

Man scheint in früheren Zeiten den morphologischen Verhältnissen des eben geborenen Kindskopfes keine Aufmerksamkeit gewidmet zu haben, indem man wie noch heut zu Tage die Form der in Hinterscheitelstellung geborenen Köpfe wegen des erdrückenden Uebergewichts ihrer Frequenz als den Normaltypus seiner ursprünglichen fötalen Gestalt betrachtete und die relativ selten vorkommenden abweichenden Formen als zufällige individuelle Eigenthümlichkeiten der fötalen Bildung ansah. Selbst die extremsten Schädeldifformitäten, welche man doch bereits seit langer Zeit ganz selbstverständlich als durch das verengte Becken bewirkt richtig erkannte, und welche bis zur Zermalmung des Schädels mit Impressionen, Fissuren und Fracturen der Schädelknochen complicirt sind, Verhältnisse, welche bekanntlich schon von Smellie, Stein d. J. und in unserer Zeit ganz besonders von Michaelis gewürdigt worden sind, führten, indem man dabei vorzüglich die letzteren beachtete, merkwürdigerweise nicht auf die naheliegende Frage, ob denn die auch unter normalen Beckenverhältnissen sich ergebenden Schädelformen primäre oder secundäre seien? Zwar beschreibt schon Gravel[1]) die Form des in Scheitelstellung geborenen Schädels

[1]) A. G. Gravel. De capite coniformi foetus partum facilitante. Diss inaug. physiol. Praes. J. H. Knyphof. Erfordiae 1752. 4. c. fig.

als eine conische, hebt die Zusammendrückbarkeit der Schädelknochen hervor und betrachtet jene Form als secundäre. Ferner erkannten Smellie, Saxtorph, Wigand und Michaelis einige ungewöhnliche Schädelformen als consecutive und brachten sie sogar mit den Stellungen und deren Bewegungen in causalen Zusammenhang; so finden wir bei Hohl ein grosses Gewicht gelegt auf die Accommodation und Configuration des Kopfes; so wusste Ed. v. Siebold, dass der Rundkopf der Steissgeburt eigenthümlich sei. Diese Spuren blieben indess auf die Wissenschaft selbst ohne Einfluss und so beharrte sie auf ihrem früheren Standpunkte. — Erwähnen will ich noch mehr beiläufig der von Welcker[1]) geäusserten Vermuthung, dass der Druck, welchen die Beckenknochen während der letzten Schwangerschaftsmonate auf den Kindsschädel ausüben, vielleicht einen Einfluss auf die Form des Schädels besitze. Es ist sehr merkwürdig, dass diese aller tokologischen Anschauung und Begründung entbehrende Ansicht, welcher selbst von Schröder nicht widersprochen wird, den doch so viel näher liegenden Geburtsmechanismus so völlig übersehen konnte.

Aber auch die genannten Forscher waren keineswegs der Meinung, dass die von ihnen zugestandene und constatirte tokologische Veränderung sämmtlichen Schädelformen zu Grunde liege, sie liessen vielmehr ausserdem noch und wohl für die meisten Fälle differenter Schädelformationen prototypische morphologische Verschiedenheiten zu, z. B. Wigand[2]).

Auch die verschiedenen Schädelformen, welche man mitunter bei der Geburt thatsächlich beobachtete, regten indess an sich die Frage nach ihrer Ursache auffallenderweise noch gar nicht an. Vielmehr sollte die verdienstvolle Aufforderung zur Erforschung dieser Materie von einem entlegeneren Gebiete ausgehen. Den sorgfältigen Forschungen Hecker's[3]) näm-

---

[1]) H. Welcker. Untersuchungen über Wachsthum u. Bau des menschl. Schädels. Thl. 1. Leipzig 1862. 4. S. 77.

[2]) J. H. Wigand. Die Geburt des Menschen. Berlin 1820. Bd. 2. S. 276 u. 277, 359, 368 u. 369, 370, 411.

[3]) C. Hecker. Klinik der Geburtskunde. Bd. 1. S. 60. 1861 u. Bd. 2. S. 46. 1864.

lich konnten einzelne besondere Formationen keineswegs entgehen. So fand er zwei von einander sehr verschiedene Configurationstypen, welche er constant je bei der Vorderscheitelstellung und bei der Gesichtstellung auftreten sah. Vom herrschenden tokologischen Standpunkte aus diese Formationen als ursprüngliche Abweichungen betrachtend schien ihm die letztere eine nahe liegende und neue Begründung für die zweifelhafte Aetiologie der Gesichtstellung, wenigstens der wie man sie annimmt secundären Gesichtstellung darzubieten. Schon damals verstattete ich mir [1]) diese Auffassungsweise Hecker's als ein Hysteronproteron, als eine Umkehrung und Verwechselung von Ursache und Wirkung zu bezeichnen, indem ich mich geradezu auf den entgegengesetzten Standpunkt stellte mit der Erklärung, „dass alle Schädel früher oval gestaltet sind und bestimmte Veränderungen ihrer Form erst durch den Mechanismus der verschiedenen Stellungen in bestimmter Weise erfahren“; bei erster und zweiter Scheitelstellung finde sich die Walzenform, bei nachfolgendem Kopfe der Rundkopf, dessen Bildung durch den Mechanismus der Vorderscheitelstellung ebenfalls begünstigt werde. Etwas später machte dann auf der Naturforscherversammlung zu Giessen auch Dohrn [2]) auf das constante Vorkommen einer anderen Formveränderung des Schädels aufmerksam und erklärte dieselbe gleichfalls als das Resultat bestimmter Schädelstellungen, dabei den Umstand, dass jene Transformation des Schädels unter normalen Beckenverhältnissen zu Stande komme, als eine völlig neue wissenschaftliche Thatsache betonend. Diese damit gegebene principielle Anerkennung der plastischen Geburtsvorgänge fand von Seiten der versammelten Tokologen keine ausdrückliche Bestätigung mit Ausnahme etwa von Winckel und Spiegelberg, welche den früheren Standpunkt aufzugeben geneigt schienen. Es sind nur noch Poppel [3]) und

---

[1]) Schuchardt's Zeitschr. f. pract. Heilk. u. Medicinalwesen. Juni 1864. Heft 4. S. 409 u. 410.

[2]) Dohrn. Eine durch die Geburt bewirkte Formbesonderheit des Kindskopfes. Monatschr. f. Geburtsk. Bd. 24. S. 418. 1864.

[3]) Poppel. Bericht über die Ergebnisse u. s. w. Monatsschr. f. Geburtsk. Bd. 28. S. 211. 1866.

Schröder[1]), welche ohne Berücksichtigung der vorgenannten Verhandlungen ausdrücklich für die alte Position eintraten, indem ersterer die Hypothese Hecker's meinen Einwendungen gegenüber zu vertheidigen versucht. Denn in neuester Zeit treten die wenigen Stimmen, welche sich in dieser Richtung haben vernehmen lassen, mehr oder weniger auf meine Seite, so Kehrer und ganz besonders Barnes[2]).

„Dass die formbare Eigenschaft des fötalen Kopfes ein Element von grösster Wichtigkeit beim Geburtsmechanismus ist, das ist sehr wohl verständlich. Der Ring oder Cylinder, welcher durch die Vereinigung der Beckenknochen gebildet wird, ist wenn nicht absolut doch nahezu ein fester. Die Beziehung zwischen Grösse des Fötuskopfes und des Beckenkanals ist eine so enge, dass bei fast jeder Geburt der durchzutreibende Körper bei seinem Durchgange einem geringen Grade von Umformung (moulding) sich unterziehen muss. Die Stärke und die Art dieser Umformung müssen nothwendigerweise verschieden sein je nach den verschiedenen Beckenformen, den veränderlichen Beziehungen der Grösse zwischen Kopf und Becken, sowie nach den verschiedenartigen Stellungen (modes of birth) — d. h. die Form, welche der Kopf annimmt, wird beeinflusst durch die Bedingungen, unter welchen er in das Becken ein- und durch dasselbe hindurchtritt.“

Mit diesen Worten schliesst Robert Barnes[3]) einen neuen, reiche Ausbeute verheissenden Schacht tokologischer Forschung und Wissenschaft auf. Wenn er auch noch nicht den Namen fand und ungeachtet einiger Irrthümer, in denen er befangen scheint, gebührt Robert Barnes das grosse Verdienst, den

---

[1]) K. Schröder. Schwangerschaft, Geburt und Wochenbett. Bonn 1867. S. 48 u. 49, 96.

[2]) Die Arbeit von Hubert: Ueber die Reduction des Volumens der Hirnschale, insbesondere deren Transformation und über Sphenatresie, Journal de Bruxelles XLVI. p. 443. Mai 1868, konnte ich leider nicht mehr einsehen.

[3]) R. Barnes. On the Varieties of Form imparted to the Foetal Head by the Various Modes of Birth. Transactions of the Obstetrical Society of London. Vol. VII. p. 171. London 1866.

Kern der Sache ausgesprochen, im Wesentlichen begründet und den Forschungsweg im Allgemeinen richtig bezeichnet zu haben. —

Aber auch Barnes, obwohl er sich schon viel decidirter und treffender auslässt als Kehrer[1]), und indem er lediglich die Configurations**erscheinungen** der plastischen Geburtsvorgänge und auch diese in primitivster Weise und in allgemeinsten Umrissen skizzirt, versucht doch nur dieselben in grob-mechanischer Weise durch die ausschliessliche **Einwirkung der Geburtswege** auf einen in bestimmter Stellung befindlichen und, worauf es ankommt, seinem Volumen und seinem Elasticitätsmodulus nach **unveränderlichen** Körper, den Schädel nämlich, zu begründen. Diese Anschauungsweise in der Motivirung der Configurationserscheinung ist indess meines Erachtens durchaus einseitig. Es verdient und beansprucht vielmehr ein zweiter Factor jenes plastischen Phänomens eine nicht minder zu berücksichtigende Wichtigkeit für das Verständniss der plastischen Geburtsvorgänge am Schädel. Denn der vorangehende Schädel der Frucht verhält sich zu den configurativen Vorgängen keineswegs bloss **passiv**, sondern derselbe nimmt dabei in **activer Weise** theil und gewährt so eine wesentliche Vorbedingung für den transformatorischen Effect, dessen mechanische Factoren in den Geburtstheilen gelegen sind. Diese active Rolle, welche den letzteren gegenüber dem Schädel zufällt, ist theils in **vitalen Vorgängen** des fötalen Organismus, insbesondere des vorliegenden Kopfes, theils in **rein physikalischen Phänomenen** zu suchen.

Da es nun für die Tendenz meiner Arbeit von principieller Bedeutung und auch für die Sache selbst mir von vorwiegendem Belang erscheint gerade die letztinstanzlichen Bedingungen und Ursachen der plastischen Vorgänge am Schädel mit möglichster Genauigkeit zu erforschen und festzustellen, so will ich **die letzteren**, welche zudem die am weitesten vorgeschobene Grenze unserer zur Zeit möglichen wissenschaftlichen Einsicht in diese Materie zu bilden scheinen, zuvörderst und

[1]) F. A. **Kehrer**. Beiträge zur vergl. und experiment. Geburtskunde. Heft 2. S. 157. Giessen 1868.

zwar einigermassen ausführlich zu erörtern und darzulegen versuchen, die Configurationserscheinungen, deren typische Gesetzmässigkeit und mechanische Entstehung dagegen für jetzt nur mehr in knapper Schilderung andeuten. Zuvor jedoch ist noch einiges über den Zeitpunkt der plastischen Geburtsvorgänge zu constatiren.

5. Zeitpunkt der plastischen Geburtsvorgänge.

Die plastischen Geburtsvorgänge finden nicht während der ganzen Dauer, während des Gesammtverlaufs der Geburtsthätigkeit, sondern im Wesentlichen nur während eines verhältnissmässig kleinen Abschnittes derselben statt, nämlich in der zweiten oder Austreibungsperiode. Indem die plastischen diesen Zeitpunkt mit den mechanischen Geburtsvorgängen gemeinsam haben, ergiebt sich die bereits erwähnte innige Verwandtschaft beider, welche in Druck und Gegendruck entspringend hier zur Bewegung, dort zur Umformung resultiren und so Wechselbeziehungen bedingen, welche den Fortschritt in der Geburt des Kindes wesentlich zu fördern geeignet sind. Auch darin gleichen sich mithin beide, dass sie nur erst mit vollendeter Eröffnung des Muttermundes ihren Anfang nehmen. Für die configurativen Vorgänge kommt es demnach gleichfalls zunächst gar nicht darauf an, ob der Schädel in Folge hoher Lage der Frucht sich oberhalb des Beckeneinganges frei im Uterus befindet, oder ob er gemäss tiefer Lage des Fötus einen Hoch- oder Tiefstand im kleinen Becken behauptet. Der Beginn der Geburtsthätigkeit mag den Schädel bereits auf dem Beckenboden vorfinden, so ist stets so lange ebenso wenig von einem configurativen Processe wie von einem Geburtsmechanismus die Rede als der Muttermund die angegebene Beschaffenheit nicht erreicht hat. Umgekehrt dagegen beginnen bei hoher wie tiefer Lage, bei hohem wie tiefem Kopfstande mit dem Mechanismus auch die Configurationsvorgänge, selbst wenn der Kopf die obere Apertur eben berührt, so bald nur mit dem Verstreichen des Muttermundes das Signal gegeben ist. Wie ich indess schon Seite 125 angedeutet habe, dass nämlich das Moment der völligen

Eröffnung des Muttermundes nur als allgemeine Grenze des Schädelmechanismus anzusehen sei, und dass dieser Mechanismus unter Umständen und in beschränkter Weise auch schon früher vor sich gehen könne, so gilt dasselbe und zwar in ausgedehnterem Masse von den plastischen Vorgängen. Unter diesem Gesichtspunkte sind auch die bezüglichen freilich isolirt dastehenden Beobachtungen von Michaelis [1]) zu würdigen, die also mit obiger Angabe keineswegs in Widerspruch stehen. Endlich scheinen beide Vorgänge nicht minder darin übereinzustimmen, dass die Integrität der Fruchtblase die plastischen Vorgänge weder ausschliesst, noch auch stört, höchstens vielleicht verzögernd auf dieselben einwirkt.

6. Bedingungen der Configuration.

A. Plasticität des Schädels.

a. Wesen der Plasticität.

aa) Vitale Vorgänge.

α. Intracranielle Druckverhältnisse.

Die localen Effecte der vitalen Vorgänge im Organismus der Frucht, welche an diesem Orte in Frage kommen, sind zunächst die intracraniellen Druckverhältnisse, die etwa auf der Innenfläche des Schädels bestehen und äusseren formativen Angriffen auf den Schädel im positiven Falle Widerstand, im negativen Vorschub zu leisten geeignet sind. Die experimentellen Untersuchungen von Ludwig und Einbrodt [2]), sowie von Leyden [3]) vervollständigen die ältere Annahme dahin, dass die bekannten Hirnbewegungen, welche wir an den Fontanellen beobachten, in gemeinsamer Weise auf der Pulsation der

---

[1]) G. A. Michaelis. Das enge Becken. 1. Aufl. S. 253. Leipzig 1851.

[2]) Einbrodt. Ueber den Einfluss der Athembewegungen auf Herzschlag und Blutdruck. Sitzungsberichte der mathematisch-naturwissenschaftlichen Classe der kaiserl. Akademie der Wissenschaften. Bd. 40. S. 361. Wien 1860.

[3]) E. Leyden. Beiträge und Untersuchungen zur Physiologie und Pathologie des Gehirns. I. Ueber Hirndruck und Hirnbewegungen. Virchow's Archiv. Bd. 37. S. 519. 1866.

Arterien und den Bewegungen der Respiration beruhen, und die Hebung des Gehirns mit der Systole des Herzens, wobei eine grössere Menge Blut in die Gehirngefässe getrieben wird und dieselben stärker ausdehnt, und der Exspiration, welche das Blut in den Venen zurückstauet, zusammenfällt. Leyden's manometrische Versuche an Hunden ergaben insbesondere bestimmte Excursionen dieser Hirnbewegungen, und zwar für die pulsatorische Bewegung im Durchschnitt eine Erhebung der Wassersäule bis zu 0,4 Centimeter, und für die respiratorische 2,0—3,0 Centimeter; letztere beträgt also das Fünf- bis Sechsfache der ersteren. Diese Hirnbewegungen sind übrigens nach Joh. Müller, Donders und Leyden nur bei nicht durch knöcherne Wandungen geschlossenem, ausdehnbarem Schädel, wie es der fötale ist, möglich. Man hat damit nun zwar nachgewiesen, dass der Inhalt der Schädelhöhle während der Pulsation und Respiration einer Druckdifferenz unterworfen ist, doch ist es bis jetzt nicht gelungen, daraus auf den absoluten Druck zu folgern, und es ist nur anzunehmen, dass die innere Schädelfläche unter einem positiven Drucke steht, welcher grösser ist als die respiratorischen Druckschwankungen. Die Quelle dieses Druckes ist, wie bereits bemerkt, in letzter Instanz im Gefässsystem zu suchen. Durch diesen Blutdruck wird eine gewisse Turgescenz des Gehirns bedingt, welche auf die Cerebrospinalflüssigkeit zurückwirkt. Die letztere wird durch diesen Druck veranlasst auszuweichen und in die Capillaren der Schädelhöhle und des Wirbelkanales, sowie in die mit diesen wahrscheinlich im Zusammenhange stehenden Lymphgefässe einzudringen.

Aus diesen Prämissen, deren Verfolg beiläufig für die Erscheinungen am Circulationsapparate, und für die Theorie der fötalen Asphyxie besondere Bedeutung gewinnt, ergeben sich für unsern Zweck sehr wichtige Schlussfolgerungen.

αα. Fehlen der respiratorischen Druckphänomene.

Da beim Fötus keine Lungenathmung existirt, so kann auch keine respiratorische Hirnbewegung bestehen; und da somit die letztere als der Hauptfactor der intracraniellen Druckkraft hinwegfällt, so bleibt nur noch der Nebenfactor, die pulsatorische Hirnbewegung übrig. Diese aber ist, wie wir gesehen haben, als eine verhältnissmässig minimale kaum in Rechnung zu bringen, und es erscheint demnach ohne einen nennenswerthen Fehler zu begehen statthaft den intracraniellen Druck des Fötusschädels auf Null zu reduciren.

ββ. Anämie des Kopfes.

Aus demselben Grunde, der mangelnden Lungenrespiration, fehlt auch die Turgescenz des Gehirns, besteht vielmehr jene längst bekannte fötale Anämie nicht allein der Schädelcontenta mit Einschluss der gefässreichen Pia und der beim Fötus ebenfalls gefässreichen als Matrix für den Knochen mit demselben verwachsenen Dura mater, sondern auch der Schädelknochen selbst, in specie ihrer relativ sehr mächtigen diploëtischen Substanz. Dieser blutleere Zustand des Kopfes ist nach seinem Austritt aus den Geschlechtstheilen, und bevor die atmosphärische Respiration sich einleitet, an den äusseren Bedeckungen des Kopfes sehr deutlich bemerkbar, und es tritt erst die Röthung des Gesichtes mit der ersten Inspiration ein, welche der Regel nach mit der vollständigen Geburt des Kindes erfolgt. — Es braucht nicht erwähnt zu werden, dass der völlig unabhängige und genetisch ganz verschiedenartige Charakter das Caput succedaneum den fraglichen Angaben durchaus nicht widerspricht.

γγ. Entweichen der flüssigen Binnenbestandtheile des Schädels.

Es ergiebt sich ferner, dass der Cerebrospinalflüssigkeit, wie das auch schon Hyrtl[1]) angedeutet hat, die Möglichkeit zu Gebote steht in das Gefässsystem hineinzufiltriren und vermittelst der Communicationswege zwischen den intra- und extracranialen, respective -spinalen Gefässen aus den betreffenden Höhlen zu entweichen. —

Diese resultirenden vitalen Vorgänge, welche die Formbarkeit des fötalen Schädels in letzter Instanz prädisponiren, finden noch ferner Unterstützung in dem Venensystem der Centralorgane und in der Beschaffenheit der letzteren, namentlich des Gehirns selbst.

---

[1]) J. Hyrtl. Topographische Anatomie. Wien 1860. S. 25.

δδ. Receptive Qualität des Venensystems der Centralorgane.

Wenn auch die grossen Sinus des Gehirns ihrem verhältnissmässig derben histologischen Bau zufolge, wie Leyden bestätigt, einen solchen Widerstand zu leisten im Stande sind, dass sie durch den respiratorischen intracraniellen Druck kaum eine Compression erleiden, so werden sie doch nicht im Stande sein einem etwa von der Aussenfläche des Schädels her einwirkenden Drucke zu widerstehen; von der Fügsamkeit der Capillargefässe zu geschweigen. Noch weniger ist dieses anzunehmen von den dünnwandigen Venen des Rückgratskanals, welche ihren Inhalt durch den secundären Druck der von der Schädelhöhle her in diesen Kanal gestaueten Cerebrospinalflüssigkeit leicht in die extraspinalen Gefässe zu entleeren vermögen. Dass dieser Factor der Plasticität nicht zu unterschätzen ist, beweist der Umstand, dass derselbe bei excessiver Ansammlung cerebrospinaler Flüssigkeit nicht genügend zu Stande kommt. So erklärt sich die bekannte Erfahrung, dass kleine Hydrocephali, die den Charakter einer nicht gespannten, beliebig formbaren Blase noch nicht angenommen haben, sondern in Grösse und in Schluss der Nähte und Fontanellen von den normalen Verhältnissen nicht abweichen, wegen mangelhafter Configurationsfähigkeit die Geburt in oft so erheblicher Weise erschweren.

εε. Weiche Beschaffenheit der fötalen Hirnsubstanz.

Der ausserordentlich weiche Aggregatzustand der fötalen Hirnsubstanz endlich selbst ist ganz geeignet plastischen Einwirkungen auf den Schädel keinen Widerstand entgegenzusetzen. —

Die dargelegten physiologischen Folgerungen und histologischen Verhältnisse scheinen geeignet und genügend darzuthun, dass die selbständige Rolle, welche der Schädel bei den Veränderungen seiner Gestalt spielt, auf bestimmten vitalen Vorgängen beruht, indem jene den Beweis begründen, dass die Druckverhältnisse innerhalb der Schädelhöhle von einer solchen Beschaffenheit sind, dass sie eine Formbarkeit des Schädels nicht allein gestatten, sondern auch begünstigen, dass sie äusseren mechanischen Einwirkungen keinen Widerstand entgegensetzen.

ζζ. Plasticitätswidrige Wirkung der vorzeitigen Athembewegungen.

Die constatirte negative Beschaffenheit der intracraniellen Druckverhältnisse basirt selbstverständlich auf der Voraussetzung vollständig normaler vitaler Verhältnisse des Fötus, namentlich auf der Integrität der Placentarrespiration. Anders gestaltet sich die Sachlage bei eintretenden vorzeitigen Athembewegungen. Bekanntlich bewirken dieselben mehr oder minder intensive Blutstauungen in sämmtlichen Organen, namentlich im Rückgratskanale und in der Schädelhöhle. Die letzteren zeigen sich als meningeale und parenchymatöse Hyperämieen, ja selbst als Blutergüsse. Unter diesen Umständen ist es wohl nicht zweifelhaft, dass jener negative Binnendruck des Schädels in einen positiven übergeht, welcher mit den daraus entstehenden plasticitätswidrigen Consequenzen verbunden ist. Man hat auf diesen auch praktisch keineswegs unwichtigen Effect der vorzeitigen Athembewegungen seine Aufmerksamkeit noch nicht gerichtet. Theoretisch scheint mir der fragliche Connex einleuchtend. Man muss gespannt sein, ob derselbe auch durch die Beobachtung als wissenschaftliche Thatsache seine Bestätigung finden wird.

bb) Physikalische Vorgänge.

a. Extracranieller Atmosphärendruck.

Zu diesem so zu sagen negativen Factor, welcher sich bei dem spontanen Verhalten des Schädels betheiligt, gesellt sich der zweite von den mechanischen Einwirkungen der Geburtstheile gleichfalls unabhängige, positive Factor, welcher, wie schon angedeutet, rein physikalischer Natur ist, und in dem extracraniellen Atmosphärendrucke besteht. Bei der elastischen Beschaffenheit derjenigen Medien, welche sich zwischen dem Fötus und der äusseren Luft befinden, ist es wohl nicht zweifelhaft, dass ersterer so gut wie die inneren Organe des Körpers, mit Ausnahme der in knöchernen Höhlen eingeschlossenen, den Atmosphärendruck zu tragen hat. Es ist demnach nicht anzunehmen, dass an irgend einer Stelle der Fötusoberfläche der Atmosphärendruck stärker oder schwächer einwirke als an einer anderen, sondern derselbe kann vielmehr überall nur gleichmässig stattfinden. Allein dieses Gesetz hat offenbar nur so lange unbeschränkte Gültigkeit, als das Uteruscontentum unter den gleichen Bedingungen, wie die inneren Organe des Körpers sich befindet, und nicht veränderte Bedingungen hinzutreten, welche dasselbe zu modificiren geeignet sind. Dies letztere ist hier nun aber in der That der Fall. Und zwar sind diese veränderten Bedingungen in den hinzukommenden dynamischen Vorgängen gegeben, sobald mit ihnen eine Raumverkleinerung der Uterushöhle einhergeht. Der Druckzuwachs auf der Fötusoberfläche nämlich, welcher durch die dynamischen Vorgänge bewirkt wird, beträgt nach Poppel's [1]) Berechnung im Mittel ein Zehntel des Atmosphärendrucks; und B. Schultze [2]) ist der Meinung, dass mit wachsender Energie der Wehen nach dem Blasensprung und gegen das Ende der Geburt jener Druckzuwachs sich auf mehre Zehntel, ja auf mehr als die Hälfte des Atmosphärendrucks steigern könne. Diese Raumverminderung der Gebärmutterhöhle geschieht sowohl dadurch, dass das Volumen ihres Inhaltes, soweit derselbe compressibel ist, reducirt wird, als auch dadurch, dass ein Theil dieses Inhaltes dieselbe verlässt, indem, sei es durch Entleerung von Fruchtwasser, sei es mittelst Hindurchtretens der Fruchtblase, oder eines Theils der Frucht selbst durch den Muttermund hindurch, das Ei aus dem Uterus in mehr oder weniger grossem Umfange ausscheidet. Unter solchen Umständen nun umschliessen die sich contrahirenden, und eben durch die Contraction und ihren austreibenden Effect die Uterinhöhle möglichst verkleinernden Uteruswandungen das Ei innig und hermetisch. Es muss also nach aufgehobener Contraction und unter der vorläufigen Voraussetzung, dass die Uterinhöhle sodann zu der nämlichen Räumlichkeit zurückkehrt, welche sie vor der Contraction besass, um die

---

[1]) Poppel. Ueber die Resistenz der Eihäute, ein Beitrag zur Mechanik der Geburt. Monatsschr. f. Geburtsk. Bd. 22. S. 1. 1863.

[2]) B. Schultze. Zur Kenntniss der Einwirkung des Geburtsactes auf die Frucht u. s. w. Virchow's Archiv. Bd. 37. S. 151. 1866.

ganze Oberfläche des Eies, welche vom Uterus berührt wird, herum zwischen Ei und Uteruswand ein luftleerer Raum entstehen, dessen cubischer Inhalt gleich dem Volumen ist, um welches die Unterinhöhle bei der Contraction vermindert worden war. Dieses Vacuum wird sich noch da um so bedeutender herausstellen, wo die Richtung des Ausweichens sich befindet, nämlich im Fundus uteri, also hinter dem Ei, und dem im Muttermunde liegenden Theile desselben diametral gegenüber. Dieser im Muttermunde frei liegende Theil dagegen ist der einzige der Fötusoberfläche, welcher den Angriffen der sich contrahirenden Uteruswandungen nicht ausgesetzt ist und somit auch von der Reaction nicht betroffen wird, die mit der Wiedererschlaffung gegeben ist. Diese Reaction besteht darin, dass der erschlaffende Uterus auf die bezeichneten Eitheile, mit welchen seine Wandungen sich in Berührung befinden, eine Saugkraft ausübt, wodurch entweder das vorgetriebene Contentum des Uterus in die Höhle des letzteren zurückgezogen werden muss, oder andererseits die Uteruswandungen trotz ihrer Erschlaffung ihren Inhalt fest umschlossen halten müssen. Der letztere Fall kann in der That eintreten und beobachtet werden.

αα. Plötzliches Nachlassen des Tetanus uteri.

Wir finden nämlich bei vernachlässigten Querlagen, nach Abfluss des Fruchtwassers den Uterus nach Art eines tonischen Krampfes sein Contentum so fest und hermetisch umschliessen, dass es unmöglich erscheint behufs der Wendung in ihn einzudringen. Hier kann es sich ereignen, dass bei fortgesetzten Manipulationsversuchen der Uterus ganz unerwarteter- und überraschenderweise plötzlich und wie Ed. v. Siebold behauptete unter einem Geräusche, wie wenn ein Schröpfkopf gelöst wird, eine erwünschte Relaxation erfährt, womit jedes Hinderniss für die vordringende Hand beseitigt ist. Es brauchte in diesem Falle nicht einmal ein Theil des Fötus die Uterushöhle verlassen zu haben; um sie durch die Contraction ihrer Wandungen zu verkleinern, dazu genügte die vermuthlich gänzliche Entleerung des Fruchtwassers, und ein gewisser Grad von Compressibilität des wahrscheinlich todten Fötus. Der erschlaffende Uterus vermochte demnach den dabei vacant werdenden Raum nicht auszufüllen, sondern wurde durch den auf seine Peripherie wirkenden Atmosphärendruck so lange in enger Umschliessung des Fötus festgehalten, bis es dem Gegendrucke der atmosphärischen Luft, welche bei den Manipulationen in die Uterushöhle plötzlich eintrat, gelang den peripheren Druck zu paralysiren.

Diese Schröpfkopfwirkung des Uterus ist nur als Ausdruck trivialer Anschauung zu verstehen, den wir mit der richtigen physikalischen Ausdrucksweise zu vertauschen haben, indem wir sagen, dass die fragliche Erscheinung die Wirkung des Atmosphärendrucks ist, welcher auf den in die Scheide vorragenden freien oder auch von den Lippen des Muttermundes partiell umgebenen Eitheil durch die Vagina hindurch stattfindet. Wir werden demnach uns nun nicht mehr so ausdrücken: das Contentum des Uterus wird in letztern zurückgesaugt; sondern besser: dieses Contentum wird vermittelst Atmosphärendruckes in den hinter ersterem entstehenden leeren Raum zurückgedrängt.

ββ. Phänomen der passiven Oscillation.

Die Erscheinung selber des Zurückweichens des vorliegenden Kopfes in der Wehenpause ist bekannt, ich habe sie bereits beim Mechanismus des Schädels im Beckenausgange Seite 63 dargelegt und daselbst gefunden, dass dieselbe in um so grösseren Excursionen auftritt, ja mehr sich der Schädel dem Becken- und Scheidenausgange nähert, in je grösserem Umfange mithin einerseits der Inhalt des Uterus sich vermindert, andererseits der Kopf der unmittelbaren Einwirkung der Atmosphäre sich aussetzt. Unter den daselbst angedeuteten Factoren der passiven Oscillation wurde bereits einem eine hervorragende Betheiligung zugeschrieben. Ich habe es aber an jenem Orte mit Absicht unterlassen eine eingehendere Erklärung dieser Erscheinung hinzuzufügen. Hier nun muss genauer constatirt werden, dass jene Erscheinung zumeist auf dem in Rede stehenden physikalischen Vorgange des Atmosphärendruckes beruht. Auch motivirt unsere obige Darstellung des Mechanismus der Scheitelstellung die Besonderheiten der fraglichen Oscillationserscheinungen, welche ich hier nachtragen will. Ihr deutlichstes und intensivstes Hervortreten zeigt sich aus den gleichfalls oben angedeuteten Gründen bei der Hinterscheitelstellung. Die Oscillation betrifft wie wir dort fanden sämmtliche Bewegungen, welche der Schädel bei seinem Mechanismus ausführt, die progressive, synklitische, peristrophische, enklitische und proklitische Bewegung. Bei der Hinterscheitelstellung ist es aber im Beckenausgange ganz vorzugsweise die Extensionsbewegung des Schädels, welche bei dem fraglichen Vorgange retrograd wird, d. h. in Flexionsbewegung übergeht, d. h. die proklitische, respective kyrtophorische Oscillation, welche nicht bloss vorzüglich zur Erscheinung kommt, sondern auch thatsächlich die grössten Excursionen beschreibt; jedoch nur so lange bis der Kopf stehen bleibt, d. h. bis die Spitze der hinteren Beckenwand am Winkel der Glabella einen genügenden Halt findet um den zurückdrängenden Kräften, vorzüglich dem Atmosphärendrucke, erfolgreichen Widerstand zu leisten. So leicht sich die grossen Excursionen der Oscillationsbewegung bei der Hinterscheitelstellung aus dem Mechanismus der letzteren ergeben, ebenso verständlich dürften ihre äusserst geringen Excursionen z. B. bei der Vorderscheitelstellung sein, und sich aus dem Seite 104 geschilderten Mechanismus derselben, namentlich dem Continuitätsverhältnisse zwischen Rumpf und Kopf, welches gar keine isolirte Beweglichkeit des letzteren gestattet, von selbst ergeben. Bei dieser Gelegenheit ist indess eine Eigenthümlichkeit der retrograden Phase jener Oscillationsbewegung zu constatiren, welche bisher noch nicht erwähnt worden ist. Es kommt nämlich sehr häufig vor, dass das Zurückweichen des Schädels nicht, wie man annehmen sollte, mit dem Nachlasse der Uteruscontraction gleichzeitig eintritt und Schritt hält, sondern dass der Kopf selbst nach völligem Aufhören der Contraction noch mehr oder weniger lange, oft unverhältnissmässig und auffallend lange die Akme seines durch die vorhergehende Contractionsphase erreichten Standes unbeweglich behauptet, um nun erst in die normale retrograde Bewegung überzugehen, welche er unter solchen Umständen bedeutend rascher als sonst, bisweilen auch absatzweise auszuführen pflegt. Die Ursache dieses scheinbar ganz willkürlichen und regellosen

Phänomens zu erklären vermag ich nicht, wenn sie nicht etwa in der elementaren Mechanik der dynamischen Vorgänge zu suchen ist. Immerhin glaube ich die Thatsache der Erscheinung nicht verschweigen zu dürfen, obwohl ihre räthselhafte Aetiologie für den Beweis des Atmosphärendruckes, welchen ich hier zu führen mich bemühe, vorläufig keine Stütze an die Hand zu geben scheint. —

Die beiden angeführten Thatsachen nun, nämlich sowohl das plötzliche Nachlassen der festen Uterusumschliessung in obigem Falle von Querlage, als auch zum grossen Theile das Zurückweichen des Fötus in der Wehenpause, liefern unzweifelhaft den Beweis, dass unter den besonderen Verhältnissen der dynamischen Vorgänge der Inhalt des Uterus unter atmosphärische Druckverhältnisse gerathen kann, die von denjenigen abweichend sind, unter welchen die inneren Körperorgane überhaupt sich befinden, und durch Einwirkung auf den vorliegenden Theil im Vereine mit anderen Kräften eine Rückbewegung des ganzen Fötus zu bewerkstelligen vermögen.

Ich habe bei der vorstehenden Erörterung des rein physikalischen Phänomens des Luftdruckes vor der Hand auch die dynamische Thätigkeit des Uterus, welche dabei in Frage kommt, als rein physikalische supponirt, indem ich die Natur dieses Körpers als indifferent setzte um zunächst ein schematisches Verständniss des besagten Vorganges zu gewinnen. Es würde aber eine solche ausschliesslich mechanische Auffassung dem thatsächlichen vitalen Verhalten dieses organischen Körpers nicht völlig entsprechen, indem z. B. die erschlaffenden Uteruswandungen keineswegs zu dem Expansionsgrade zurückzukehren brauchen, welchen sie vor Beginn der letzten Contraction besassen. Sie können vielmehr sowohl durch Reduction ihres Sinusinhaltes, als auch durch Zunahme der Muskelfaserdurchmesser, wie wir schon wissen, dem vorgetriebenen Uterusinhalte in gewisser Weise folgen, sodass das früher bezeichnete mit Nachlass der Contraction entstehende Vacuum gar nicht proportional dem entleerten Volumen auszufallen braucht, sondern geringer. Es ist sogar mit Wahrscheinlichkeit anzunehmen, dass factisch ein solcher leerer Raum überhaupt niemals zustande kommen kann, sondern nur die Tendenz des erschlaffenden Uterus vorhanden ist ihn zu bilden. Und dieses Streben desselben genügt eben um jene Druckphänomene der Atmosphäre hervorzurufen, welche durch ihr Eintreten die Bildung eines leeren Raumes gleichzeitig verhindern. Andererseits kann jenes Bestreben bei entsprechender Accommodation des Uterus an die Reduction seiner Höhle auch ganz fehlen und damit auch der Effect, das Zurückweichen des Fötus, gänzlich ausbleiben. Zwischen beiden Grenzen bietet die klinische Beobachtung zahlreiche graduelle Verschiedenheiten der Oscillationserscheinungen dar. Namentlich aber erklärt sich aus der soeben begründeten progressiven Verkleinerung der Capacität der Uterushöhle, welche nach völliger Entleerung der letzteren ihren höchsten dynamischen Grad erreicht, der verhältnissmässige Ueberschuss der progressiven über die regressive Phase der Oscillation, wodurch der mechanische Fortschritt und die schliessliche Vollendung der Geburt überhaupt zu Stande kommt.

Dem Gesagten gemäss bedarf jene physikalische Voraussetzung in dem bezeichneten Sinne einer Correctur um dem richtigen Verständnisse des fraglichen Atmosphärendruckphänomenes einigermassen nahe zu kommen.

cc) Schlussfolgerung.

Wenn ich somit erwiesen zu haben glaube, dass während der Wehenthätigkeit besondere Atmosphärendruckverhältnisse auf den Fötus obwalten, und dass der Angriffspunkt dieser Kräfte nur der vorliegende Eitheil, respective der Kopf ist, so ergiebt sich, indem wir nunmehr zur Sache zurückkehren, folgerichtig, dass es auch vorzugsweise der vorliegende Schädel ist, welcher unter der Einwirkung eines positiven extracraniellen Atmosphärendruckes sich befindet. Es wäre wünschenswerth die Grenzen und den mittleren Werth jener Druckkraft zu berechnen und in Zahlen anzugeben, allein die Möglichkeit einer solchen Berechnung liegt aus einleuchtenden Gründen so fern, dass wir vor der Hand davon absehen müssen. Nichtsdestoweniger wird sich soviel sagen lassen, dass eine Kraft, welche im Stande ist an der bezeichneten regressiven Locomotion des ganzen Fötus sich in so hervorragender Weise zu betheiligen, ihren Angriffspunkt, den Schädel, in nicht unbedeutendem Grade zu afficiren geeignet erscheint.

b. Erscheinungen der Plasticität.

Nach den vorstehenden Erörterungen können wir bereits sowohl aus der isolirten und noch mehr aus der vereinten Wirkung zweier Factoren, des negativen intracraniellen, und des positiven extracraniellen Druckverhältnisses, auf die grosse Configurationsfähigkeit des Schädels schliessen, welche sie demselben verleihen und etwa auf ihn einwirkenden formativen mechanischen Kräften von vornherein darbieten. Ich glaube aber hier noch weiter gehen und bestimmte wie ich sie kurz bezeichnen will spontane Erscheinungen am Schädel hinzufügen zu können, welche als nächste Wirkung jener beiden Factoren die Plasticität des Schädels direct zu unserer Perception bringen und diese damit auch a posteriori beweisen. Es sind deren drei, nämlich das Verhalten der Fontanellen, der Schädelknochen und der Nähte.

aa) Verhalten der Fontanellen.

Das Verhalten der Fontanellen, welches uns hier interessirt, kommt, da die kleine Fontanelle meist knochig geschlossen ist und die Seitenfontanellen unzugänglich sind, fast ausschliesslich an der grossen Fontanelle zur Beobachtung [1]. Und es würde das Verhalten der grossen Fontanelle wohl schon früher die Aufmerksamkeit erregt und die Theilnahme der Forscher bereits mehr erweckt haben, wenn nicht der Mechanismus der so überwiegend häufigen Scheitelstellung die volle Zugänglichkeit der grossen Fontanelle erheblich beschränkte, welche durch eine gewisse andere sehr seltene Schädelstellung (Vorderhauptstellung) viel mehr begünstigt wird. Genug das fragliche Verhalten der Fontanelle besteht

---

[1]) G. A. Michaelis. Das enge Becken. 1. Afl. Leipzig 1851. S. 253.

darin, dass sie nicht convex, wie die Schädelknochen, auch nicht plan erscheint, sondern als eine obschon seichte Concavität sich darstellt und sich ausserdem nicht weich, sondern vielmehr hart anfühlt. Der letztere Umstand der Härte, die der aus äusserem und innerem Periost mit fibröser Zwischenplatte [1]) bestehenden grossen Fontanelle an sich nicht zukommt, lässt auf einen gewissen Spannungsgrad schliessen, welcher bei der bestehenden concaven Form nicht etwa von den umgebenden Knochenrändern herrühren kann, da sonst die gespannte Fontanelle plan erscheinen müsste. Und da endlich auch keine Ursache des geschilderten Verhaltens der grossen Fontanelle in den Geburtswegen aufzufinden ist, so wird sich die Erscheinung ungezwungen auf die oben dargelegten Druckverhältnisse, unter denen der Schädel steht, zurückführen lassen, wobei sich nur die Schwierigkeit ergiebt, über die Grösse des Antheils etwas vorzubringen, welcher dem einen oder dem andern Factor des fraglichen Effectes, der Depression der Fontanelle, gebührt. Ein mangelnder Widerstand in der Schädelhöhle würde freilich ein schlaffes Verhalten der Fontanelle nicht ausschliessen; man muss demnach die Spannung wohl allein auf Rechnung des Atmosphärendruckes setzen.

bb) Verhalten der Knochen.

Das Verhalten der Schädelknochen ferner, welches hier in Frage kommt, besteht in einer besonders weichen und elastischen Beschaffenheit derselben. Nicht bloss die äusseren Bedeckungen des Schädels besitzen während der Geburt eine erhöhte Weichheit, Schlaffheit und Verschiebbarkeit, so dass man mit dem Finger leicht eine Faltung derselben hervorzubringen vermag, sondern auch die Knochen selbst zeigen eine analoge Beschaffenheit. Schon die einfache tastende Berührung des vorliegenden Schädels giebt dem Gefühle die Perception eines bedeutend erhöhten Exponenten seines Elasticitätsmodulus zurück in Vergleich zu demjenigen, wie er uns an dem geborenen Schädel geläufig ist. Während uns in letzterem Zustande der geringere Elasticitätsgrad des Schädels

[1]) J. Hyrtl. Topographische Anatomie. Wien 1860. S. 22.

als einer imponirt, den die Knochensubstanz selbst und ausschliesslich reflectirt, fühlen wir während der Geburt gleichsam den Inhalt seiner Höhle mit; eine Wahrnehmungsqualität, welche der Anfangsgrenze des Fluctuationsgefühls nicht gar fern zu liegen scheint. Man fühlt so zu sagen nicht mehr die unorganischen, sondern nur noch die organischen Bestandtheile der Schädelknochen. Man hat dieses in der That annähernd significant als pergamentartige Beschaffenheit der Schädelknochen ausgedrückt, eine Bezeichnung, welche den mittleren Grad jenes Zustandes treffender wiederzugeben scheint, als der Vergleich Wigand's mit dünnen Blechplatten oder Marienglas, oder der Naegele's d. Aelt. mit Knittergold. Noch deutlicher tritt die Nachgiebigkeit und Biegsamkeit der Schädelknochen hervor, wenn man die Berührung mit dem Finger zu einem Druck auf den Knochen steigert. Hierbei bedarf es gewöhnlich nur einer geringen Kraftäusserung um nicht nur an den Rändern der Knochen, sondern auch im Centrum derselben eine Impression zu veranlassen, welche bei Aufhören des Druckes sofort zurückspringt und sich ausgleicht. Es ist besonders diese Erscheinung, welche die Aufmerksamkeit der Forscher auf den verminderten Widerstand, auf die vermehrte Weichheit des Schädels unter der Geburt gelenkt hat (Wigand [1]), Osiander d. S. [2]), Michaelis [3]), Hohl [4])). Wenn es nun auch richtig ist, dass die Schädelknochen als sehr dünn imponiren und oft schon bei mässigem, gelindem Drucke leicht nachgeben und einknicken wie Spielkartenpapier, so ist mir doch ein knackendes, knitterndes Geräusch, welches nach Angabe der Autoren mit der Ein- und Ausbiegung des Knochens einhergehen soll, niemals wirklich hörbar geworden. Man hat diese Biegsamkeit der Knochen bis-

---

[1]) J. H. Wigand. Hamburgisches Magazin für die Geburtshülfe. Bd. 2. Stück 2. Hamburg 1812. — Die Geburt des Menschen. Berlin 1820. Bd. 2. S. 350.

[2]) F. B. Osiander. Handbuch der Entbindungskunst. Bd. 3. S. 314 Tübingen 1825.

[3]) G. A. Michaelis. Das enge Becken. Leipzig 1851. S. 255.

[4]) W. Franke. Die Wendung auf die Füsse bei engem Becken. Halle 1862. S. 70.

her an den Scheitelbeinen, nur einmal auch an dem Hinterhauptsbeine (Hohl) beobachtet, Knochen, welche sich freilich dem Finger so ungemein häufig darbieten. Es liegt aber kein Grund gegen die Wahrscheinlichkeit vor, dass das nämliche Verhalten auch bei den übrigen Schädelknochen vorkommen und wahrgenommen werden könne. In geringerem Grade habe ich die fragliche Beschaffenheit der Schädelknochen auch in der Schwangerschaft durch das Scheidengewölbe gefühlt, ja ich erinnere mich dieselbe vor längerer Zeit durch die Bauchdecken hindurch bemerkt zu haben.

cc. Verhalten der Nähte.

Das Verhalten endlich der Nähte, auf welches ich als dritte die Plasticität des Schädels beweisende spontane Erscheinung hingewiesen habe, besteht in der gänzlich isolirt dastehenden Beobachtungsangabe von Michaelis, von der Hohl ausdrücklich erklärt, dass auch er jenes Phänomen niemals wahrgenommen habe. Michaelis fand bei sieben unter 39 aufeinanderfolgenden Geburten, dass die Kopfknochen bei noch hoch und nirgend aufstehendem Schädel bald vor, bald nach dem Blasensprunge, bei normalem und abnormem Becken, und nach verschiedener Dauer der Geburtsthätigkeit mehr oder weniger deutlich übereinandergeschoben waren. Ich bin gleich Hohl keineswegs gemeint, Zweifel an der Richtigkeit der Beobachtung selbst zu erheben, wenn ich auch sowenig wie Hohl in der Lage bin sie aus eigener Erfahrung zu bestätigen. Ich muss es aber dahingestellt sein lassen, ob man die Erscheinung unter Ausschluss jeglicher mechanischen Bedingung als eine spontane gelten lassen wolle, oder ob nicht vielmehr der den Schädel wenigstens theilweise umgebende untere Uterinabschnitt während der Wehenthätigkeit einen mechanischen Einfluss auf den compressibeln Schädel sehr wohl zulasse, eine Compressionswirkung, welche von Michaelis selbst als eine Ursache der Anschwellungen an den Schädelweichtheilen hervorgehoben wird und die somit viel mehr den hohen Plasticitätsgrad des Schädels mitzubeweisen geeignet sein würde. Es ist mir demnach wahrscheinlich, dass die fragliche Uebereinanderschiebung der Kopfknochen nicht zu den activen, spontanen Plasticitätsvorgängen des Schädels zu rechnen seien, um die es sich hier vorläufig nur handelt.

c. Einseitig physiologische und einseitig mechanische Auffassung der Schädelplastik.

Aber dennoch ist es neben den beiden ersteren Phänomenen, dem Verhalten der Fontanellen und der Elasticität der Kopfknochen, vorzugsweise die Auslegung dieser letzteren Erscheinung als eines spontanen Vorganges, welche Michaelis zu der scharfsinnigen und wichtigen Vermuthung geführt, dass die Ursache jener spontanen Vorgänge überhaupt in einem geringeren Widerstande zu suchen sei, welchen der Kopf des Kindes zur Zeit der Geburt dem atmosphärischen Drucke entgegensetzt. Eine Begründung dieses geringeren Widerstandes wagt er zwar nicht, glaubt indess immerhin soviel sagen zu dürfen, dass hier ein physiologischer Vorgang im Kindeskörper, der in irgend einer Weise mit der Geburtsthätigkeit zusammenhängt, werde angenommen werden müssen, und dass das Wesentlichste des Zustandes wahrscheinlich ein verringter Blutandrang gegen den Kopf des Kindes, eine partielle Depletion sei. Ich halte im Gegensatze zu Hohl diesen Ausspruch, welcher in bündiger Kürze den Sachverhalt angiebt, für durchaus richtig, und hoffe zugleich, dass ich sowohl das Problem der Begründung jenes „physiologischen Vorganges", vor welchem Michaelis und Hohl stehen blieben, als auch die feineren physikalisch-physiologischen Atmosphärendruckvorgänge in der Darlegung der intra- und extracraniellen Druckverhältnisse zu lösen erfolgreich versucht habe. Unter dieser Voraussetzung habe ich auch keinen Anstand genommen jene bestimmten spontanen Erscheinungen am Schädel ohne weiteres als Beweise für die beiden die Plasticität des Schädels bedingenden Factoren heranzuziehen, als deren Resultat dieselben anzusehen sind, wobei nur noch zu berücksichtigen ist, dass dieselben schon als höhere Grade der plastisch prädisponirten Schädelbeschaffenheit anzusehen sind und demgemäss auch lediglich in der Minderzahl der klinischen Fälle beobachtet werden. Wir finden denn auch, dass jene Erscheinungen mit dem Aufhören jener sie bedingenden Ursachen zu Grunde gehen, indem das Verhalten der Fontanellen die Elasticität der Kopfknochen, eventuell das Uebergreifen der letzteren in den Nähten nach der Geburt den bekannten Charakter annehmen. Die Einwirkung der Atmosphäre ist nach der Geburt keine auf den Schädel localisirte mehr, sondern eine allgemeine. Die intracraniellen Druckverhältnisse sind nach eingeleiteter Respiration positive geworden, und verleihen den Schädelwandungen einen Rückhalt, welcher sie befähigt jenem bedeutend reducirten Luftdrucke einen entsprechenden Widerstand zu bieten. In Betreff der Elasticität der Kopfknochen hat schon Osiander d. S. (a. a. O.) auf das Verschwinden der Weichheit des Kopfes nach der Geburt desselben aufmerksam gemacht, welches auch ich bei normalen Verhältnissen ohne Ausnahme gleichfalls gefunden habe.

So hoch man die Wichtigkeit und Tragweite der Entdeckung unseres Michaelis auch anerkennen und schätzen muss, so wird man sich doch nach dem Gesagten der Folgerung, welche er aus den spontanen „physiologischen" Geburtsvorgängen am Schädel zieht, nicht in der Ausdehnung anzuschliessen im Stande sein, die er ihr giebt, indem sie es ihm kaum zweifelhaft erscheinen lassen, dass eine Verkleinerung des Kopfes und Verschiebung der Knochen ohne allen mechanischen Druck, gleichsam freiwillig, eintreten könne. Gegenüber dieser allein stehenden rein physiologischen Auffassung muss man nach Obigem andrerseits auch die allgemein gültige, rein mechanische Anschauung der plastischen Geburtsvorgänge, welche Hohl noch in der Arbeit von Franke von 1862 so entschieden vertritt, als ein eben so einseitiges Extrem verwerfen.

d. Die Configuration als Resultat aus dem Zusammenwirken ihres vitalen und mechanischen Factors.

Es ergiebt sich vielmehr aus unsern Erörterungen eine Vermittelung beider extremen Anschauungsweisen dahin, dass die Bedingungen und Ursachen der plastischen Vorgänge am Schädel in beiden Factoren, sowohl in dem spontanen vitalen Verhalten des Schädels, als auch in der mechanischen Einwirkung der Geburtswege auf letzteren, und zwar in der Weise gegeben sind, dass der erstere Factor an sich noch keine Veränderung der Form zuwege bringen kann, sondern lediglich die Fähigkeit, die Prädisposition, die Plasticität gewährt, welche dem andern, dann in zweiter Reihe hinzukommenden, mechanischen Factor erst die wirkliche Veränderung der Form ermöglicht und gestattet, die Plastik selbst vollendet; der erstere ist die Vorbedingung des zweiten.

B. Modellirung des Schädels.

Der mechanische Factor nun, welcher den prädisponirten, bildsamen, compressibeln Schädel in eine andere Form, als die ihm ursprünglich eigenthümlich, zu redigiren im Stande ist, liegt in den weichen und harten Geburtswegen. Die weichen Theile der Geburtswege anlangend, so habe ich zwar weiter oben zu constatiren mich bemüht, dass die Ausdehnung und Erweiterung der weichen Geburtswege im Wesentlichen nicht auf mechanische Weise, sondern vermittelst der organischen Geburtsvorgänge bewerkstelligt werden, und dieselben demnach nicht in der Art mit elastischen Gebilden, etwa mit Kautschuck, zu vergleichen seien, dass ihre Ausdehnung ausschliesslich mittelst einer mechanischen Kraft bewirkt werden könne. Es könnte demnach scheinen, dass auch umgekehrt von Seiten dieser Gebilde ein mechanischer Widerstand nicht vorhanden sei. Dieser Rückschluss ist indess ungenau, indem jene organischen Vorgänge unter der Einwirkung der Dynamik einen mechanischen Widerstand keineswegs ausschliessen, solange sie ihre erweichende Wirkung in genügender Weise noch nicht entfaltet haben. Stadfeld ist sogar der Meinung, dass die mütterlichen Weichtheile mehr Einfluss auf die Formveränderung des Kopfes haben als das Becken.

a. Modellirende Wirkung des Muttermundes.

Das erste Organ, das dem vordringenden Kopfe auf seinem Wege entgegensteht, ist der Cervix uteri und der Muttermund. Wir haben gefunden, dass die Gesammtcontraction des Uterus für sich eine gleichzeitige, gleichmässige, und in ihrer Wirkung ursprünglich centripetal gerichtet ist, dass diese Richtung aber in Folge der Ablenkung, welche sie durch das mit dem Verstreichen des Muttermundes gegebene Zurücktreten und Aufhören des Widerstandes in der Richtung nach demselben erfährt, centrifugal nach dem Muttermunde hin resultirt. Hieraus ergiebt sich ohne Weiteres eine positive Kraft, welche bei der Wehencontraction durch den Cervix und Muttermund auf den vorliegenden Kindestheil einwirkt. Es ist demnach wahrscheinlich, dass diese mechanische Einwirkung nicht resultatlos auf den plastisch prädisponirten Schädel bleiben wird. Nur um die Art und den Grad dieses Effectes kann es sich noch handeln, und hierüber wissen wir nichts. Denn es unterliegt die Ermittelung dieser Verhältnisse wegen der Unzugänglichkeit des fraglichen Objectes in dieser Geburtsepoche namhaften Schwierigkeiten, doch wird man annehmen dürfen, dass der Grad der Formveränderung durch den Muttermund auf relativ enge Grenzen beschränkt bleibe, jedenfalls nicht die Bedeutung habe, welche ihr Barnes vindicirt. Dagegen dürften die bereits erwähnten Michaelis'schen Beobachtungen von Knochenverschiebung in den Nähten, die ich schon oben als spontane beanstandet und auf Rechnung mechanischer Einwirkungen des unteren Uterinsegmentes gesetzt habe, hierher gehören, aber freilich als die höchsten Grade zu bezeichnen sein, die durch die Einwirkung des Cervix und Muttermundes erreicht werden, und als welche sie auch in seltenen Fällen in das Bereich unserer Perception gelangen können. — Es ist hierbei nicht zu übersehen, dass die fragliche Thätigkeit des unteren Gebärmutterabschnittes immer nur eine für sich bestehende, isolirt wirkende sein kann. Denn so lange sie besteht, ist jede Berührung des Kopfes mit der Scheide, oder mit dem Beckenboden, sowie ein Engagement desselben mit dem Becken ausgeschlossen, wie das auch aus den bezüglichen Beobachtungen von Michaelis mit Evidenz hervorgeht.

b. Modellirende Wirkung der Scheide.

Erst nachdem mit der völligen Eröffnung des Muttermundes dieser und der Cervix von ihren Beziehungen zum Kopfe zurückgetreten sind, werden diese zunächst von der Vagina und dem Becken gemeinschaftlich übernommen. Der Antheil, welcher bei der nunmehr stattfindenden mechanischen Einwirkung auf den Kopf der Scheide gebührt, ist gewiss nur sehr gering anzuschlagen. Denn die organischen Geburtsvorgänge finden, wie schon oben dargelegt, in der anatomischen und histologischen Beschaffenheit dieses Organes von vorn herein einen so günstigen Boden, und andererseits wird die Streckung der ohnehin spärlichen Muskelfasern der Scheide durch die enorme Ausdehnung derselben in Folge der Aufnahme des Kopfes die functionelle Energie dieser Fasern so beträchtlich vermindern, dass die etwa noch restirende Elasticität derselben eine namhafte Kraft zu äussern wohl nicht mehr im Stande ist. Es scheint mir demnach auch zweifelhaft, ob die mechanische Einwirkung der Scheide auf den Schädel selbst überhaupt ein belangreiches Resultat erzielen könne, oder ob dieselbe nicht vielmehr lediglich als eine fördersame Unterstützung der mechanischen Einwirkung des Beckenringes zu betrachten sei. Es ist diese Auffassung auch in sofern consequent, als ich der Scheide noch weniger einen Antheil an dem Mechanismus der Stellungen zuzusprechen vermochte. Uebrigens scheint es nicht überflüssig ausdrücklich zu bemerken, dass hier nur von der plastischen Wirkung auf den Schädel selbst die Rede ist, und dass damit diejenige auf die Weichtheile des Kopfes nicht berührt sein soll.

c. Modellirende Wirkung des Dammkanales.

Abweichend verhält es sich wiederum mit den Weichtheilen des Beckenbodens. Es sind Seite 185 die Gründe dargelegt worden, weshalb der organische Geburtsprocess nicht im Stande ist diese Gebilde so vollständig in das Bereich seiner Wirkung zu ziehen, dass dieselben, wie es beim Muttermunde und der Scheide der Fall, zu der erforderlichen Ausdehnung keiner mechanischen Kräfte bedürfen. Es ist vielmehr in Bezug auf diese Theile der Vergleich mit einer elastischen Hülle nicht gänzlich unstatthaft. Und wie ich schon bei der Schilderung des Mechanismus dieser Eigenschaft einen Antheil an den Oscillationsbewegungen des Kopfes, ja selbst am Ausgangsmechanismus des letzteren zuschreiben musste, so sind es hier die nämlichen Gründe, welche in ihrer mechanischen Rückwirkung keinen unbedeutenden Factor der mechanisch-plastischen Geburtsvorgänge ausmachen. Derselbe würde sich als noch beträchtlicher herausstellen, wenn nicht der Schädel seine der bestimmten Stellung zukommende specifische Transformation in der Hauptsache schon erreicht hätte, bevor er auf seinem Wege in das Bereich des Scheidenmundes, in den Dammkanal und in die Schamspalte gelangt. Gleichwohl dürfte durch die mechanische Thätigkeit dieser Gebilde die bereits anderweitig zu Stande gekommene Formveränderung hier eine graduelle Steigerung und ihre schliessliche Vollendung erfahren.

d. Modellirende Wirkung des Beckenkanales.

Weitaus der grösste Antheil des mechanischen Factors, welcher formativ auf den Schädel einwirkt, gebührt ohne Zweifel den harten Geburtswegen. Wie aus der Progressivwirkung der Dynamik und dem Wiederstande des Beckens nach der einen Seite hin die Bewegungen, die mechanischen Geburtsvorgänge resultiren, so nach der andern Seite und unter gleichzeitiger Voraussetzung der Plasticität des Objectes die Umformung desselben, die plastischen Geburtsvorgänge. Es ist zunächst a priori einleuchtend, dass, da die Modellirung des Schädels nach der Form des Beckenkanals geschieht, auch die feineren morphologischen Verschiedenheiten jedes Beckenindividuums sich am Schädel ausprägen werden. Diese feineren anatomisch-morphologischen Verhältnisse des normalen Beckenbinnenraumes sind indess nicht bekannt, dürften auch für die resultirende tokologische Schädelform eine zu untergeordnete Bedeutung haben, als dass ich sie hier genauer verfolgen und berücksichtigen sollte. Von grösster Wichtigkeit dagegen, wie gleichfalls a priori ersichtlich, ist ferner die Art der Stellung des Schädels. Denn aus dem bekannten topologischen Verhalten einer bekannten Schädelform zu den im Allgemeinen bekannten Dimensionsverhältnissen des Beckenkanals würde sich das Ergebniss der Schädelform voraussagen lassen. Allein hierzu tritt noch ein weiterer Umstand, nämlich die Bewegung, der Mechanismus der Stellung. Wir wissen, dass durch letzteren in bestimmter und gesetzmässiger Weise nicht nur der Schädel seinen isolirten und solidarischen Bewegungen zufolge seinen Ort im Beckenraum fortwährend verändert, sondern auch zu gleicher Zeit seine Bahn in diesem Raume zu durchlaufen hat. Wollte ich nun auch noch den Mechanismus sämmtlicher Stellungen als bekannt annehmen, so bliebe selbst hier immer noch die Mechanik der Bewegungen als unbekanntes Problem übrig. Dieses aber gerade ist für unsere Frage von der grössten Wichtigkeit, weil ja dieselben Druckverhältnisse, aus denen die Bewegung resultirt, zugleich transformatorisch auf den Schädel wirken. Hiermit sind indess noch nicht alle Factoren der tokologischen Schädelformen erschöpft. Es wäre vielmehr auch noch die verschiedene Stärke der verschiedenen Druckwirkungen und ihre Reihenfolge, sowie endlich der Umstand zu berücksichtigen, dass eine nachfolgende Druckwirkung den formativen Nutzeffect ihrer Vorgängerin mehr oder weniger verwischen oder auch gänzlich aufheben kann und in wie weit demnach die tokologische Schlussform des Schädels als Collectiveffect sämmtlicher Druckrichtungen, unter denen der Schädel gestanden, zu betrachten sei, eventuell welcher quantitative Antheil den einzelnen Qualitäten derselben zufalle. In wieweit der Beckeneingang bei der Modellirung sich betheiligen könne, erhellt aus dem Seite 126 Gesagten.

So finden wir denn nicht nur, dass die beiden auf das innigste verwandten solidarischen Factoren, die mechanischen und die plastischen Geburtsvorgänge in letzter Instanz auf den nämlichen physikalischen Gesetzen beruhen, sondern auch als sich gegenseitig bedingende und ergänzende, für die tokologische Function nothwendige Vorgänge aufzufassen sind: was durch die Bewegungen der Stellung nicht erreicht wird, das ergänzt sich in der Configuration, und was die accomodative Transformation des Kopfes für sich noch nicht ermöglicht, das wird vermittelst der Bewegungen vollendet. Aehnlich wie bei gezogenen Geschützen die Form des unveränderlichen Geschosses keineswegs gleichgültig ist, sondern eine bestimmte und entsprechende sein muss, so adaptirt sich der bildsame Schädel in seiner Bewegungsbahn wie in seiner formativen Fügsamkeit der stabilen Umgebung desselben. Beides sind mithin Accommodationsvorgänge.

C. Configurationsmodus des Schädels.

Der Configurationsmodus des Schädels ist ein zweifacher; erstens ein compensatorischer und zweitens ein absoluter.

a. Compensation der Schädeldimensionen.

Gehen wir zunächst von der Voraussetzung aus, dass der formbare Schädel eine Höhle umschliesse, deren Inhalt quantitativ unveränderlich sei, so ergiebt sich daraus mit Nothwendigkeit, dass das Volumen desselben allen mechanisch-plastischen Einwirkungen gegenüber ebenfalls unveränderlich bleibt. Es würde demnach jede Veränderung der ursprünglichen Form ausschliesslich auf compensatorischem Wege möglich sein, d. h. für die Verringerung einer Dimension des Schädels ist eine adäquate Vermehrung einer anderen Dimension erforderlich. Diese Compensation der Schädeldimensionen geschieht in der Weise, dass diejenigen Dimensionen, auf welchen der grössere Druck lastet, sich verjüngen, hingegen diejenigen Dimensionen, auf welche ein geringerer oder gar kein Druck stattfindet, wachsen. So bringen z. B. beim Mechanismus der Hinterscheitelstellung die Bewegungen des Schädels den letzteren in Beziehungen zur Beckenhöhle, welche jenen Bewegungen in bestimmter Richtung einen Widerstand leisten, dessen Ueberwindung durch

Reduction einer bestimmten Schädeldimension erleichtert wird. Am deutlichsten macht sich dieser Vorgang verständlich in demjenigen Stadium dieses Mechanismus, wobei der Schädel seine peristrophische Rotation unmittelbar über dem Ausgange soweit vollendet hat, dass er im Begriffe steht in den Beckenausgang enklitisch ein oder durch denselben proklitisch hindurch zu treten. Hier befindet sich wie wir wissen der Schädelsagittale ungefähr in Coincidenz mit dem Beckendiagonalen, sodass die Endpunkte jenes nach unten (Beckenausgang) und nach oben (Beckeneingang) keinem namhaften Drucke ausgesetzt sind, während die transversalen, und namentlich die verticalen Dimensionen des Schädels hauptsächlich comprimirt werden. Die Verringerung der beiden letzteren Dimensionen compensirt sich demnach auf Kosten der sagittalen Dimensionen, welche sich vergrössern, und es resultirt somit jene Walzenform, welche bereits oben als dem Hinterscheitelmechanismus eigenthümlich berührt wurde und weiter unten noch genauer darzulegen sein wird.

Ich muss nun aber gleich hinzufügen, dass wir in unserer obigen Voraussetzung von der Unveränderlichkeit des Schädelcontentums und der consecutiven Stetigkeit des Schädelvolumens zu weit gegangen sind, indem der Verjüngung einer Dimension eine genau adäquate Vergrösserung einer anderen Dimension nicht nothwendig zu entsprechen braucht, wie aus der Betrachtung des zweiten Configurationsmodus sogleich erhellen wird.

b. Absolute Verminderung des Schädelvolumens.

Der zweite, wie ich ihn gleich bezeichnet habe, absolute Configurationsmodus besteht in einer thatsächlichen Reduction des Schädelvolumens. Es ist schon oben Seite 277 dargelegt worden, dass Gefässbahnen bestehen, welche dem flüssigen Theile des Inhalts der Schädelhöhle und des Wirbelkanals eine Communication mit den Gefässen ausserhalb dieser Höhlen gestatten. Es waren dort vitale Vorgänge, welche diese Communicationsbahnen in gewisser Weise benutzten; hier kommen rein äusserliche mechanische Druckverhältnisse hinzu, welche vermittelst viel intensiverer Einwirkungen auf den Schädelinhalt den flüssigen Theil desselben noch mehr auf den bezeichneten Communicationsbahnen aus der Schädelhöhle entfernen. In Folge dieser Möglichkeit einer partiellen Entleerung des Schädelinhaltes gewinnt der Schädel die Fähigkeit sein Volumen zu vermindern, indem die Knochenränder in den Nähten und Fontanellen enger zusammentreten können. Auf diese Weise bewirken die nämlichen mechanischen Kräfte nicht allein eine Verkleinerung des Schädels in einzelnen Dimensionen, sondern auch eine Verkleinerung desselben in allen Dimensionen. — Aus dieser Totalverkleinerung des Schädels vornehmlich entsteht jene überschüssige Weite der äusseren Bedeckungen des Schädels, welche als Faltenbildung der Galea uns eine so geläufige Erscheinung ist, und deren Richtung und Verlauf theils durch die Compensationsrichtung der Schädeltransformation, also durch das Becken, theils auch durch die Einwirkung entweder des Muttermundes oder der Scheide, oder des Dammkanales bestimmt wird.

c. Verletzungen des Schädels.

Beide Modalitäten, also Coeffecte derselben Ursache, combiniren sich und geben das gemeinschaftliche Resultat einer bestimmten Schädelformation. Neben dem relativen, compensatorischen Configurationsmodus, welcher immerhin als der hervorragendere von beiden zu betrachten ist, muss die absolute Verkleinerung des Schädelvolumens schon als eine gesteigerte Einwirkung der mechanischen Kräfte angesehen werden. Denn wir finden wohl Schädel, welche einen ausgesprochenen Configurationstypus besitzen ohne jene Totalverkleinerung des Schädelvolumens, welche sich doch nur in einem Zusammen- oder Uebereinandertreten der Knochenränder in den Nähten und Fontanellen kundgeben kann, aber wir sehen niemals einen Schädel, bei dem eine Uebereinanderschiebung der Knochen besteht ohne gleichzeitiges Vorhandensein einer compensatorischen Veränderung. Die absolute Verkleinerung scheint mithin erst dann einzutreten, wenn die relative, compensatorische Verkleinerung für den Geburtsmechanismus nicht mehr ausreicht. Erst mit den höheren Graden der compensatorischen Configuration sehen wir demnach die absolute Verkleinerung eintreten, graduell zunehmen und weiterhin, wie es beim verengten Becken geschieht, zu wirklichen Impressionen, Fissuren und Fracturen der Schädelknochen zu Rupturen der Nähte und Fontanellen sich steigern.

d. Der harte und der weiche Schädel.

Für beide Configurationsmodalitäten ist noch ein Umstand zu berücksichtigen, welcher von den Geburtsvorgängen an sich gänzlich unabhängig und in der anatomisch-morphologischen Beschaffenheit der Nähte und Fontanellen des Schädels gegeben ist. Bei der, wie wir gesehen haben, bisher ausschliesslich in Geltung stehenden rein mechanischen Auffassung der plastischen Geburtsvorgänge ist das grosse Gewicht erklärlich, welches man in Ermangelung der Bekanntschaft mit den wahren formativen Vorbedingungen auf das fragliche Verhalten der Nähte und Fontanellen legen musste. Nach meiner obigen Darstellung der spontanen Plasticitätsvorgänge am Schädel jedoch glaube ich eine physiologische Begründung jener Vorbedingungen angebahnt zu haben, welche das Verhalten jener Knochenlücken minder wichtig für die Metamorphose des Schädels erscheinen lassen. Nichtsdestoweniger darf man andererseits dieses Moment nicht als irrelevant erachten, allein nur unter der Vorbedingung, dass die spontanen Plasticitätsvorgänge am Schädel thatsächlich vorhanden sind. Auf dieser Basis kann allerdings die modellirende Einwirkung der Geburtswege auf den Schädel in hochgradiger Verengung der Nähte und Fontanellen ein Hemmniss, hingegen bei bedeutender Diastase der Knochen eine wesentliche Unterstützung und Förderung erfahren. Gemäss der früheren Auffassung von dem Effecte dieses Zustandes hat man den letzteren denn auch als einzige Bedingung für den harten Kopf (enge Nähte und Fontanellen) und für den weichen Kopf (weite Nähte und Fontanellen) angesehen, eine Annahme, die sich nach dem Gesagten nunmehr von selbst corrigiren dürfte.

Uebrigens ist hier auch noch auf meine Seite 260 gemachte Angabe zurückzudeuten, dass die betreffenden Grössenverschiedenheiten der Nähte und Fontanellen keine Alters-, sondern lediglich individuelle Eigenthümlichkeiten sind. —

Hiermit glaube ich sämmtliche Factoren, welche bei den plastischen Geburtsvorgängen concurriren, in einer Weise gewürdigt zu haben, die geeignet erscheint einen fördernden Einfluss auf unsere Ansicht von diesen Dingen auszuüben, und ich hege die Hoffnung, worauf es mir in praktischer Beziehung vorzugsweise ankommt, die Haltbarkeit der herrschenden einseitig mechanischen Auffassung dieser Vorgänge erschüttert, discreditirt, und auch hier, wie bei den organischen Vorgängen, den vital-physiologischen Processen zu ihrem Rechte verholfen zu haben.

e. Rückgängige Schädelmetamorphose des lebendig Geborenen.

Es ist nicht uninteressant und für das Verständniss der plastischen Geburtsvorgänge nicht unwichtig nun noch die Reihe der Coefficienten derselben, wie sie sich nach erfolgter Geburt des Kindes in Bezug zur Ausgleichung der zu Stande gekommmenen Metamorphose des Schädels verhalten, zurückzuverfolgen. Zunächst ist es die mechanische Einwirkung der Geburtswege, welche in Wegfall kommt und gleichzeitig mit ihr der durch die Dynamik bedingte locale Effect des Atmosphärendruckes auf den Schädel. Wir finden denn auch, dass zwar die durch letzteren mitbedingte pergamentartige Beschaffenheit der Schädelknochen und Härte der Fontanellen in allen Fällen geschwunden ist, die durch erstere gesetzte Formveränderung des Schädels dagegen nicht ohne weiteres und nur unter bestimmten Bedingungen sich mit erfolgter Geburt zu Gunsten der ursprünglichen fötalen Schädelform auszugleichen beginnt. Denn wie während der Geburt nur unter der bestehenden Vorbedingung fehlenden intracraniellen Widerstandes äussere formative Angriffe auf den Schädel diesen zu metamorphosiren im Stande waren, so ist es umgekehrt nur positiven intracraniellen Druckwirkungen möglich einen Widerstand zu leisten, welcher nach Aufhören des extracraniellen Druckes die Wirkung des letzteren seinerseits wieder aufzuheben strebt. Diese Verhältnisse sind aber nur dann vorhanden, wenn das geborene Kind lebt. Denn mit der Lungenrespiration tritt, wie wir Seite 276 gesehen haben, jener positive respiratorische Druck in der Schädelhöhle nebst einer grösseren Turgescenz des Gehirns hervor, Zustände, welche im nicht knochig geschlossenen, ausdehnbaren Schädel als Hirnbewegungen in die Erscheinung treten und jenen Druck, jene Spannung auf die innern Schädelwandungen ausüben, welche einen reformativen Effect auf den Schädel zur Folge haben. Diese Wirkung reducirt den Schädel gewöhnlich in kurzer Zeit und innerhalb der ersten Lebenstage mehr oder weniger vollständig auf seine fötale Form, und nur ausnahmsweise und namentlich bei Formveränderungen höheren Grades bedarf die Ausgleichung einer längeren Frist, wird auch wohl in seltenen Fällen überhaupt nicht vollständig erreicht. Dieser restituirende Einfluss der Respiration und Circulation wird auch von Barnes[1]) gebührend gewürdigt, indem er den Effect derselben für so gross erachtet, dass man den Vorgang dabei fast sehen und fühlen könne.

f. Persistenz der Schädelform des Todtgeborenen.

Wo dagegen die vitalen Vorgänge im Organismus des Kindes jene localen Effecte im Schädel nicht entfalten können, weil das Kind asphyktisch oder todtgeboren ist, da findet auch niemals irgend welche Ausgleichung der Formveränderung, die durch die Geburt gesetzt worden ist, statt, sondern dieselbe bleibt unveränderlich persistent. Wir sind auch nicht im Stande durch irgend eine äussere Procedur, ja selbst nicht einmal durch die Maceration und Präparation des Schädels die einmal bestehende Schädelform irgendwie zu alteriren. Das präparirte Schädelskelet eines Todtgebore-

---

[1]) R. Barnes. On the Varieties of Form imparted to the Foetal Head by the Various Modes of Birth. Transactions of the Obstetrical Society of London. Vol. VII. London 1866.

nen weist desshalb für immer diejenige Gestaltung auf, welche es durch den Gebäract erlitten hat. Und im Falle uns der bestimmte Typus bekannt ist, welchen der Schädel durch einen bestimmten normalen oder abnormen Mechanismus erhält, befinden wir uns in der Lage aus dem vor uns liegenden Schädelskelete einen richtigen Rückschluss auf diejenigen mechanischen Vorgänge zu machen, welche die allgemeine Ursache desselben sind. So können wir, um das alltäglichste Beispiel zu wählen, aus der Cylinderform des Schädelskelets schliessen, dass derselbe in Hinterscheitelstellung, und, worauf bekanntlich schon Nägele d. Ä. aufmerksam gemacht hat, aus dem Uebergreifen des rechten Scheitelbeines über das linke in der Sagittalnaht, dass derselbe in erster, im umgekehrten Falle in zweiter Hinterscheitelstellung geboren worden ist. Auf analoge Weise lässt sich auf die vorhergegangene Vorderscheitelstellung und auf die stattgehabte Geburt in Gesichtstellung, in Steissstellung u. s. w. zurückschliessen. Die Persistenz der Schädelform, mit der ein Kind todt geboren ist, argumentirt also nicht, wie Poppel meint, für den besondern ursprünglichen Schädeltypus, sondern für das gerade Gegentheil. —

Unter dem durch vorstehende Erörterungen der plastischen Geburtsvorgänge gewonnenen Gesichtspunkte sind hier noch einige Verhältnisse zu betrachten, die zugleich geeignet erscheinen, die Wichtigkeit und Tragweite anzudeuten, welche aus der dargelegten Auffassungsweise jener Vorgänge für die Praxis erwachsen.

D. Werth der dynamometrischen Methode zur Bestimmung des extracraniellen Druckes.

Baudelocque, Scanzoni, Hyrtl, Hohl und unlängst Joulin haben sich bestrebt den Grad der Verkleinerungsfähigkeit des Schädels ausfindig zu machen. Mit Ausnahme des letzteren stehen jene Forscher bei ihrer Fragestellung sämmtlich auf dem Boden rein mechanischer Vorstellungen, welcher dadurch nicht alterirt wird, dass sie, indem sie den geborenen Schädel mit der Geburtszange comprimirten, den Kopf zuvor unter Verhältnisse zu bringen suchten, unter denen derselbe nach ihrer Meinung während der Geburt steht. Mochte Baudelocque die natürliche Geschmeidigkeit der Knochen durch warmes Wasser wieder herzustellen suchen, mochte man sich in Spiritus aufbewahrter Kindsleichen bedienen, an macerirten, oder an enthirnten und mit Rosshaaren, oder einem ähnlichen Material ausgefüllten Schädeln, oder endlich auch an frischen Kindsleichen experimentiren — immer waren es Schädel todter Kinder, bei denen, wie wir gesehen haben, jener wesentliche Factor der vital-physiologischen Plasticitätsvorgänge fehlt. Es ergiebt sich mithin nicht allein, dass jene an der Leiche angestellten Versuche müssig und in ihren Resultaten werthlos sein müssen, sondern dass dasselbe der Fall wäre, wollten wir an lebenden Neugeborenen experimentiren, bei denen, wie wir wissen, die intracraniellen Druckverhältnisse sich umgekehrt wie beim Ungeborenen verhalten. Die natürlichen plastischen Geburtsvorgänge lassen sich eben in keiner Weise künstlich nachahmen oder ersetzen. Es müssen demnach auch schon aus diesem Grunde alle bisher angestellten Versuche nur einseitige und schiefe Resultate ergeben. Nach dem Gesagten würde es sich kaum der Mühe lohnen die verschiedenen Zahlenangaben zu reproduciren, welche die Forscher durch ihre Experimente gewonnen haben, und von denen sie ahnend zugeben (Michaelis, Hohl), dass dieselben als minimale Grade betrachtet werden müssen, welche durch die „Naturwirkung" einer sehr bedeutenden Steigerung fähig seien. — Joulin [1]) indess offenbart im Allgemeinen ein richtiges Gefühl der thatsächlichen Verhältnisse in der Richtung nach den plastischen Geburtsvorgängen, wenn auch er die Basis, auf welcher bisher experimentirt worden ist, für unzulänglich erklärt und um Fühlung zu behalten mit jenen natürlichen Vorgängen einen neuen Versuchsweg einschlägt, welcher dem nothwendig zu stellenden Postulate, wie man zugeben muss, um ein Beträchtliches näher kommt. Joulin berücksichtigt zunächst ohne Experiment den Reductionsgrad, welchen die Natur selbst hervorbringt und bei Beckenenge zu erreichen im Stande

[1]) Joulin. Memoire sur l'emploi de la Force en Obstétrique. Archives générales de Médecine. Févr. 1867. p. 149.

ist; und ferner experimentirt er an dem unter dem Einflusse der Geburtsvorgänge stehenden Schädel, indem er indicirten Falles bei der Zangencompression mittelst dynamometrischer Vorrichtung an seinem Aide-forceps nicht allein die aufgewandte Kraft, sondern auch deren Effect, nämlich den Reductionsgrad der Compressionsrichtung misst und in Zahlen ausdrückt. Er geht dabei freilich nicht darauf aus die äusserste Grenze der Verkleinerungsfähigkeit, welche etwa mit Zerbrechungen und Zerreissungen des Schädels einhergeht, ausfindig zu machen, sondern nur denjenigen Grad zu bestimmen, welcher ohne Verletzung des Gehirns und seiner Gefässe, und somit ohne Lebensgefahr für die Frucht möglich ist. Wenn nun auch Beobachtungen vorliegen, bei denen eine Reduction von 2 Centimeter ohne Schädigung des kindlichen Lebens ertragen wurde, so zieht er doch aus seinen Untersuchungen den Schluss, dass jene Reduction im Allgemeinen nicht über 1 Centimeter hinausgehen dürfe, eine Reductionsgrösse, welche eine Kraftentfaltung von 45 bis 70 Kilogramm erfordert. Mögen nun auch diese Untersuchungen Joulin's unsere Kenntnisse um einen Schritt weiter bringen, so müssen wir uns doch hüten sie zu überschätzen. Denn wenigstens seine Zangencompressionsversuche können stets nur das Resultat einer einzigen Compressionsrichtung angeben, während doch bei dem natürlichen Vorgange sowohl eine Compression in mehren Richtungen, und gleichfalls eine Compensation in mehren Richtungen, als auch eine Verkleinerung in allen Richtungen, d. h. eine absolute Reduction des ganzen Schädelvolumens, vor sich gehen kann, Verhältnisse, deren Messung, wie sich aus dem Zusammenhange unserer Darstellung von selbst ergiebt, wohl für immer unmöglich bleibt.

E. Absolute Harmonie zwischen Kopf und Becken.

Unter dem Gesichtspunkte der dargelegten plastischen Geburtsvorgänge ist endlich noch die Frage zu beleuchten, ob ein gesunder Fötusschädel für normale Beckenverhältnisse überhaupt zu gross sein könne? Der zu grosse Kopf spielt noch heutigen Tages nicht allein in der perversen Phantasie der Hebammen, sondern auch in der lediglich mechanischen Vorstellungsweise der Aerzte in der Praxis eine grosse Rolle zu Gunsten der Operationslust der letzteren, zum Nachtheile dagegen für die Mutter, oft auch für das Kind. Schon die nackte Empirie, welche aus der gemeinen Beobachtung der ungestörten Naturwirkung erwächst, muss uns indess mit zwingender Nothwendigkeit die Ueberzeugung aufdrängen, dass ein zu grosser Kogf wenigstens ungemein selten sein müsse. Von diesem Standpunkte der reinen Erfahrung aus haben denn auch treue und aufrichtige Beobachter ihr offenes Geständniss in dieser Richtung abgelegt. „Deformitas nativa pelvis in matre crebrius, quam foetus magnitudo capitis in culpa est" äussert Boër [1]), und Saxtorph [2]) bemerkt schon: „Nimis magnum caput invenitur rarius, quam vulgo creditur, excepto hydrocephalo; Autores tamen plurimi ad hanc causam in partu difficili quasi ad sacram anchoram confugiunt, quando obstaculi obvii rationem ignorant; sic plurima vitia, quae ex mala positione capitis oriuntur, ex magnitudine ejusdem nimia oriri falso judicant; und auch Wigand [3]) bekennt, dass er nach manchem Irrthum erst durch lange praktische Erfahrung zu der festen Ueberzeugung gelangt sei, „dass diejenigen Geburtszögerungen, welche ihren Grund bloss in einem wirklich verhältnissmässig zu grossen Kindskopfe haben, ganz ausserordentlich selten vorkommen". Wenn es auch mir erlaubt ist auf Grund eigener Erfahrung ein Urtheil in dieser Sache abzugeben, so kann ich nur einfach constatiren, dass ich einen zu grossen Kopf von gesunder Beschaffenheit sowie auch ein zu grosses Kind niemals beobachtet habe, und ich bin überzeugt, dass unbefangene Beobachter das nämliche Urtheil und zwar um so gewisser abgeben werden je grösseres Material sie demselben unterzulegen im Stande sind. Auf einem derartigen dunklen Be-

[1]) L. J. Boër. Naturalis medicinae obstetriciae libri septem. Viennae 1812. p. 271. — Sieben Bücher über natürl. Geburtsh. Wien 1834. S. 328.

[2]) M. Saxtorph. Theoria de diverso partu ob diversam capitis ad pelvis relationem mutuam etc. Havniae et Lipsiae 1772. p. 84.

[3]) J. H. Wigand. Die Geburt des Menschen. Berlin 1820. Bd. 2. S. 354 bis 356.

wusstsein scheint mir auch die instinctive Reserve zu beruhen, mit welcher die Autoren diesen Gegenstand zu behandeln pflegen. Es dürfte aber an der Zeit sein auch diese schwankende Haltung in so positiver Weise zu dementiren, dass ein Zweifel über den wahren Sachverhalt fortan nicht mehr möglich ist. Diese Hoffnung zu hegen halte ich um so eher für berechtigt, als jenes für sich genügende empirische Factum in meiner Darlegung der plastischen Geburtsvorgänge eine so rationelle und wissenschaftliche Begründung findet, dass jede einseitig mechanische Auffassung wohl als beseitigt anzusehen ist. Ich nehme daher schon jetzt keinen Anstand den Satz aufzustellen, dass gesunde Köpfe selbst der grössten und schwersten Früchte für normale Beckenverhältnisse niemals zu gross sind; und ferner, dass dieser Satz nicht allein für die günstigen mechanischen Verhältnisse der Scheitelstellung, sondern auch für die ungünstigeren abnormen Stellungen, und somit für alle Kopfstellungen überhaupt Gültigkeit hat, und dass sogar für die geringeren Grade der Beckenbeschränkung die Accommodationsfähigkeit eine gebührende Berücksichtigung verdient. In beiden letzteren Beziehungen müssen wir zudem bedenken, dass etwa wirkliche mechanische Disharmonieen sowohl durch entsprechende Intensitätssteigerung der Dynamik, welche sich so zu sagen bedürfnissmässig entfaltet, und deren Angriffspunkte mit der Grösse und Widerstandsfähigkeit des fötalen Körpers proportional zunehmen, als durch einen protrahirten Geburtsverlauf, welcher abgesehen von etwaiger asphyxirender Nebenwirkung die Thätigkeit der plastischen Vorgänge begünstigt, ihre Ausgleichung finden. Und während man wie oben bemerkt bis auf das Bekanntwerden der Beckenanatomie in der zweiten Hälfte des 16. Jahrhunderts den reifen Fötuskopf in jedem Falle für zu gross hielt um ohne Nachgeben des Beckenringes geboren werden zu können, scheint es endlich an der Zeit nunmehr den letzten Rest jener antiquirten Vorstellungen in dem umgekehrten Satze aufzugeben, dass bei normalem Becken die mechanischen Verhältnisse in allen Fällen die Geburt der Frucht in der Längslage absolut gestatten. Selbstverständlich wird damit beiläufig bemerkt auch jede Berechtigung der Annahme eines mechanischen Unterschiedes der Geburt von Knaben und Mädchen zu Gunsten der letzteren hinfällig, welchen Mauriceau, Clarke und namentlich Simpson den geschlechtlichen Grössenverschiedenheiten des Schädels zuschreiben. Trotz der etwas grösseren Kinder Mehrgebärender werden diese ja auch nicht schwieriger, sondern sogar leichter geboren.

F. Werth der intrauterinen Kephalometrie.

Nach dem Gesagten wiederum beurtheilen sich noch die kephalometrischen Bestrebungen, welche sich auf den ungeborenen Kindskopf an der lebenden Mutter beziehen, auf welche man eine Zeit lang gleichfalls auf Grund rein mechanischer Anschauung in der Tokologie ein grosses Gewicht gelegt hat und deren Realisirung nicht einzig und allein an der Unmöglichkeit ihrer technischen Ausführung gescheitert zu sein scheint. Ich kann von meinem tokophysikalischen Standpunkte aus, und soweit es sich um die absolute Möglichkeit oder Unmöglichkeit handelt, über dies Misslingen kein allzu lebhaftes Bedauern empfinden. Wenigstens für normale Fälle dürfte, wie auch Andere zu fühlen scheinen, die Behauptung nicht zu weit gehen, dass uns ja die Grösse des Kopfes auch praktisch gleichgültig sein muss, wenn wir wissen, dass er zu gross nicht sein kann. Dass meine Auffassungsweise beiläufig auch auf den praktischen Werth der Pelvimetrie ein Streiflicht wirft, kann ich hier nur andeuten.

7. Typische Erscheinungen der Configuration.

Wenn ich es nunmehr unternehme die verschiedenen Gestaltungen des Schädels namhaft zu machen, dieselben mit den Stellungen in causalen Connex zu bringen und sie als constante, gesetzmässige Consequenz derselben, als toko-morphologische Schädeltypen zu betrachten, so gehe ich dabei zunächst von der Voraussetzung eines normalen Beckens aus, indem ich jedoch die zahlreichen graduellen und individuellen Verschiedenheiten dabei unberücksichtigt lasse, schon weil ich sie für die schematische Typologie, welche ich vor der Hand hier lediglich erstrebe, für irrelevant, ja gradezu für nachtheilig erachte. — Ob tokologische Configurationserscheinungen auch bei den Thieren beobachtet werden, weiss ich nicht. Es scheint darüber auch nur eine Aeusserung Kehrer's vorzuliegen, nach welcher eine Verschiebung der Kopfknochen der Thiere bei der Geburt nicht vorkommt.

A. Typus der Hinterscheitelstellung.

a. Erscheinung und Wesen.

Diejenige Schädelform, welche als typische Erscheinung an den Mechanismus der Hinterscheitelstellung sich bindet, ist die Walzenform. Dieselbe ist wegen ihrer unverhältnissmässig überwiegenden Häufigkeit die bekannteste und die nämliche, welche zur Zeit allgemein als Normaltypus der genuinen Schädelbildung angesehen wird. Sie findet sich in allen bildlichen Darstellungen desselben mehr oder weniger genau wiedergegeben, insbesondere als die bekannte Nachbildung von Bakker[1]) und schon ganz vortrefflich und naturgetreu auf Tafel 14, 17, 18 und 19 der Smellie'schen Abbildungen. Ihr gelten alle vorhandenen Massangaben und Durchschnittsmasse, namentlich auch die von mir Seite 263 referirten Zahlen. Wenn Barnes die fragliche Schädelform als eine Kegel- oder Zuckerhutform bezeichnet, wie es auch schon von Gravel[2]) geschehen, so ist dieser Vergleich insofern nicht zutreffend, als er die Gestaltung einseitig der Verlängerung des Hinterhauptes zuschreibt und dabei die compensatorische Abflachung, ja nahezu Abplattung der ganzen Stirngegend bis zur Kranznaht hin unberücksichtigt zu lassen scheint, die auch bei Bakker nicht genügend ausgedrückt ist. Während indess am intacten Fötusschädel die Tubera frontalia wegen der mangelnden Sinus frontales und der tief liegenden Glabella und Nasenwurzel eine erhebliche Prominenz

---

[1]) G. Bakker. Descriptio iconis pelvis femininae et schematum capitis infantilis, iisque illustrata partus humani mechanismus. Groningae 1816.

[2]) A. G. Gravel. De capite coniformi foetus partum facilitante. Diss. inaug. physiol. Praes. J. H. Knyphof. Erfordiae 1752. 4. c. fig.

zeigen, finden sie sich beim Hinterscheiteltypus in der angegebenen Weise derart verwischt, dass nicht Stirn und Gesicht die gemeinschaftliche Basis für jene vermeintliche conische Elongation des Hinterhaupts abzugeben vermögen, sondern lediglich die Gesichtshöhe mit Abzug der Stirn, so dass demnach eine Form entsteht, welche die meiste Aehnlichkeit mit einem Cylinder zeigt. Die Abflachung der Stirngegend, welche bislang ausser Kehrer niemand aufgefallen zu sein scheint, muss ich deshalb um so mehr als charakteristisch hervorheben, weil sie also im Gegensatz zur Stirn der Erwachsenen gerade die bedeutend hervortretende Stirngegend des fötalen Schädels betrifft. Kehrer sagt sehr richtig: „der Kopf wird in der Richtung des Occipitomentaldurchmessers verlängert, von der Stirn gegen das Hinterhaupt verkürzt und damit eine Kopfform erzeugt, die mit der des sog. Avarenschädels eine unverkennbare Aehnlichkeit hat.“ Doch kennt auch Barnes diese Cylinderform, von der er bemerkt, „dass die Winkel, welche sich da bilden, wo der Occipitomentale und der Occipitofrontale sich schneiden, in einem Beispiele sich so stark näherten, dass dieselben sehr spitz waren“, während sie in anderen als Hinterscheitelfällen sich mehr rechten Winkeln näheren. Diese Umänderung der Eiform des Schädels in die Cylinderform geht zu Gunsten ausschliesslich der sagittalen Richtung, weniger jedoch zu Gunsten des occipito-frontalen als vielmehr des occipito-mentalen Durchmessers und auf Kosten sämmtlicher übrigen Dimensionen vor sich, namentlich unter Reduction der verticalen, welche vorzugsweise durch Verlängerung des Hinterhauptes sich compensirt ohne die Rundung des Schädeldaches besonders in sagittaler Richtung gänzlich aufzuheben. Wir dürfen demnach diesen Flachkopf, wie es vielfach geschieht, keineswegs mit jener Form identificiren, welche die Kraniologie als Dolichokephalie bezeichnet.

Die Cylinderform des Kopfes ist für die Hinterscheitelstellung durchaus specifisch und charakteristisch, indem sie bei keiner andern Kopfstellung sich findet. Ihre demnach dem Geburtshelfer alltägliche Erscheinung ist ihm so geläufig, dass sie sich wenn nicht geradezu seiner besondern Beachtung entzieht, so doch ihm als nichts Besonders, ja zuletzt als die natürliche und ursprüngliche Form des Kindskopfes imponirt, während nicht allein die gespannte und besorgte Mutter, sondern auch jeder Laie, dem der Anblick von Neugeborenen ein seltener oder neuer ist, nach seinem unbefangenen Eindrucke das Frappante der Erscheinung sofort herausfühlt und gelegentlich die vollkommen berechtigte Frage an uns richtet, ob nicht der Kopf des Kindes missgestaltet sei? Der unbefangene laicale Blick sieht hier in der That richtiger als das zünftige Vorurtheil.

Die beschriebene cylindrische Grundform zeigt zahlreiche, jedoch lediglich graduelle Unterschiede.

Neben dieser Hauptredaction des Schädels in die Cylinderform sind in neuester Zeit noch zwei andere minder belangreiche Formveränderungen der Hinterscheitelstellung beschrieben worden.

Dohrn[1]) machte zuerst darauf aufmerksam, dass, wenn man einen in Hinterscheitelstellung eben geborenen Kindskopf von oben betrachte, man fast immer bemerke, dass er schief sei. Nach ihm beruht diese Erscheinung, abgesehen von der etwa seitlich aufsitzenden Kopfgeschwulst, auf einer sagittalen Verschiebung der beiden Schädelhälften gegen einander, was man leicht daran gewahre, dass das eine Tuber parietale weiter nach vorne stehe als das andere. Unter 40 Beobachtungsfällen fand der genannte Forscher 38mal eine Verschiebung der einen Seite und zwar in der Weise, dass, wo eine Verschiebung der dem Promontorium zugekehrt gewesenen Schädelhälfte nach vorn beobachtet wurde, unter der Geburt „Tiefstand des Hinterhauptes", wie er sich ausdrückt, wo das Umgekehrte der Fall war, „Tiefstand des Vorderhauptes", stattgefunden hatte. Wofern ich diese Ausdrucksweise recht verstehe, so ist also bei der Hinterscheitelstellung die im Becken ursprünglich nach hinten gerichtete Schädelseite in sagittaler Richtung nach vorne gegen die Stirn hin verschoben; bei erster Hinterscheitelstellung mithin die linke, bei zweiter die rechte Seite des Schädels. Auf die analoge Erscheinung bei

[1]) Dohrn. Eine durch die Geburt bewirkte Formbesonderheit des Kindskopfes. Monatschr. f. Geburtsk. Bd. 24. S. 418. 1864.

der Vorderscheitelstellung komme ich zurück. Die genannte Formveränderung scheint die nämliche zu sein, welche auch von Barnes als eine laterale und asymmetrische Veränderung, als laterale Distorsion angedeutet und als schraubenförmige Windung des conificirten Schädeltheiles um seine Axe bezeichnet wird.

Ich kann hier nur diesen übrigens von Seiten Schröder's bestätigten Angaben gegenüber in Bezug auf die Hinterscheitelstellung bemerken, dass bei drei vor mir liegenden Schädeln meiner Sammlung, welche nach der Art ihrer wahrscheinlich im verengten Becken erfolgten transversalen Knochenunterschiebung des linken Scheitelbeins unter das rechte in erster Hinterscheitelstellung geboren sein müssen, die Dohrn'sche sagittale Verschiebung sich sehr deutlich ausgesprochen zeigt, mit der Abweichung jedoch, dass dieselbe nicht die untergeschobene, also nach hinten gerichtet gewesene Seite betrifft, sondern die übergeschobene rechte Schädelhälfte, welche somit im Becken nach vorne gerichtet gewesen ist.

Der Grad dieser sagittalen Verschiebung betrug nach den Untersuchungen Dohrn's im Mittel 5, 3, bei der zweiten Hinterscheitelstellung, wo das Hinterhaupt, wie er nach Nägele noch annimmt, anfänglich häufiger nach hinten gewandt sei, im Mittel 6, 6 Millimeter.

Dohrn fügt hier noch die merkwürdige Angabe hinzu, dass der asymmetrische Stand der Tubera parietalia nicht allein auf der Verschiebung des Scheitelbeins in toto beruhe, sondern zum kleineren Theile auch auf eine Ortsveränderung des Tuber auf dem Knochen selbst bezogen werden müsse, eine Angabe, von der ich gestehen muss, dass sie a priori sehr wenig Einleuchtendes für mich hat und auch nach sorgfältiger Revision unserer sehr reichhaltigen Göttinger Schädelsammlung keine einzige bestätigende Andeutung findet. Eine geringe Asymmetrie der Örter der Tubera parietalia wird übrigens nach Welcker bisweilen auch bei erwachsenen Schädeln gefunden.

Als dritte Formveränderung endlich beschreibt Barnes noch eine andere laterale und asymmetrische Transformation, welche in der Abflachung einer Schädelseite besteht, und welche auch Dohrn und Kehrer beiläufig berühren. — Letzterer fügt noch eine gegensätzliche Verstärkung der Krümmung der anderen Schädelseite hinzu.

b. Theorie der mechanischen Entstehung.

Bringen wir den beschriebenen Schädeltypus mit der Hinterscheitelstellung und deren Bewegungen in ursächlichen Zusammenhang, so ergiebt sich einerseits die selbstverständliche Voraussetzung, dass nicht allein das Detail desselben, sondern auch und vorzüglich die Mechanik der einzelnen Bewegungen völlig bekannt sein müssten um sichere mathematisch-physikalische Gesetze erwarten zu lassen. Ob in ersterer Beziehung dieselbe nach der von mir gegebenen Darstellung der mechanischen Geburtsvorgänge endgültig erreicht worden sei, darüber geziemt es mir nicht ein Urtheil zu fällen, und die Mechanik ferner habe ich ja geradezu als Theorie bezeichnet. Andererseits ist es nicht möglich aus der uns lediglich bekannten fertigen Form auf die werdende analysirend zurück zu schliessen und denjenigen quantitativen und qualitativen Antheil richtig zu würdigen, welcher unter den verschiedenen successiven Bewegungen auf den Schädel formativ einwirkt. Wir werden vielmehr auch hier höchstens im Allgemeinen sagen können, dass je nach den verschiedenen Bewegungen der Schädel auch verschiedene Formen annehmen müsse, dass die nachfolgende Formation die vorhergehende mehr oder weniger verwischen könne, dass sich differente Einwirkungen zu einer Formation combiniren werden, und dass endlich die letzte Art jener Einwirkung die im Wesentlichen Form bestimmende sei, durch welche dem Schädel definitiv derjenige bleibende Typus aufgedrückt wird, welchen wir als für eine bestimmte Stellung charakteristisch bezeichnet haben.

Den ersten Versuch den mechanischen Gesetzen nachzuzuspüren, welche der tokologischen Transformation des Schädels zu Grunde liegen, verdanken wir Dohrn. Derselbe betrifft die von ihm angegebene, oben näher bezeichnete Sagittalverschiebung des Schädels in der Scheitelstellung, indem er dieselbe als Folge des stärkeren Druckes erklärt, welchen der Kopf an der hintern Beckenwand erfährt. Abgesehen indess von der von ihm hierbei zu Grunde gelegten irrthümlichen Voraussetzung der Nägele'schen Obliquität ist es nicht wohl ersichtlich, wie eine Kraft, welche den Schädel im Querstande in der Richtung seiner transversalen Durchmesser comprimirt, die fragliche sagittale Verschiebung bewirken soll, und ich kann demnach nicht zugeben, dass dieselbe ohne weiteres als Effect der synklitischen Mechanik aufzufassen sei.

Der Wahrheit von einer anderen Seite her näher zu kommen trachtet Barnes, wenn er die Entstehung der schraubenförmigen Windung des conificirten hinteren Schädeltheiles der „helicinen Drehung" des Schädels zuschreibt, vorausgesetzt, dass er, was mir nicht zweifelhaft erscheint, unter dieser helicinen Drehung meine Turbinalbewegung versteht. Gleichwohl würde ihrer von mir aufgestellten Mechanik zufolge auch diese für sich allein jene Wirkung keineswegs zu entfalten vermögen. Beide Erklärungen sind mithin nur halb richtig. Wir müssen vielmehr, da die Erscheinung, wenn nicht eine doppelte, sagittal entgegengesetzte, so doch eine Druckrichtung voraussetzt, welche diagonal zwischen dem transversalen und sagittalen Schädeldurchmesser verläuft, beide gleichzeitig und zwar den synklitischen Druck auf den Schädel einwirken lassen zu einer Zeit, während welcher die Turbinalbewegung vor sich geht. Ich begründe somit das fragliche Phänomen auf die Combination der synklitischen und peristrophischen Mechanik, welche, wie wir oben gesehen haben, thatsächlich besteht. Es würde damit denn auch im Besondern die Art der Verschiebung sich dahin genauer erklären, dass der das nach hinten liegende Stirnbein treffende synklitische Druck dasselbe gegen das nicht angegriffene Stirnbein zurücktreten lasse. Es würde sich demnach das Umgekehrte der Dohrn'schen Behauptung ergeben und bei der ersten Hinterscheitelstellung die linke Schädelseite, wie es sich übrigens passender ausdrücken lässt, occipitalwärts verschoben, die rechte sincipitalwärts hervortretend sich zeigen, was auch mit dem fraglichen Verhalten meiner drei erwähnten Schädel vollkommen übereinstimmt.

Glücklicher dagegen meines Erachtens sind Dohrn und

Barnes in der Begründung der Abflachungserscheinung des hinten gelegenen Scheitelbeins, indem beide dieselbe auf den Druck der hintern Beckenwand zurückführen, mithin auf die synklitische Mechanik und zwar des reinen Schädelquerstandes begründen. Und in der That ist die Mechanik dieser Formveränderung eine relativ ungemein durchsichtige, zumal man durch die längst bekannte analoge und wenn man will nur dem Grade nach bedeutendere Erscheinung der transversalen Knochenverschiebung im verengten Becken unschwer darauf hingeführt wird. Da indess der Schädel den letztgenannten Insult vorzugsweise häufig im Beckeneingange und zwar durch das abnorme Vorspringen des Promontoriums erleidet, und da ferner beide Forscher von der bereits oben bekämpften irrthümlichen Voraussetzung ausgehen, dass auch im normalen Becken alle Schädel bei der Geburt die obere Apertur passiren müssten, so scheinen sie den fraglichen Druck der hintern Beckenwand ausschliesslich dem Vorberge zuzuschreiben. Nach den Seite 126 gegebenen Erörterungen kann nun aber im normalen Becken dieser Druck nur in den seltenen Fällen Vielgebärender und grade hier meist nur in momentaner Dauer und am seltensten bei Erstgebärenden vom Promontorium ausgehen, muss vielmehr der Regel nach von einem tiefer gelegenen Punkte des Kreuzbeins ausgeübt werden, wie aus der Mechanik der synklitischen Bewegung genauer ersichtlich wird.

Ueber die Entstehung der Hauptveränderung des Schädels, der Cylinderform, hat gleichfalls Barnes einiges angedeutet. Zunächst stellt er als allgemeine Regel auf, dass der Fötaltheil, welcher sich in der Eingangsaxe präsentirt und der so zu sagen dem Reste des Kopfes als Wegweiser dient, mehr oder weniger eine Ausbauchung oder Elongation erfahre. Diesen Satz nun, welcher an sich vollkommen richtig sein kann, auf die Hinterscheitelstellung anwendend supponirt er die obsolete Eingangstopologie der Röderer'schen Obliquität, indem er denjenigen Theil, welcher thatsächlich die Verlängerung erfährt, das Hinterhaupt nämlich, voran gehen lässt. Ferner ist er der Meinung, dass die Verlängerung des Kopfes bisweilen gänzlich und öfters grösstentheils dem Drucke zuzuschreiben sei, welchen der Kopf beim Hindurchgehen durch einen rigiden, unvollständig ausgedehnten Cervix uteri erfahre. Daher sei die Elongation am stärksten ausgeprägt bei Erstgebärenden. Wenn ich nun freilich in gewissem Sinne eine Einwirkung des Muttermundes auf die plastischen Geburtsvorgänge weiter oben gleichfalls vertreten habe, so ist doch die Annahme einer solchen, wie sich aus dem sogleich Darzulegenden ergeben wird, hier durchaus nicht statthaft.

Die Entstehung der Cylinderform der Hinterscheitelstellung beruht meines Erachtens auf der Mechanik der enklitischen und proklitischen Bewegung des Ausgangsmechanismus. Damit ist es zunächst klar, dass, nach bereits vollendetem Höhlenmechanismus in der synklitischen und peristrophischen Bewegung, weder von einem Eingangsmechanismus noch von einer Einwirkung des Muttermundes mehr die Rede sein kann. Das Zustandekommen der Walzenform beginnt, wie auch Schatz anzudeuten scheint, mit der enklitischen Bewegung. Indem mit ihr das Hinterhaupt in den Beckenausgang sinkt, das Vorderhaupt sich gegen den Beckeneingang erhebt, werden, wie schon oben berührt wurde, diese beiden Pole des Schädels diejenigen einzigen Punkte desselben, welche einem geringeren und zwar einem sehr bedeutend geringeren Widerstande ausgesetzt sind. In Folge der gesteigerten Flexionshaltung des Kopfes wird das Vorderhaupt zwischen Hals und Brust einerseits und hinterer Bcekenwand andererseits comprimirt derart, dass nur die Gesichtsgegend mit Ausnahme der gegen den ersten Kreuzbeinwirbel gedrückten Stirne nach oben gegen die freie Lichtung des Beckens gerichtet ist; die Spitze des lediglich vom knöchernen Ringe des engen Ausgangskanals fest umschlossenen hintern Schädeltheiles dagegen in das freie Lumen des letzteren herabragt. Diese mechanischen Wechselbeziehungen steigern sich hauptsächlich durch den Uebergang der enklitischen in die proklitische Bewegung, unter welcher der Schädel den Becken-, respective auch den Dammkanal verlässt, wobei die Einwirkung des Steissbeins und des Dammes auf die Abflachung der Stirnbeine Beachtung verdient.

Diese Theorie der fraglichen Transformation, welche somit den Schädel bis zum Beginn des Ausgangsmechanismus unberührt lässt, erklärt ausserdem einfach und leicht die auch von Barnes angegebene und fälschlich der Einwirkung des Muttermundes zugeschriebene Thatsache, dass die fragliche Schädelgestalt am ausgesprochensten bei Erstgebärenden zur Erscheinung kommt. Bei ihnen beansprucht ja der Ausgangsmechanismus die längste Zeitdauer, wird vorzugsweise die formatorische Qualität des Beckenkanals von dem Dammkanal aufgenommen und fortgesetzt. Je kürzer dagegen diese Dauer ausfällt, je mehr der Dammmechanismus zurücktritt, wie bei Mehrgebärenden, desto weniger prägt sich jene Form aus, die sogar in Fällen präcipitirter Geburten mehr oder weniger vollständig vermisst wird. Der Grad der Walzenbildung, werden wir demnach sagen können, ist der Dauer des Ausgangsmechanismus proportional. Und da das Caput succedaneum, soweit es nicht schon der Peristrophik angehört, sondern wie sehr häufig erst in diesem Stadium des Mechanismus sich bildet, seinen Ort in der Verlängerung der mento-occipitalen Axe des Cylinders auf dem Hinterhaupte hat, und da ferner beide auf der nämlichen Ursache, der Zögerung des Mechanismus beruhen, so finden wir erfahrungsmässig gerade mit der stärksten succedanen Anschwellung die exquisitesten Grade der Walzenform vergesellschaftet, so dass die Erscheinung einer monströsen Difformität des Kopfes in der That nicht ferne liegt.

B. Typus der Vorderscheitelstellung.

a. Erscheinung und Wesen.

Der morphologische Typus derjenigen Schädel, welche in der Vorderscheitelstellung geboren werden, weicht von der Walzenform der Hinterscheitelstellung sehr wesentlich ab, indem er zwischen der cylindrischen und sphärischen Gestalt ungefähr in der Mitte liegt, so ziemlich also die ovoide Form einhält mit einer geringen Neigung vielleicht nach der sphärischen. Es trifft demnach die Form der Vorderscheitelstellung mit der angenommenen ursprünglichen, durch keine configurativen Vorgänge alterirten Normalform des Schädels ziemlich nahe zusammen. Und in der That ist der Typus der Vorderscheitelstellung derjenige, welcher unter allen Schädeltypen die engste Verwandschaft mit jenem Normaltypus zeigt, oder, wie wir es auch ausdrücken können, der Mechanismus der Vorderscheitelstellung scheint unter allen die geringsten transformatorischen Ansprüche an den Schädel zu machen. Diese allgemeinen Betrachtungen finden ihre exacte Bestätigung wenigstens in Bezug auf die correlativen Verhältnisse zwischen Hinter- und Vorderscheitelstellung in der Vergleichung der Dimensionen dieser beiden Configurationstypen. Hier fand nämlich Hecker, dass der Durchschnittswerth des Schädelumfanges beim Vorderscheiteltypus 33,0 beim Hinterscheiteltypus 34,66 Centimeter beträgt, mithin der erstere um 1,7 geringer ist als der des letzteren. Dieser ziemlich bedeutende Unterschied kann unmöglich ein absoluter sein, ich meine, derselbe gewährt keinen Beweis für die etwaige Annahme, dass die Schädel, welche in Vorderscheitelstellung geboren werden, durchschnittlich kleiner seien als die in Hinterscheitelstellung zur Welt gekommenen, wie das auch hervorgeht aus den Durchschnittszahlen, welche Hecker für das Gewicht der Kinder berechnet hat, die in den respectiven Stellungen geboren worden, und deren Differenz, nämlich 0,6 Pfd. unter dem allgemeinen Mittel, doch zu gering ist, als dass die verhältnissmässig bedeutende Differenz im Schädelumfange darin ihre Erklärung fände, mithin nicht zu der Annahme berechtigt, dass die Schädel der Vorderscheitelstellung kleiner seien als die der Hinterscheitelstellung. Die genannte Differenz der Umfänge begründet sich vielmehr eben in den morphologischen Unterschieden der beiden Typen, welche auch in den Dimensionsangaben Hecker's ihre Stütze finden. Hier ergab sich nämlich für den Occipito-mentalen 13,16, für den Occipitofrontalen 11,34 und für den Biparietalen 9,35 Centimeter. Die beiden ersteren bleiben also unter den Zahlen des Hinterscheiteltypus, als deren Ausdruck die Seite 263 angegebenen betrachtet werden müssen, während der Biparietale dieselbe um 0,13 überschreitet. Der Unterschied zwischen dem Occipito-frontalen und dem Biparietalen, welcher beim Hinterscheiteltypus 2,44 beträgt, fällt beim Vorderscheiteltypus auf 1,99, ist mithin um 0,47 geringer, d. h. um so viel ist der Schädel des Vorderscheiteltypus runder als der des Hinterscheiteltypus. Leider ist bei diesen Messungen der verticale Durchmesser ganz ausser Acht gelassen, obwohl derselbe hier ohne Frage und zwar deshalb von wesentlicher Bedeutung ist, weil er die compensatorische Richtung bei der Transfiguration in hervorragender Weise vermittelt und angiebt. Insbesondere würde dieser Index hier eine positive Differenz zu Gunsten des gewölbten Vorderscheiteltypus zeigen, welche das Minus seiner Umfangsdifferenz vorzugsweise zu erklären geeignet erscheint.

Auch durch diese Zahlenangabe wird übrigens meine obige Behauptung, dass der Vorderscheiteltypus mit dem Normaltypus des Schädels die nächste Verwandtschaft zeige, nur gewonnen haben, ja es würde sich demgemäss, so lange der letztere unbekannt ist, am meisten empfehlen den Vorderscheiteltypus statt des bislang gebräuchlichen ganz ungeeigneten Hinterscheiteltypus als morphologische Einheit zu substituiren, indem er für die Berechnung absoluter Werthe vor der Hand die beste Garantie ihrer Richtigkeit gewähren dürfte.

Der Typus der Vorderscheitelstellung findet sich schon bei Smellie auf Tafel 20 ziemlich getreu wiedergegeben, doch wird derselbe nur kleineren Köpfen vindicirt, grössern dagegen, wie die folgende Tafel ausweist, eine längliche Form zugeschrieben. Das Irrthümliche dieser Unterscheidung ist bereits durch die vorerwähnten Berechnungen Hecker's nachgewiesen, welchen das Verdienst gebührt die typische Gesetzmässigkeit der fraglichen Formation für die Vorderscheitelstellung, die auch schon Michaelis[1]) andeutet, zu documentiren. Gleichwohl lässt sich Hecker hier gar nicht darüber aus, ob er dieselbe für Ursache oder Wirkung des Vorderscheitelmechanismus hält. Jedenfalls, sollte ich meinen, müsste die frappante Verschiedenheit beider Typen ungemein geeignet erscheinen für die Selbständigkeit und Ebenbürtigkeit

[1]) G. A. Michaelis. Das enge Becken. 1. Aufl. S. 262. Leipzig 1851.

der von mir mit dem Busch'schen Schema rehabilitirten Vorderscheitelstellung zu argumentiren, gegen welche Hecker so sehr eifert.

Ob auch Dohrn die skizzirte Form der Vorderscheitelstellung annimmt und als specifischen Typus derselben anerkennt, ist nicht ersichtlich; doch constatirt er auch hier die bei der Hinterscheitelstellung erörterte transversale Abflachung, so wie die sagittale Verschiebung der betreffenden Schädelhälften.

b. Theorie der mechanischen Entstehung.

Die Mechanik der beiden letztgenannten Formveränderungen wird, wie ihre Erscheinung selbst, auch die nämlichen genetischen Ursachen haben wie bei der Hinterscheitelstellung, mithin in der synklitischen, respective in der combinirten synklitisch-peristrophischen Mechanik zu suchen sein.

Die Entstehung des eigentlichen Vorderscheiteltypus beruht wiederum in der Mechanik des Ausgangsmechanismus. Indem hier beim höchsten Grade der Beugehaltung der Stirngegend an der vorderen und der Hinterhauptsgegend an der hintern Beckenwand kein Ausweichen gestattet ist, compensirt sich die stattfindende Druckwirkung in der Richtung des Schädelverticalen und zwar nach der im Ausgangslumen befindlichen Vorderscheitelgegend hin. So entsteht die Auswölbung des Schädeldaches, welche vorzüglich als Form bestimmendes Moment des Vorderscheiteltypus betrachtet werden muss.

C. Typen der übrigen Stellungen.

Noch viel weniger als bei der Schilderung der Schädeltypen der Parallelstellungen kann es meine Absicht sein in Bezug auf die Schädeltypen der Schiefstellungen von meiner lediglich hodegetischen Tendenz abzuweichen, als einestheils auch diese Formen an sich noch so gut wie unbekannt sind und ich anderntheils selber auf den Versuch die Mechanik ihres Zustandekommens zu begründen schon aus der Ursache verzichte, weil ich bei der Darstellung der mechanischen Geburtsvorgänge auch die fraglichen Stellungen zu berühren mir versagen musste und somit mir die nöthige Basis fehlt.

Ich will mich demnach hier darauf beschränken nur drei Schädelformationen namhaft zu machen, welche mir am meisten bekannt sind und wegen ihres hervorstechenden Charakters ein besonderes Interesse zu verdienen scheinen.

a. Typus der Gesichtstellung.

aa) Erscheinung und Wesen.

Dem Gesichtstellungstypus ist es vergönnt gewesen eine wissenschaftliche Frage zur Discussion gestellt zu haben, deren Primitien ich in den vorliegenden Blättern anzudeuten versucht habe, in denen ich jedoch ausdrücklich nur den Keim erblicke zu einem neuen Wissenszweige, dessen Entwickelung voraussichtlich beträchtliche Dimensionen annehmen wird.

Obwohl die Gestalt des Schädels bereits, wenn auch in einem problematischen Mechanismus, von Smellie auf Tafel 24 sehr genau dargestellt und als Caput oblongum redditum bezeichnet wird, so ist der fragliche Schädeltypus doch erst neuerdings durch Hecker [1]) mit grösserer Genauigkeit beschrieben worden. Indem dieser Forscher denselben mit dem vermeintlichen Normalschädeltypus, in Wahrheit aber dem der Hinterscheitelstellung vergleicht, findet er den Gesichtstellungstypus im Allgemeinen niedriger, derselbe zeige sehr oft eine „sattelförmige Einsenkung“ in der Gegend der grossen Fontanelle und ein viel stärker entwickeltes nach hinten ausgezogenes Hinterhaupt. In Folge dieser Verlängerung des letzteren sieht man nach ihm die untere Fläche des Schädels vom Hinterhauptsloch nach hinten nicht aufsteigen, sondern fast horizontal verlaufen, so dass die Differenz zwischen dem Occipito-mentalen und Occipito-frontalen bedeutend verringert ist. Aus 42 Beobachtungen, in denen beiläufig das Gewicht der Kinder das normale Mittel um 100 Gramm übersteigt, resultiren dem genannten Forscher als Durchschnittswerthe

[1]) Hecker, Klinik der Geburtskunde. Bd. 2. S. 47. Leipzig 1864.

für den Kopfumfang 35,73 also um 1,07 mehr als bei der Hinterscheitelstellung; auch die Durchmesser ergeben einen höheren Werth, der bei dem Occipitofrontalen sogar auf 0,67 steigt. Es müsste sich demnach überhaupt eine Vermehrung der cubischen Grösse ergeben, da nirgend eine compensatorische Verminderung hervortritt. Und hier zeigt sich wieder die Lücke, welche aus der Vernachlässigung des Verticalen entsteht. Denn in der That liegt gerade die postulirte compensatorische Verminderung in der Richtung des nicht gemessenen Verticalen, die doch von Hecker selbst als sattelförmige Einsenkung des Scheitels ganz richtig angedeutet wird. Die Verlängerung des Occipito-frontalen ist übrigens nicht, wie Hecker anzunehmen scheint, dem stärkeren Hervortreten des Hinterhauptes allein zuzuschreiben, sondern kommt meines Erachtens wenigstens zum Theil auf die stärkere Wölbung der Stirngegend. Im Wesentlichen richtig zeichnet auch hier Kehrer: „Der Hirnschädel erscheint in der Richtung des Occipitofrontaldurchmessers verlängert, von oben nach unten zusammengedrückt, der ganze Schädel abgeflacht, die Stirn vorgewölbt und niedergedrückt.“

Obwohl die Gegensätze der beiden verglichenen Schädeltypen keineswegs unerheblich sind, so ist doch die Wahl derselben offenbar die für die Vergleichung am wenigsten geeignete, wenn es darauf ankommt configurative Unterschiede besonders augenfällig hervortreten zu lassen. Denn unzweifelhaft sind Hinterscheitel- und Gesichtstellungstypus gerade diejenigen Schädelformen, welche sich unter allen tokologischen Formationen am nächsten stehn. Schon die Vergleichung mit dem Vorderscheiteltypus, noch mehr aber die mit den noch ferner zu nennenden Formationen, würden meine Behauptung rechtfertigen. Im Wesentlichen, im Grossen und Ganzen haben ja beide Typen die Cylinderform gemeinsam, nur dass die Abplattung, welche bei der Hinterscheitelstellung der Stirngegend eigenthümlich, bei der Gesichtstellung den Scheitel einnimmt, die Stirn hier mehr hervortritt und das Hinterhaupt sich in beiden Fällen kaum unterscheidet.

Ob noch andere, etwa den bei der Hinterscheitelstellung nach Dohrn und Barnes citirten Configurationserscheinungen analoge Veränderungen auch bei der Gesichtstellung vorkommen, ist nicht bekannt; doch wiederhole ich hier ein bereits früher von mir [1]) berührtes Configurationsphänomen, welches zwar an den Weichtheilen des Gesichts auftritt, nichtsdestoweniger aber namentlich genetisch als Analogon jener Erscheinungen, wie ich schon damals bemerkte, aufzufassen sein dürfte. Ich hob nämlich hervor, dass das Gesicht in seinem Querdurchmesser comprimirt und die Weichtheile desselben medianwärts zusammengeschoben würden. Werde dieser Vorgang schon an dem Zusammentreten der Wangen gegen die Nase hin hier mit der abgeplatteten Nase tiefe Furchen bildend bemerkbar, so trete derselbe an der sehr beweglichen Mundspalte noch viel leichter und im höchsten Grade auffallend in die Erscheinung. „Die Lippenspitze des Filtrum deckt die Nasenspitze, die Mitte der Unterlippe ist nach dem Kinne zu ausgewichen und beide Mundwinkel sind einander genähert, die horizontale Mundspalte ist in eine verticale verwandelt und Lippenspalte und Kieferspalte kreuzen sich rechtwinklig." Ob und wie weit die darunter liegenden Knochenverbindungen des Gesichtsschädels an der genannten Formveränderung participiren, darüber vermag ich nichts Verlässliches zu äussern.

bb) Theorie der mechanischen Entstehung.

Der allgemeine Charakter der Walzenform ist genetisch leicht verständlich. Bei der extremen Extensionshaltung des Kopfes ist es der Pol des Gesichts einschliesslich der Stirngegend, welcher im Beckenlumen frei nach unten, die Hinterhauptsgegend, welche frei nach oben gerichtet ist. Beide bilden die Loca minoris resistentiae, diejenigen Richtungen, in welchen der in allen übrigen Richtungen comprimirte Schädel auszuweichen im Stande ist. Die resultirende Walzenform, welche die Hinterscheitelstellung, wie wir sahen, erst während ihres Ausgangsmechanismus davonträgt, indem jener hier erst vermöge seines starken Flexionsgrades umgekehrt

[1]) Durch Beckenenge bedingter ungewöhnlicher Mechanismus einer Gesichtslage. Monatsschr. f. Geburtsk. Bd. 24. S. 48. 1864.

unter die nämlichen topologischen Bedingungen geräth, ist bei der Gesichtstellung um so eher erklärlich, als dieselbe während ihres ganzen meist protrahirten Mechanismus, welcher zumal im Hochstande beginnt, eine Haltungsveränderung vor den Schlussmomenten seiner Bewegungen nicht erfährt. Auch die Scheitelimpression dürfte sich leicht aus dem von der Linea terminalis ausgeübten Druck ergeben, welchem diese Schädelregion während eines verhältnissmässig langen Zeitabschnitts des Mechanismus ausgesetzt ist und deren volle Stärke in den letzten Stadien des Mechanismus wahrscheinlich zum Theil wieder ausgeglichen wird und damit unserer Wahrnehmung verloren geht.

Die von mir beschriebene Transversalverschiebung des Gesichts beruht vermuthlich gleich wie ihr bregmatisches Analogon bei der Scheitelstellung auf der Mechanik der synklitischen Bewegung.

b. Typus der Stirnstellung.

aa) Erscheinung und Wesen.

Die Formation des Schädels bei der Stirnstellung, beiläufig einer Stellung, welche bei der Seltenheit ihres Vorkommens bis auf die neueste Zeit (Späth, v. Helly, Hildebrandt, Massmann) fast unbekannt oder mit der Gesichtstellung confundirt, ihrer durchaus berechtigten systematischen Selbständigkeit entbehrt, scheint der Aufmerksamkeit der Beobachter bislang völlig entgangen zu sein, obwohl sie nach meiner Erfahrung unter allen mir bekannten tokologischen Schädelbildungen bei weitem die frappanteste und in ihren höheren Graden von einer menschlichen Schädelform eine so abweichende ist, dass sie, zumal bei vorhandenem Caput succedaneum auf der Stirne, einer teratologischen Form, einer Monstrosität in der That ungemein nahe steht.

Die von Hecker in einem Falle bemerkte Formbildung stimmt mit meinen Wahrnehmungen wenig überein, während schon Smellie sagt „complanatur Vertex, sinciput vero in conicam redigitur formam,“ und Barnes das Wesentliche derselben kurz und richtig zusammenfasst in den Worten: „Es erhält der Vorkopf eine ungebührliche, ja monströse Prominenz, während die occipitale Region abgeplattet wird," womit auch Kehrer übereinstimmt, indem er schildert: „Bei Stirnlagen flacht sich der Mittel- und Hinterscheitel ab und bildet eine ab- und rückwärts geneigte schiefe Ebene, der Vorderscheitel tritt hüglig vor und trägt eine Intumescenz, die gegen das Gesicht steiler abfällt als gegen das Hinterhaupt."

Unter meinen diesen Gegenstand betreffenden Beobachtungen gebe ich eine Aufzeichnung, wie sie unmittelbar nach der am 19. Mai 1867 in Herberhausen bei Göttingen gemachten Wahrnehmung von mir niedergeschrieben worden ist, hier wörtlich wieder. „Die Configuration des Kopfes ist eine höchst eigenthümliche. Der Kopf im Ganzen stellt eine Keilform dar, als deren Basis man die Grundfläche des Kopfes betrachten kann. Die Gesichtslänge ist abgeschrägt und tritt von der abgeplatteten Nase an nach dem Kinne zu mehr und mehr zurück, während die Stirn in mächtiger Wölbung vorspringt. Diejenige Seite, welche vom Kinn zum Hinterhaupte verläuft, ist fast geradlinig und nur in ihrem hinteren Drittel gegen die scharfe Kante des Hinterhaupts hin ein wenig erhoben. Die obere, dem Schädelgewölbe entsprechende, längste Seite fällt von der abgerundeten Firste der Stirne her nach dem Hinterhaupte zu entsprechend schräg und steil, dachförmig ab, in ihrem Verlaufe in der Gegend der grossen Fontanelle eine sehr seichte Delle zeigend. Das platt zugespitzte Hinterhaupt, eine breite Schneide darstellend, erscheint kaum verlängert."

Ich glaube, dass die geschilderte Bildung, welche in meiner Profilzeichnung die Form eines ungleichseitigen Dreiecks bildet, als eine einigermassen extreme angesprochen werden kann, da der Mechanismus in dem freilich normalen Becken der 39 Jahr alten Erstgebärenden ein sehr langwieriger war.

bb) Theorie der mechanischen Entstehung.

Auch ohne den noch fast unbekannten Mechanismus der Stirnstellung wird die Mechanik ihrer Formation schon aus den Haltungsverhältnissen einigermassen vorstellbar, die man sich vermittelst Tafel 22 der Smellie'schen Abbildungen versinnlichen mag. Die schwache Extensionshaltung des Kopfes ist eine solche, dass das Hinterhaupt nicht wie bei der Gesichtstellung frei in die obere Apertur hinaufragt, sondern zwischen Becken einerseits und Nacken und Schultern andererseits in der Richtung seines Verticalen und zwar jemehr nach der Hinterhauptsspitze zu um so stärker comprimirt und in zunehmender Stärke abgeplattet wird. Während demnach bei Entstehung der Walzenform der Hinterscheitel- und Gesichstellung die compensatorische Sagittalverlängerung in der Richtung beider Pole gestattet war, ergiebt sich bei der Stirnstellung nur die eine Compensationsrichtung nach der Stirne zu. Die Spitze des Keiles jenes ungleichseitigen Dreiecks, die Stirngegend, geht im Becken voran, während die beiden Seiten desselben den beiden Beckenseiten, respective nach vollendeter Peristrophik die kürzere Seite, d. h. die Gesichtslänge, der vorderen, die etwa um ein Drittel längere, das Schädeldach, der hinteren Beckenwand entsprechen, und die Basis des Keils, der Schädelgrund, der oberen Apertur ungefähr parallel verläuft. In dem vorstehend mitgetheilten Falle war das nicht gedrückte im Ausgangslumen lange befindliche Kopfsegment sehr deutlich zu unterscheiden. Dasselbe mit Vorgeschwulst bedeckt war braunroth gefärbt, während die übrigen Theile ihre völlige Weisse besassen. Die Demarcationslinie verlief von etwa 1 Centimeter vor der grossen Fontanelle auf der Frontalnaht angefangen rechts zur Mitte des rechten Schenkels der Kranznaht, sich nahe am Rande des Stirnbeins haltend gegen den rechten Infraorbitalrand knapp unter der Nasenwurzel gegen den rechten Supraorbitalrand über das linke Tuber frontale in seichtem Bogen gegen ihren Ausgangspunkt auf der Sutura frontalis. Es war also bei dieser ersten Stirnstellung, indem sie lange in unvollendeter Peristrophik verharrte, vorzugsweise die rechte Seite und das rechte Auge afficirt, während vom linken Auge nur das Supercilium und in schwachem Grade das obere Lid ergriffen war. Die geschilderte Schädelgestalt wird sich aber um so eher und um so stärker ausprägen müssen, als die genannten Bedingungen derselben, während des ganzen Verlaufs des Mechanismus der Stirnstellung im Wesentlichen dieselben bleiben.

c. Typus des nachfolgenden Kopfes.

aa) Erscheinung und Wesen.

Der Typus des Schädels bei nachfolgendem Kopfe ist die Kugelform, der Rundkopf.

Bei der relativen Häufigkeit der Steisslage muss uns die Unbekanntschaft der Tokologen mit dieser Schädelformation Wunder nehmen. Der Anregung und Unterweisung meines Lehrers Ed. v. Siebold, welcher an jedem bezüglichen klinischen Falle auf die Thatsache dieses Rundkopfes aufmerksam machte, verdanke ich es schon von Anbeginn meiner tokologischen Studien und Forschungen den Transformationserscheinungen des Schädels und ihrem typischen und specifischen Verhalten eine fruchtbringende Beachtung gewidmet zu haben. Schon diese Form ist so augenfällig, dass sie sich noch im Schädelskelet mit Sicherheit zu erkennen giebt. Wenigstens ist es mir passirt, dass bei der Besichtigung einer grossen Sammlung von Schädeln Neugeborener meine Behauptung von einer bestimmten Nummer, dass der Schädel einem Kinde angehört haben müsse, welches in der Steisslage zur Welt gekommen sei, durch den Katalog ihre Bestätigung fand. Der Eindruck, finde ich, welchen die schöne Rundung und Wölbung der Stirne und die Orthognathie dieses Kopfes und dessen geistiger Ausdruck macht, ist gegenüber dem gewöhnlichen Flachkopf der Hinterscheitelstellung der der Intelligenz und unserem ästhetischen Gefühle so wohlthuend.

bb) Theorie der mechanischen Entstehung.

Die Bildung des Rundkopfes scheint sich aus dem Mechanismus dahin zu erklären, dass während die übrige Peripherie des Schädels unter den Druck des Beckens geräth, die Scheitelgegend davon frei bleibt, derart dass die Compensationsrichtung des ursprünglich ovalen Schädels vorzüglich in den Verticalen, aber auch zugleich in den Bitemporalen fällt. Ob die genannte Transformation nur bei solchen nachfolgenden Köpfen zu Stande kommt, welche in normaler Beugehaltung durch das Becken gehn und sich peristrophisch mit dem Gesicht entweder der Kreuzbeinhöhlung oder der Symphyse zuwenden, oder auch bei solchen beobachtet wird, welche in Extensionshaltung geboren werden, darüber vermag ich nichts Sicheres anzugeben. Bei der relativen Schnelligkeit, mit welcher der nachfolgende Kopf den Beckenkanal passirt, muss uns übrigens die Kürze der Zeit überraschen, binnen welcher die Transformation zu Stande kommt. Ich kann in dieser Beziehung nur noch die Vermuthung andeutend nachtragen, dass die Plasticität des nachfolgenden Schädels vielleicht zum Theil auf andern und zwar noch begünstigenderen Bedingungen beruht als weiter oben eruirt worden sind.

D. Typen der Scheitelstellung bei den verschiedenen Arten des verengten Beckens.

Obschon ich an dieser Stelle das Ende meiner mir gestellten Aufgabe, nämlich der Erörterung der Configurationserscheinungen, erreicht zu haben glaube, darf ich mir wohl noch verstatten einen Blick über die Grenze zu werfen in ein Nachbargebiet, welches zwar bereits entdeckt, jedoch bislang nur stellenweise durchforscht, zu jener Aufgabe in mehr oder weniger innigen äusseren und inneren Beziehungen steht.

Die Formveränderung, welche der Schädel in der Scheitelstellung bei seinem Mechanismus im verengten Becken erleidet, geht in der Art über die geschilderte Transformation hinaus, dass sich mit ihr oft eine thatsächliche Läsion des Schädels vergesellschaftet, welche in verschiedenen Graden und Formen auftritt. Was wir über diese Verhältnisse wissen, verdanken wir bekanntlich fast ausschliesslich den unvergleichlichen Forschungen von Michaelis [1]), an deren Weiterentwickelung sich leider noch niemand gewagt hat. Schröder [2]) hat sich neuerdings über einiges geäussert.

---

[1]) G. A. Michaelis. Das enge Becken. Leipzig 1851.

[2]) K. Schröder. Schwangerschaft, Geburt und Wochenbett. Bonn 1867. S. 97 ff.

Von der Verschiebung der Kopfknochen an, welche den Uebergang von der reinen Formveränderung zu der Umgestaltung durch Verletzung zu bilden scheint, schildert er die allgemeine Verbiegung, die rinnenförmige Einbiegung, den löffelförmigen Eindruck, ferner die Zerbrechung und Spaltung der Kopfknochen und bemüht sich sogar trotz des dunklen Mechanismus der Scheitelstellung im verengten Becken die Mechanik dieser Veränderungen zu erklären. Aber auch Michaelis beschränkt sich auf nur einige wenige Beckenformen, die Mehrzahl derselben unberücksichtigt lassend.

Diejenigen, welche die Ergebnisse der bezüglichen Untersuchungen von Michaelis in vielleicht nicht ungerechtfertigter Weise als Ergänzung meiner Arbeit betrachten wollen, darf ich demnach auch schon aus dem Grunde auf diesen Autor bloss verweisen, weil ich dem Leser zu nahe treten würde, wollte ich das classische Werk desselben nicht als das tägliche Brod jedes Tokologen voraussetzen.

E. Typen der übrigen Stellungen bei den verschiedenen Arten des verengten Beckens.

Lediglich der systematischen und logischen Vollständigkeit halber füge ich hier vorstehende ideale Ueberschrift eines Kapitels nur hinzu, dessen noch gänzlich unbekannter Inhalt ein hohes wissenschaftliches Problem der Zukunft ist.

8. Terminologie und Classification der Schädeltypen.

Obwohl mit den von mir constatirten Schädeltypen die Zahl der in der Natur vorkommenden keineswegs erschöpft ist, und obgleich ich absichtlich die Beschreibung der ausgewählten Formen nur in den allgemeinsten Zügen gegeben habe, so dürfte doch im Interesse der Wissenschaftlichkeit eine präcise und significante Benennung sowie die Aufstellung fester Eintheilungsprincipien der fraglichen Typen schon jetzt wünschenswerth erscheinen. In beiden Beziehungen würde es sich aus Gründen der Concinnität und des genetischen Connexes von vorn herein am meisten empfehlen die bereits vorhandene kraniologische Terminologie und

Classification auch in der Tokologie zu adoptiren. Allein da die kraniologischen Begriffe der Dolichokephalie und Brachykephalie (Retzius), der Stenokephalie und Eurykephalie (Aeby), der Orthokephalie (Welcker), Skaphokephalie (v. Baer), Trigonokephalie, ferner der Orthognathie und Prognathie (Retzius), Opisthognathie (Welcker), sowie endlich der Progeneïe (Ludwig Meyer), die der tokologischen Typen wenig oder gar nicht zu decken scheinen, so habe ich es vorgezogen die Alternative offen zu lassen, ob man kraniologische Namen einführen oder neue Bezeichnungen bilden wolle, indem ich die von mir aufgeführten tokologischen Schädeltypen für jetzt unbenannt lasse.

9. Persistenz und Rückbildung der tokologischen Schädelformationen.

Anknüpfend an die Thatsache, welche durch die auf Seite 301 und 302 gegebenen Erörterungen constatirt worden ist, nämlich dass die Schädel der lebend Geborenen das Bestreben besitzen die ihnen durch den Geburtsact aufgezwungene Gestalt wieder zu verlassen um zu ihrer ursprünglichen fötalen Form zurück zu kehren, kann es sich hier nur mehr um die Frage handeln, in wie weit und binnen welchen Zeitraums jene Ausgleichung zu Stande kommt. Die Beantwortung dieser Frage würde, wie mir scheint, manche neue und ungeahnte wissenschaftliche Perspective eröffnen, würde die Bedeutung der Tokologie bedeutend erhöhen, indem sie dieselbe mit andern zum Theil sehr entlegenen Wissensgebieten in mehr oder weniger nahe Beziehungen brächte; so mit der Kraniologie, Anthropologie, Ethnologie und Ethnographie, der Paläontologie, Archäologie, gerichtlichen Medicin, der Pathologie und Psychiatrie. Beispielsweise glaube ich, dass die Kraniologie erst dann eine Basis gewinnen wird, wenn sie ihre Cardinalfrage nach der Entstehung der Schädelformen sich unter Beihülfe der Tokologie beantwortet, namentlich auch den Grundirrthum eliminirte, dass sie den „dolichokephalen und prognathen“ Hinterscheiteltypus als Originalform betrachtet; darf ich ferner in pathologischer und psychiatrischer Beziehung an die Fragen erinnern, welche sich hier aufwerfen: an die

Aetiologie der Epilepsie, an die angebliche Verknüpfung bestimmter psychopathischer Zustände mit gewissen Schädelformen, an die bekanntlich schon ältere Annahme, dass spontane oder operative tokologische Insulte (Zange — Mitchel), die Prädisposition zu Geisteskrankheiten involviren; ob bestimmte Formen der Krankheit oder ihre einzelnen Symptome auf bestimmte Arten der Transformation und der Verletzungen zurückzu führen seien u. s. w. Leider aber kann ich hier wiederum nur wenige Vermuthungen registriren, welche obendrein so allgemein und vage lauten, dass sie lediglich geeignet sein dürften unsere völlige Unwissenheit auf diesem Gebiete zu illustriren. So ist Hennig [1]) der Meinung, dass die Dohrn'sche Sagittalverschiebung des Schädels meist bald verschwinde, mitunter jedoch eine zeitlang selbst bis zu mehren Wochen bestehen bleibe. Dagegen behauptet Barnes [2]) ganz allgemein, dass die Form, welche dem Kopfe bei der Geburt aufgedrückt wird, oft in beträchtlichem Grade durchs ganze Leben bleibend sei und dass es im Allgemeinen möglich sein werde noch lange Zeit nach der Geburt bei sorgfältiger Betrachtung des Kopfes zu sagen, in welcher Stellung und wie das Kind geboren sei. Im Allgemeinen sei es wahr, dass nach der Geburt der Kopf rasch zu seiner ursprünglichen Form zurückkehre, doch sei diese Rückkehr nur approximativ, nur selten vollständig; die Stirnprotuberanz sei bisweilen noch nach mehren Tagen sichtbar. Ich kann meinerseits gleichfalls nur die Bemerkung hinzufügen, dass nicht bloss die einfache Inspection erkennen lässt, dass die tokologischen Formen sich binnen 2 bis 3 Wochen auszugleichen pflegen, sondern dass dies auch die angestellten Messungen beweisen, woraus sich mir ergeben hat, dass die Schädeldurchmesser innerhalb jener Frist ganz erhebliche reductive, respective augmentative Veränderungen im Sinne der Normalform erleiden. Es wäre auch dies noch durch Zahlenreihen documentarisch zu beweisen.

Ich darf noch die Vermuthung hinzufügen, dass wahr-

---

[1]) Hennig. Monatsschr. f. Geburtsk. Bd. 24. S. 421. 1864.

[2]) R. Barnes. Transactions of the Obstetrical Society of London. Vol. V. and VII. 1864 und 1866.

scheinlich sämmtliche tokologischen Formen zunächst wieder auf die fötale Gestalt zurückgehen um erst zu einer späteren Lebenszeit allmälig in individuelle Formen und in die neuerdings wie es scheint freilich zweifelhaft werdenden Racentypen überzugehen und dass wirklich tokologische Formen, wenn überhaupt, so doch nur als seltene Ausnahmen fürs ganze Leben persistent bleiben.

10. Darstellungsweisen der Configurationstypen.

Da die Rückbildung der tokologischen Schädelform mit dem ersten Athemzug des Neugeborenen ihren Anfang nimmt, so sind alle Darstellungen und Messungen jener Formen möglichst unmittelbar nach der Geburt auszuführen, was bei Todtgeborenen mithin nicht erforderlich ist.

A. Methode der bildlichen Darstellung.

a. Zeichnung.

Der erste Versuch die tokologisch-typische Form des Schädels bildlich darzustellen rührt von Hecker her. Derselbe gab einen Profilumriss der Typen der Hinterscheitelstellung, bei deren Original er freilich keinen glücklichen Griff gethan, und der Gesichtstellung, und zwar indem er die Contouren und Durchmesser beider nach der Manier von Carus mit verschiedenen Farben in einander zeichnete. Barnes giebt ausser verschiedenen Diagrammen in Profil auch die zugehörigen en face-Umrisse, welche er auf die einfachste Weise so gewinnt, dass er einmal den mit einer Seitenfläche, das andere Mal den mit dem Hinterhaupte auf ein Stück Papier gelegten Kopf mit dem Bleistift umreisst. Ein Bild des horizontalen Schädelquerschnitts suchte Dohrn durch Anwendung des Kyrtometers zu erreichen. Er stellte dies Verfahren bei 40 Kindsköpfen in den ersten Stunden nach der Geburt in der Weise an, dass er ein kleines Kyrtometer horizontal um die grösste Peripherie des Schädels legte, sich merkte, an welchen Kettengliedern die Stirnnaht, die Tubera parietalia und der Hinterhauptshöcker standen und sich nun die Form des Kyrtometers auf quadratisch liniirtes Papier aufzeichnete.

Ausser oder neben diesen Umrissen könnte man auch noch die perspectivische oder Portraitzeichnung wählen.

b. Photographie.

Die Photographie, welche bekanntlich durch C. E. v. Baer in die Kraniologie bereits eingeführt worden ist, und welche nur perspectivische Bilder geben kann, scheint zum Zwecke der Darstellung tokologischer Schädeltypen ausser in einem Falle von Barnes [1]) noch keine Anwendung gefunden zu haben. Abgesehen auch von dem etwaigen Werthe dieser Methode haften ihr zweierlei Mängel an, welche Berücksichtigung verdienen. Einmal nämlich setzt ihre Verwendung eine Gebäranstalt und in ökonomischer Rücksicht einen nicht unerheblichen Kostenaufwand voraus; und ferner würde das wahre Bild durch die gewöhnlich vorhandene Kopfgeschwulst noch mehr utrirt und entstellt werden, als schon bei der correcturfähigen Zeichnung, ein Fehler der auch durch das Retouchiren wohl kaum zu beseitigen ist.

B. Methode der plastischen Darstellung.

Bliebe der letzt genannte Uebelstand auch hier unberücksichtigt, so würde die plastische Darstellung meines Erachtens sowohl wegen ihrer Einfachheit und Ökonomie als auch wegen der unbedingt richtigen, körperlichen Wiedergabe aller Formverhältnisse, hier die grösste Beachtung verdienen, obschon für ihre Verwendbarkeit aus dem Umstande einige Schwierigkeit erwachsen kann, dass das Kind lebend ist.

Man verfährt dabei in der bekannten Weise der Bildhauer etwa folgendermassen. Geeignetes Gypsmehl wird mit kaltem Wasser dünnbreiig angerührt und über den mit Oel eingeriebenen und mit Zwirnsfäden belegten Kopf 2 Centimeter dick aufgetragen. Sobald die Masse genügend erhärtet ist, werden die Fäden durch den Beleg hindurchgezogen. Die Form, welche man auf diese Weise in den gewünschten Stücken erhält, wird zusammengesetzt, mit ziemlich dickem Seifenschaum ausgespült und sodann ausgegossen. Der Guss ist in

---

[1]) R Barnes. Transactions of the Obstetrical Society of London Vol. V.

etwa einer Viertelstunde erhärtet, so dass man ihn mit einem kleinen Meissel herausschälen kann.

C. Methode der Schädelsammlung.

Die Sammlung von Schädeln Todtgeborener bietet gewiss unter allen die zweckmässigste und werthvollste Methode der Darstellung tokologischer Schädeltypen und ihrer mannigfaltigen Grade, doch dürfte das Material dazu wohl nur in Gebäranstalten zu gewinnen sein. Sie bietet indess auch noch den Vortheil einer jederzeitigen Vervielfältigung der Schädel nach den übrigen Methoden. Die Sammlung kann auf zweifache Weise hergestellt werden.

a. Sammlung von Schädelskeleten.

Da wie bereits bemerkt die einmal gesetzte Form des Schädels Todtgeborener selbst durch die Präparation nicht alterirt wird, so erscheint diese Methode besonders geeignet um Beobachtungsreihen zu gewinnen. Wenn man dabei nun auch berücksichtigen muss, dass durch das Eintrocknen der Nähte, Fontanellen und Knochen, welches vorzugsweise die Schädelbasis trifft, die ursprüngliche Form sich etwas ändert, so bleibt dieselbe doch im Grossen und Ganzen bestehen und behält ihren Werth für wissenschaftliche und didaktische Zwecke.

Es giebt wohl schon viele und grosse Sammlungen sorgfältig präparirter und gut conservirter Schädel, allein leider bilden sie für unseren Zweck doch nur ein todtes Kapital. Denn da sie für denselben der erforderlichen genauen geburtsgeschichtlichen Documente entbehren, die nur unter den soeben gewonnenen oder noch zu findenden Gesichtspunkten durch sorgfältige Beobachtung herzustellen sind, so ist die Arbeit erst ganz von neuem in Angriff zu nehmen.

Das Verfahren der Präparation ist bekannt.

b. Sammlung von Weingeistschädeln.

Die Sammlung von präparirten oder von nicht präparirten Weingeistschädeln bietet im Wesentlichen die nämlichen Vortheile dar und verlangt die gleichen Bedingungen. Da solche Schädel nicht eintrocknen, so gewährt diese Methode noch den Vorzug die ursprüngliche Form in ihrer völligen Integrität zu erhalten.

Es würde sich empfehlen sowohl präparirte als auch nicht präparirte Schädel neben einander zu sammeln.

D. Methode der Mensuration.

a. Methodologie der Schädelmessung.

Nach der Meinung von Hecker, Dohrn und Barnes, welche bildliche Darstellungen von tokologischen Schädelformen und deren Dimensionen gegeben haben, macht dieses Verfahren die Ausmessung der Schädeldimensionen keineswegs überflüssig und sie wird auch von jenen Autoren neben der Abbildung thatsächlich in Anwendung gebracht. Die Richtigkeit dieser Voraussetzung ist wohl jedermann einleuchtend, dem es eben um Wissenschaftlichkeit zu thun ist und ich stehe nicht an dieselbe auch für die plastische Darstellung, sowie für die Sammlung natürlicher Schädel gleicherweise in Anspruch zu nehmen. Die bisherigen Leistungen der tokologischen Kraniometrie können bei der Neuheit der Sache an sich selbstverständlich noch nicht vollkommen sein, ja wir dürfen uns den incunabeln Charakter derselben nicht verhehlen und müssen nothwendigerweise die mühselige Arbeit des methodischen und exacten Messens und die Gewinnung von ergebnissfähigen Reihen erst in Angriff nehmen. Diese schwierige Aufgabe wird indess nicht unwesentlich erleichtert werden durch die einschlägigen Vorarbeiten, welche die Kraniologie bereits darbietet.

aa) Kraniologische Schädelmessung.

Die kraniologische Schädelmessung, welche bekanntlich nach den ältern Anfängen von Camper, Pruner Bey (Gesichtswinkel), Retzius, erst seit dem Göttinger Anthropologencongress im Jahre 1861 in ein eigentliches Entwickelungsstadium eingetreten ist, hat den Bemühungen von Carus[1]), Huschke[2]),

[1]) C. G. Carus. Vom gegenwärtigen Stande der wissenschaftlich begründeten Cranioskopie. Nürnberg 1844.

[2]) Huschke. Schädel, Hirn und Seele des Menschen u. d. Thiere nach Alter, Geschlecht u. Race. Jena 1854.

Retzius[1]), v. Baer[2]), Virchow[3]), Scherzer und Schwarz, Weissbach[4]), Karl Vogt[5]), Lucae[6]), Aitken Meigs[7]), Welcker[8]), Aeby[9]) und W. Krause[10]) bereits bedeutende Fortschritte zu verdanken. Wenn auch Huxley's Behauptung, man könne keinen Schädel messen ohne ihn zu durchsägen, was Virchow und L. Fick auch gethan haben, ziemlich allgemein anerkannt wird, so erheischen doch vorzüglich die streng mathematischen Methoden Berücksichtigung, wobei es noch zu entscheiden steht, ob die Methode der Sehnenmessung, oder der Bogenmessung, oder der Winkelmessung (W. Krause), oder endlich eine Combination derselben den Vorzug verdient. Auch die morphometrische Methode der graphischen Zusammenstellung von Schädelmassen in geometrischer ebener Projection verdient Beachtung, sowie auch die Ineinanderzeichnung (Lucae) solcher Schädelnetze. Diese letztere Methode lässt sich auch in körperlichen Polygonen construiren.

---

[1]) Retzius. Müller's Archiv. 1853.

[2]) v. Baer und Wagner. Bericht über die Zusammenkunft einiger Anthropologen im Sept. 1861 in Göttingen. Leipzig 1861.

[3]) R. Virchow. Gesammelte Abhandlungen zur wissenschaftl. Medicin. Berlin 1856 u. 1862.

[4]) Weissbach. Reise der Österr. Fregatte Novara. Anthropol. Theil. Zweite Abtheil. Körpermessungen. Wien 1867. 4.

[5]) K. Vogt. Vorlesungen über den Menschen u. s. w. Giessen 1863. Bd. 1. S. 66.

[6]) J. C. G. Lucae. Zur Architectur des Menschenschädels nebst geometr. Originalzeichnungen von Schädeln normaler u. abnormer Form Fol. Frankfurt a. M. 1857. — Zur Morphologie der Rassen-Schädel u. s. w. Abdr. aus d. Abhandl. der Seckenb. Gesellsch. Frankfurt a. M. 1861. 4. — Messungen normaler Schädel nach Virchow.

[7]) Aitken Meigs. Americ. med. and chir. Rev. IV. p. 837—861. Sept. 1861.

[8]) H. Welcker. Untersuchungen über Wachsthum u. Bau des menschl. Schädels. Thl. 1. Leipzig 1862. Fol. — Ueber zwei seltene Difformitäten s. u. w. Halle 1863. 4.

[9]) B. Aeby. Eine neue Methode zur Bestimmung der Schädelform v. Menschen u. Säugeth. Braunschw. 1862. — Die Schädelformen des Menschen u. der Affen. Leipzig 1867.

[10]) W. Krause. Ueber die Aufgaben der wissenschaftl. Kraniometrie. Archiv f. Anthropologie. Bd. 1. Braunschweig 1866.

bb) Tokologische Kraniometrie.

Ob und in wie weit die angedeuteten kraniometrischen Verhältnisse auf die tokologische Kraniometrie übertrag- und für dieselbe verwerthbar sein werden, beabsichtige ich nicht hier zu erörtern, doch möchte ich noch einige wenige bezügliche Punkte flüchtig berühren.

Es ist nochmals zu erinnern, dass die gegenwärtigen tokologischen Darstellungs- und Messungsmethoden den grossen Grundmangel besitzen, dass die absoluten dimensionalen Zahlenwerthe des noch unbekannten ursprünglichen, fötalen Schädeltypus mangeln und somit die einheitliche Basis fehlt, auf der eine Vergleichung möglich wäre, und dass demnach auch ihre Resultate aller Uebersichtlichkeit, ja alles Werthes entbehren müssen. Für diesen Mangel bietet auch der Typus der Vorderscheitelstellung nur ein nothdürftiges Surrogat, alle anderen Typen indessen, insbesondere auch der der Hinterscheitelstellung, leisten noch weniger Ersatz, sind vielmehr gänzlich unbrauchbar.

Die Darstellung oder Messung des Schädels zu tokologischen Zwecken dürfte sich übrigens erheblich leichter und einfacher zeigen, als es die Kraniologie erheischt. Aber auch uns kommt es zunächst darauf an wenigstens für die Messung feste Punkte und bestimmte Durchmesser zu vereinbaren, welche indess zum Theil durch die stark ausgeprägten Tubera des Schädels, soweit sie freilich durch die Umgestaltung selbst nicht verwischt worden, in prägnanter Weise gegeben sind.

cc) Instrumente zur Messung.

Zur Messung der Umfänge und Bögen ist das einfache Centimeterband, eventuell das Kyrtometer, oder ein dünner Bleidrath (Schröder) zu verwenden. Zur Bestimmung der Sehnen und der Winkelwerthe bedient man sich des Tasterzirkels. Als genaustes und bestes derartiges Instrument kann ich den für beides, für pelvimetrische wie kraniometrische Zwecke construirten, von Gömann angegebenen Cirkel dringend empfehlen, welcher von Schwartz in der Göttinger Gebäranstalt und von Ludw. Meyer in der Göttinger Irrenanstalt verwandt, vom Mechanicus Lambrecht gefertigt wird und auch durch den Instrumentenmacher Herm. Schepeler in Göttingen zu beziehen ist.

Zu berücksichtigen ist noch bei Schädelskeleten die Grösse des Eintrocknungseffectes, indem die Masse des getrockneten Schädels sich in Folge der Einschrumpfung vorzüglich des Nahtgewebes ändern. So verkleinert sich namentlich der occipito-mentale Durchmesser wegen der Schrumpfung der Schädelbasis. Von letzterer Ursache rührt auch die Prognathie der Kindsschädel her (Welcker), welche uns in den Sammlungen so auffällig ist.

II. Die Plastik des Rumpfes.

Von einer Plastik des Fötusrumpfes kann nur in dem Sinne die Rede sein, dass derselbe und zwar ohne weiteres und in viel höherem Grade als der Schädel die Fähigkeit besitzt seine Form durch äussere mechanische Einwirkungen zu verändern. Besonders sind es die beiden umfangreichsten und widerstandsfähigsten Gegenden des Rumpfes, die Schulterbreite und die Hüftbreite, welche einer accommodatorischen Umbildung im Becken unterworfen sind und welche auch durch die so zu sagen laxe Verbindungsweise der in Betracht kommenden Knochen ungemein begünstigt wird. Nach Kehrer wird namentlich der Thorax „bald unter Abflachung der Rippen und Entfernung des Brustbeins von der Wirbelsäule seitlich comprimirt, bald von vorn nach hinten zusammengepresst, wobei das von den elastischen Rippenknorpeln getragene Brustbein niedergedrückt und auf diese Weise die vordere Brustwand zu einer Längsrinne umgestaltet werden kann."

Aus diesem Grunde lässt sich zugleich die besondere Art der Gestaltung wie sie durch den verschiedenen Mechanismus bedingt ist weder berechnen, noch als wirklich plastische Form nachweisen. Die etwa gesetzten Veränderungen gleichen sich mit dem Moment der Geburt auch bei Todtgeborenen so vollständig aus, dass sich die plastischen Vorgänge der genannten Theile unserer Perception gänzlich entziehn.

Uebrigens dürfte den plastischen Geburtsvorgängen am Rumpfe in Vergleich zu denen des Kopfes eine irgend erhebliche Bedeutung kaum zuzuerkennen sein und demnach eine eingehendere Erörterung derselben auch nicht gerechtfertigt erscheinen.

Druckfehler.

Seite	9	Zeile 8	von oben	lies	conform statt conforne
-	15	- 2	- unten	-	Gesichtstellung statt Gesichtsstellung
-	16	- 12	- oben	-	Gesichtstellung statt Gesichtsstellung
-	63	- 17	- unten	-	Gesichtstellung statt Gesichtsstellung
-	16	- 1	- oben	-	unbedingt statt unbeding-
-	32	- 7 u. 8	- unten	-	mehrer statt mehrerer
-	39	- 9	- oben	-	Diejenigen statt diejenigen
-	48	- 11	- unten	-	, statt ;
-	52	- 13	- oben	-	gewisser Weise statt gewisserweise
-	56	- 7	- -	-	leugnet statt läugnet
-	71	- 14	- -	-	wurde statt ist
-	—	- 18	- -	-	übernimmt statt einnimmt
-	—	- 15	- unten	-	vollendet statt geboren
-	75	- —	- -	-	der statt die
-	86	- 3	- -	-	Charakter statt Charakter,
-	119	- —	- -	-	Dem statt dem
-	120	- 12	- oben	-	dass statt dsss
-	130	- 14	- unten	-	allgemeinen statt allgemeine
-	131	- 13	- -	-	2,62 statt 2,52
-	172	- 10	- -	-	dennoch statt demnach
-	174	- 6	- oben	-	Anliegen statt Andrücken
-	—	- 15	- -	-	des statt das
-	178	- 17	- unten	-	seien statt sei
-	190	im Columnentitel		-	Hymen statt Hymena
-	191	Zeile 10	von oben	-	Hymenes statt Hymena
-	197	- 4	- -	-	Die Dynamik des Uterus. statt Dynamik der Wehe.
-	214	- 13	- unten	-	Gesicht statt Gesichts
-	221	- 18	- -	-	Coste statt Corte
-	234	im Columnentitel		-	Erectilität statt Erectilicität
-	236	Zeile 16	von oben	-	bergender statt bergende
-	241	- 7	- unten	-	dem nutritiven statt das nutritive
-	—	- 3	- -	-	entferntesten statt Entferntesten
-	277	- 15	- -	-	des statt das
-	290	- 12 u. 13	oben	-	atmo-sphärischen statt atmos-phärischen
-	291	im Columnentitel		-	mechanische statt mechanischen
-	300	Zeile 6	von oben	-	Schädelknochen, statt Schädelknochen
-	309	- 13	- unten	-	Gravel gethan hat statt von Gravel geschehen
-	327	- 9	- -	-	darum unserem statt unserem
-	332	- 17	- -		in Parenthese.

FSC
www.fsc.org
MIX
Papier | Fördert gute Waldnutzung
FSC® C083411

Kolibri 360 GmbH
Ferdinand-Jühlke-Straße 7
99095 Erfurt, Deutschland
produktsicherheit@kolibri360.de